U0197454

“十三五”国家重点出版物出版规划项目

实用泌尿外科腹腔镜手术学

Practical Laparoscopic Surgery of Urology

主　　编　张　骞　李学松

北京大学医学出版社

SHIYONG MINIAOWAIKE FUQIANGJING SHOUSHUXUE

图书在版编目（CIP）数据

实用泌尿外科腹腔镜手术学 / 张骞，李学松主编 . —北京：北京大学医学出版社，2020.12（2021.11 重印）
ISBN 978-7-5659-2333-3

Ⅰ . ①实… Ⅱ . ①张… ②李… Ⅲ . ①腹腔镜检 - 应用 - 泌尿系统外科手术 Ⅳ . ①R699

中国版本图书馆 CIP 数据核字（2020）第 232653 号

实用泌尿外科腹腔镜手术学

主　　编：张　骞　李学松
出版发行：北京大学医学出版社
地　　址：（100191）北京市海淀区学院路 38 号　北京大学医学部院内
电　　话：发行部 010-82802230；图书邮购 010-82802495
网　　址：http://www.pumpress.com.cn
E-mail：booksale@bjmu.edu.cn
印　　刷：北京金康利印刷有限公司
经　　销：新华书店
责任编辑：张其鹏　　**责任校对：**靳新强　　**责任印制：**李　啸
开　　本：889 mm × 1194 mm　1/16　　**印张：**9　　**字数：**213 千字
版　　次：2020 年 12 月第 1 版　2021 年 11 月第 2 次印刷
书　　号：ISBN 978-7-5659-2333-3
定　　价：130.00 元

主 编 简 介

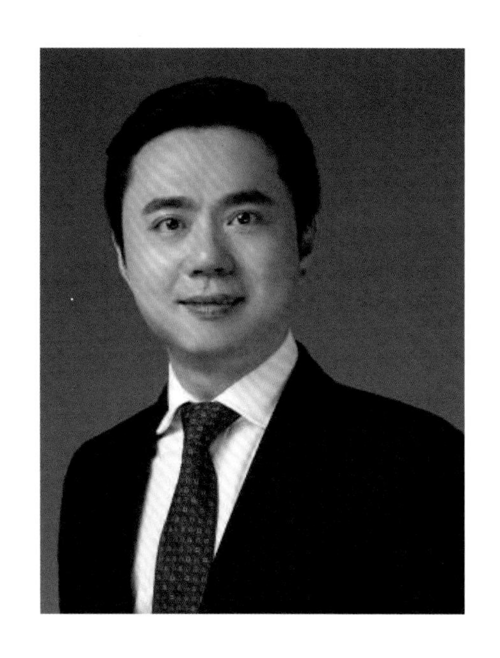

张骞，主任医师，教授，博士生导师。现任北京大学泌尿外科研究所副所长，北京大学第一医院泌尿外科副主任，北京大学滨海医院院长，北京大学医学部医院管理处处长，中国医师协会泌尿外科医师分会青年委员会副主任委员，中国泌尿男科医学技术与装备创新联盟秘书长，中国医疗保健国际交流促进会腔镜内镜外科分会常务委员，赛思健康科学研究院理事，北京郭应禄泌尿外科发展基金会副理事长。擅长腹腔镜微创手术，改良了多种手术体位和手术流程，首创“三孔法”腹腔镜根治性前列腺切除术，有千例以上腹腔镜手术经验，多次应邀在国际会议上做大会发言及手术演示。曾获 2012 年首届北京“西城百名英才”称号，2013 年度全国“大医精神”代表，2015 年首届“首都十大杰出青年医生”，2016 年华夏微创医学奖二等奖，2016 年郭应禄泌尿外科青年医师奖，第九届健康中国论坛十大风尚人物，2019 年“敬佑生命 · 荣耀医者——金柳叶刀奖”，2020 年第四届“国之名医 · 优秀风范”奖。发表论文 40 余篇，其中 SCI 论文 20 余篇，主编《泌尿外科腹腔镜手术——操作技巧与要领》，参编或编译多部泌尿外科学专著。

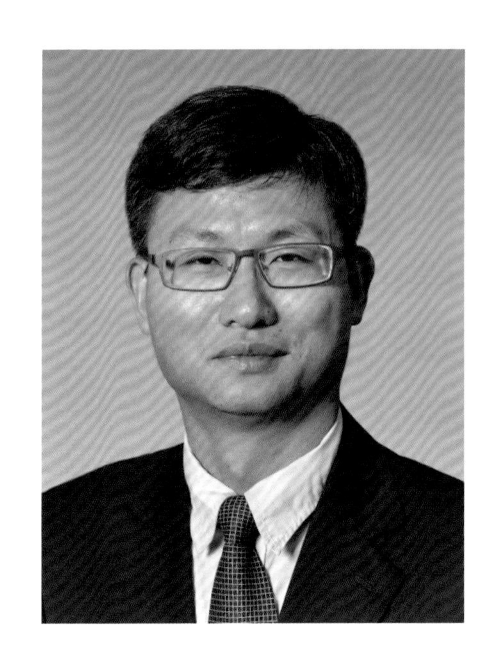

李学松，主任医师，教授，博士生导师。现任北京大学第一医院泌尿外科科室副主任，北京大学泌尿外科医师培训学院副院长，中华医学会泌尿外科学分会泌尿男科工程学组委员，中华医学会泌尿外科学分会青年委员会委员，中华医学会泌尿外科学分会青年委员会微创学组副组长，中国医师协会医学机器人医师分会委员，中国医师协会泌尿外科医师分会委员兼副总干事，中国医师协会泌尿外科医师分会修复重建学组副组长，北京医学会泌尿外科学分会青年委员会副主任委员，北京医学会泌尿外科学分会尿路修复与重建学组副组长，北京癌症防治学会泌尿肿瘤专业委员会主任委员。专业方向为泌尿系统肿瘤和输尿管疾病的开放及微创手术治疗，尤其擅长复杂疑难的肾、输尿管及膀胱修复重建及泌尿系统肿瘤的腹腔镜和达·芬奇机器人手术，创新改良多项泌尿外科手术技术，是中国上尿路修复领域年轻一代的开拓者和领军人物。曾获得2015年郭应禄泌尿外科青年医师奖，2019年世界华人泌尿外科学会新星奖，2018年北京市科学技术奖三等奖，2019年第三届“国之名医·优秀风范”奖。发表论文240余篇，其中以第一或通讯作者发表SCI论文80余篇，主编、参编或编译泌尿外科学专著16部。

编 者 名 单

（按姓氏汉语拼音排序）

丁光璞　首都医科大学附属北京友谊医院

杜毅聪　北京大学第一医院

樊书菠　北京大学第一医院

范　宇　北京大学第一医院

郝　瀚　北京大学第一医院

洪　鹏　北京大学第三医院

李学松　北京大学第一医院

孟一森　北京大学第一医院

彭意吉　北京大学第一医院

唐　琦　北京大学第一医院

王　宇　北京大学第一医院

杨昆霖　北京大学第一医院

姚　林　北京大学第一医院

张　雷　北京大学第一医院

张　磊　首都医科大学附属复兴医院

张　鹏　应急总医院

张　骞　北京大学第一医院

周亮亮　中国科学院大学附属北京怀柔医院

朱伟杰　北京大学第一医院

序

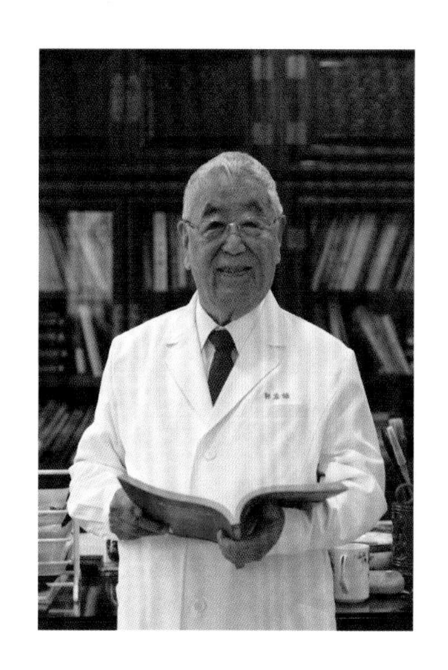

腹腔镜微创手术发展至今已有三十多年历史，手术技术日臻完善，其在泌尿外科领域已基本取代了传统开放手术。国内腹腔镜微创手术起步晚于欧美，不过通过国内同道的努力，不少中心的技术已达到国际领先水平。但与此同时，各地腹腔镜技术发展不均衡问题依然存在，特别是基层医院整体技术水平亟待提高。将泌尿外科的常规手术规范化、模式化，以便学习和推广，是我一直以来的愿望。

欣闻由张骞教授和李学松教授共同主编的《实用泌尿外科腹腔镜手术学》一书即将出版，他们做的一些尝试就是希望把泌尿外科的手术模式化，特作序祝贺并推荐。

张骞教授和李学松教授是北京大学泌尿外科研究所青年医生的优秀代表，在国内泌尿外科腹腔镜微创手术领域也很有影响力。两位教授各有所长，张骞教授擅长腹膜外入路，在腹腔镜肾部分切除术和腹腔镜根治性前列腺切除术领域有不少创新。他不仅简化了手术流程，降低了难度，而且将常见术式总结为“六步法”，便于初学者模仿学习。李学松教授则偏重经腹入路，在腹腔镜输尿管成形和修复以及尿路上皮肿瘤腹腔镜手术领域有不少创新，更可贵的是他还发明了不少手术专用器械，是中国上尿路修复领域青年一代中的开拓者和领军人物。

两位教授结合各自专长，对泌尿外科腹膜外入路和经腹入路的常见手术进行了系统和规范的梳理总结，使初学者能够尽可能快地领会手术步骤、要点和思路，提高业务水平。

作为他们的博士生导师，我非常高兴地看到二人在自己业务水平不断精进的同时，把手术经验分享给国内同道。衷心希望今后越来越多的泌尿外科大夫为中国的腹腔镜事业发展，为健康中国目标的实现而共同奋斗。

郭应禄

2020 年 12 月

前　言

四年前，本人主编了《泌尿外科腹腔镜手术——操作技巧与要领》一书，此书得到了泌尿外科同道尤其是成长期泌尿外科医生的关注和认可。时隔数年，腹腔镜技术日新月异，笔者的认知亦得到进一步深化，故希望通过提炼更新，编写一本更为全面系统的泌尿外科腹腔镜手术书籍。

按手术入路，泌尿外科腹腔镜技术流派总体可分为两派，即经腹入路和腹膜外入路。欧美术者通常采取经腹入路操作，由于需要游离肠道和切开各层腹膜，故以电刀操作，锐性游离为主，手术时间较长。笔者则习惯腹膜外入路，以超声刀操作，钝性游离居多，手术时间相对短。作为泌尿外科医生，仅依靠单一技术是片面的，应在精通一种技术的同时，做到兼顾其他。因此，在本书编写过程中，笔者特邀国内经腹入路手术代表人物李学松教授作为共同主编，能与大家更好地分享经腹入路的手术技巧与心得。

本书分为上、下两篇，上篇重点阐述笔者对手术的理解、基本功训练的重要性以及术前准备工作；下篇基本涵盖了泌尿外科腹腔镜手术的大多数术式，每种术式分别介绍经腹和腹膜外入路技术。延续前书理念，笔者尽量将每个术式模式化、标准化，分步描述，便于初学者模仿、掌握和自我评估。

手术的原则是化繁为简，即“复杂操作简单化，繁冗手术简约化”。笔者认为，做到两“简”，首先要有扎实的基本功，手术台下反复苦练，上台方能举重若轻、行云流水；其次要勤于思考、善于总结，在实践中反思哪些动作是多余的，哪些步骤是可简化的，做到恰到好处，力求达到“增一分则多，减一分则少”。

在日常实践中，手术的模式化和标准化其实是很难的。“一千个读者眼中就会有一千个哈姆雷特”，每个人对于手术的理解肯定是存在差异的。我们提出的手术分步，初衷是便于初学者学习掌握，但什么才是最合理的操作流程还有待广大泌尿外科同道一起研究探讨，希望本书能起到抛砖引玉的作用。囿于笔者水平和经验所限，本书难免会有疏漏之处，诚请各位同道批评指导，不吝赐教。

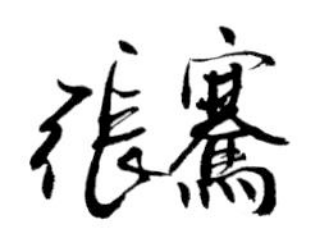

2020 年 12 月 于 北京

目 录

上 篇

下 篇

上　篇

第一章

艺术性手术

医学从来不单纯是机械的、冰冷的自然科学，而是人文关怀、感情伦理的社会科学与自然科学的有机结合。外科医生应当是艺术家，把手术当做艺术创作一样，其成果就是智慧、美学与经验积累的结晶。

第一节　手术即艺术

艺术源于对生活的感悟与热爱，源于对美的渴望与追求，艺术创作如此，外科手术也应如此。因此，对于外科医生来说，需要把“艺术性手术”作为自己追求的目标，在保证手术安全和成功的前提下，恢复机体的自然之美，并且讲求手术操作动作的合理、协调、规范且富有美感，给助手乃至不懂医学的参观者精神和美学的享受。

当然，想要完成一台“艺术性手术”并不容易。第一，术者必须要对自己有着极高的要求，要清楚地意识到“艺术性手术”要建立在“根治性切除”“患者利益最大化”的基础上，把患者的利益放在首位。违背这两点原则的手术，即使动作再连贯、视野再清晰，都无济于事。第二，术者必须具备扎实的基本功，即使每一步手法都已经非常熟练，仍要精益求精，要求自己的每一步操作都要一步到位、协调规范、干净利落，杜绝“重复操作、犹豫操作、随意操作、鲁莽操作”。第三，术者还要具备良好的心理素质，以适应各种特殊、高难度手术情况。一名优秀的术者面对突发情况时需要及时调整自己的心态，沉着冷静地思考问题及解决方法，迎难而上，在最短的时间内进行准确的判断，给出最佳的方案，努力将损失与危险降到最低，这非常考验术者的综合素质。

因此，评价一台手术是否称得上是“艺术性手术”，不是要求手术本身多么的完美无缺、毫无瑕疵，而是要评判手术本身是否彰显了术者以人为本的理念和不言放弃的信念。这就好比在花样滑冰的赛场上，通过艺术之美呈现高难度、高风险的技术动作，但是在失误之后，是否能够从容地完成接下来的比赛也至关重要，因为补救得当，仍有获得好成绩的机会，若一蹶不振，则纵有机会也会转瞬即逝。

完成“艺术性手术”的术者还必须要有“勇于创新、追求极致”的精神。墨守成规的手术毫无生气、缺乏吸引力，只有实用、创新的手术才会吸引更多的关注。任何一项技术都有不断进步、不断突破的空间，比如美国著名企业家乔布斯能把苹果产品做成了艺术品，就是因为追求创新，勇于以想象力突破技术壁垒。手术也是如此，再普通的手术只要勇于创新，不断追求技术上的突破，那它本身就是艺术。

总而言之，只有在技术、信念和创新3个方面有所突破的手术才能称之为“艺术性手术”，三者缺一不可。当手术具备了这些特质时，术者、旁观者、患者才能在这个过程中获益。因此，更高层次的“艺术性手术”应是每一位术者毕生孜孜不倦的追求。

第二节 “艺术性”手术的三要素

在平时的工作与学习中，应如何有意识地培养自己的手术技术向“艺术性”手术的方向发展呢？这里，需要提及“艺术性”手术的三要素：细致、效率和灵动。

一、细致

所谓“细节决定成败”。在保证手术安全的前提下，去除病灶和重建器官，既不过分又无不及地恢复机体原始之美，这个度不仅是技术更是艺术。很多手术大家做手术都遵循的最基本的信念就是细致。通常，手术要求按部就班，操作流畅娴熟，术野明晰清楚，不慌不忙，一板一眼，干净利落，举重若轻，看似慢、实则快而且给观者以美的享受。

追求过程的“细致”包含了各种技术动作在细节上的精益求精，以缝合为例：每一针缝合都要经过深思熟虑，用哪款持针器，哪种针，多大弧度，几号线，夹针角度，夹针部位，用持针器的哪个部分夹针，如何进针，如何出针，缝多深，边距多少，如何打结，拉线时线拉多紧，结打在什么地方等，都要根据患者的具体情况在脑海里多次构想和反复考量，要追求恰到好处的完美。由此可见，细致是建立在对每一个基本操作完美掌握的基础上才可以达到的。

二、效率

“天下武功，唯快不破”。兵法《孙子·九地》有云：“兵贵神速”。世事万物皆相通，手术过程在保证“安全”的前提下，“效率”或者“速度”是非常重要的一个评价指标。

在保证安全的前提下，体现手术效率的一个重要指标是手术时间，它也是评价医生技术熟练程度和手术对患者创伤大小的一项指标。手术时间越短往往创伤越小，而麻醉的时间越短，机体接受麻醉药物的剂量越小，机体恢复越快。当然，追求速度并非简单粗暴甚至显得手忙脚乱地快速操作，而是在规范标准的手术操作下，找寻最佳的解剖层面，有条不紊、行云流水般艺术性地完成手术。这与运动场上的运动员一方面要争取"快速"，另一方面又不能违反竞赛规则并保证动作规范性的道理是相似的。

三、灵动

当书画大师范曾先生能寥寥数笔就勾勒出人物栩栩如生的特征，这是大师对绘画技艺灵动把握的体现；同样，在外科手术中，手术技法也需要灵动，例如肾切除手术中寻找和游离肾动脉的步骤，一些手术大家用超声刀钝性和锐性分离几下，肾动脉便跃然眼底，这就是灵动。通过不断地训练，绝大多数术者可以达到熟练的程度，而要做到"灵动"则需要不断积累，在量变的基础上发生质变，需要灵感的迸发，更需要术者有很好的"悟性"。就笔者的经验，对于成长期的外科医生，非常有必要全身心地去"领悟"手术操作中的一些关键步骤的手法精要。正如清代著名诗人郑板桥总结他的治学经验时说："精神专一，奋苦数十年，神将相之，鬼将告之，人将启之，物将发之"。意思是说，人如果按照既定目标执著追求，就能达到"思想有灵感，动作显灵动"的境界。

第三节　如何做到艺术性手术

达·芬奇说过"复杂的终极境界是简约"，对待手术我们同样要有"化繁为简"的思维。笔者认为，在平时的临床实践中，需要在以下三个方面不断揣摩体会并加以运用。

一、具备扎实熟练的基本功

掌握手术的各项基本操作技能对于外科医生是非常重要的。扎实熟练的手术操作可以大大缩短手术时间、降低手术风险，从而减少并发症的发生率。尤其对于年轻的外科医生，熟练地掌握手术技能不但可以给上级医生留下良好的印象、争取更多的手术实操机会，更可以为以后进行复杂的腹腔镜手术奠定良好的基础。

笔者在长期的临床实践中深刻体会到，一个基本功扎实的外科医生，即使腹腔镜下出现了大出血等紧急情况，也能有条不紊地进行操作，对血管进行游离、阻断与结扎；而一个基本功欠佳的医生，往往手忙脚乱，即使找到了出血点，也常常无法牢靠结扎，反而将血管进一步撕脱，被迫中转开放手术。这样的例子在临床工作中屡见不鲜，这让我们进一步认识到外科医师具备扎实、熟练基本功的重要性。

二、掌握清晰准确的解剖概念

作为一名外科医生，想要完成一台"艺术性"的手术，就必须清晰准确地掌握解剖概念，对解剖知识的掌握不应停留在书本上，更要结合实际，熟悉手术区域重要脏器的毗邻关系及其血管分布、神经支配和走行，掌握正常人体各区的结构层次和器官位置。在实际操作中，术者应能清晰准确地判断出操作器械所在的解剖层面，并能根据层次进行规范的操作。清晰地掌握解剖概念将会指导术者如教科书般准确无误地进行操作，不但手术视野清晰、操作流畅、术中出血极少，更能带给观察者美的享受。

三、拥有训练有素的手术团队

“艺术性”手术仅靠优秀的主刀医生是无法完成的。如果想完成一台既漂亮又“快速”的手术，需要住院医生、手术助手、麻醉医生、器械护士、巡回护士等参与者的积极参与和共同配合。因此，拥有一支训练有素的手术团队是实现“艺术性”手术的必备条件。

一名优秀的术者必须同时是一名优秀的领导者，他应当善待团队中的每一名成员，给予其必要的鼓励与激励，激发团队中每一名成员的潜能，使他们在各自的工作中发挥最大的效力。相反，如果术者动不动就把问题归咎于助手、护士或麻醉医生，而不从自己本身找原因，那么整个团队成员的积极性必然下降，无法提供有效的配合，手术的速度也将因此受到极大的影响，手术时间明显延长，最终导致无法为患者提供最优质的服务。

扎实熟练的手术技能、清晰准确的解剖概念、训练有素的手术团队，都是实现一台“艺术性”的手术不可或缺的。“艺术性”手术并非一蹴而就、刻意而为，而是在长期的临床实践中，通过自身修养的不断提升与手术技艺的不断提炼自然而成的一种手术风格。

（张 骞）

第二章

腹腔镜基本操作技能训练

一个有趣的现象是，腹腔镜的学习曲线并未因腹腔镜操作技术的复杂度增加而延长，反而随着众多新设备、新技术的应用而呈明显缩短的趋势。这和腹腔镜手术可以反复观摩经典手术录像，回顾自己的手术录像，以及手术基本操作可以用模拟器反复训练有很大关系。笔者认为，腹腔镜技术的快速进步需要“苦练”，更需“巧练”。对于初学者而言，做好“看、学、练”三件事非常重要，即反复观摩腹腔镜手术录像，认真学习腹腔镜手术相关的解剖学知识和刻苦练习腹腔镜操作基本功。

第一节　如何观摩手术录像

进入腹腔镜时代，医学影像工作站可以完整记录手术过程，便于回顾术中情况。在学习手术录像的同时，我们要思考以下 3 个问题：如何选择学习的手术录像，学习手术录像时需要注意哪些细节，如何提高观摩手术录像的效率。

关于如何选择手术录像，笔者建议从研习相似类型的手术录像开始，可以先选择一两个经典录像反复研习。我们要先琢磨透一位优秀术者的手术，之后再考虑博采众长，要防止“贪多嚼不烂”。比如腹腔镜肾部分切除术，可以挑选研习与患者肿瘤位置大小相似的录像。尤其在处理中央型、内生型或肾门肿瘤时，在术前通过反复学习相似录像，可以事先设计好肿瘤切除的范围及缝合、进针的角度，将极大地提高手术效率和安全性。

把握细节对于提升腹腔镜技术至关重要。有这样一则故事：在某医学院的课堂上，一名教授正在讲授“糖尿病的诊断与治疗”，教授拿了一只盛着糖尿病患者尿液的玻璃杯，将右手示指插入玻璃杯蘸了一些尿液，然后把右手中指放入口中尝了尝说尿液是甜的。一名同学上去模仿，却真尝了杯子里的尿……通过这个例子可以说明对于细节的观察与把握非常重要。即便是摆体位、建腔隙过程中的某个小环节出问题，都会增加手术难度甚至危及整个手术。以腹腔镜根治性肾切除术为例，我们在观摩录像时要仔细体会术者的思路并关注其手法的细节：比如游离肾的步骤，超声刀在分离不同层面的不同技法，快速找寻并游离肾动脉，处理左、右侧肾蒂异同点等细节。初学者往往有这样的体会，看着优秀的术者操作举重若轻，而自己操作时却笨拙缓慢。究其原因，除了熟练度不够，还有对细节的学习和把握不够。

除了关注细节，我们也要努力提高观摩学习手术录像的效率。笔者建议分三步走：第一步是了解术者的整体手术思路；第二步是体会手术过程中的细节；第三步是研习关键步骤和难点的处理手法。在观摩录像时，第一遍我们要体会术者的手术思路、手术步骤及顺序，掌握关键手术部位的解剖。观摩过程中要勤于思考，带着问题去观摩。比如观摩肾手术时，在游离肾动脉之前，我们不妨先猜测肾动脉的位置而后进行验证，这样有助于增强观摩者的手术解剖立体定位能力。第二遍观摩录像时，要努力不漏掉任何一个细节，注意术者的手法并揣摩其作用。观摩每一步操作之前，设想自己如果是术者，下一步会怎么做，与录像相互印证。完成以上两步后，最关键的是做好第三步，即对关键步骤和手术难点反复观摩研习。例如腹腔镜根治性前列腺切除术中对膀胱颈尿道吻合，笔者反复观摩张旭教授“单针法”吻合的录像，详细了解针的型号及弧度，每次持针器夹针的角度和位置，吻合时进针和出针的位置以及收线的方式。手术难点部分可以用慢速播放甚至逐帧放映的方式仔细观察，还可以自己动手画出进出针的简易模式图，便于加深印象。熟能生巧，这些训练有助于在以后实际手术中不需要思考回忆就可熟练完成操作。

由此可见，我们借助高科技的信息化手段，选择合适的手术录像，可以有效提升腹腔镜技术的学习效果。当然，只有将录像学习与临床学习二者有机结合，才能更快取得进步。

第二节　如何学习腹腔镜解剖

首先推荐两本对笔者非常有帮助的解剖书：钟世镇教授主编的《泌尿外科临床解剖学图谱》以及《奈特外科学彩色图谱——解剖与手术入路》。学习解剖知识不但要看解剖图谱，平时观摩手术时也要巩固强化对具体的结构、位置、毗邻关系的认识，图谱与实际对应起来才能把解剖知识与实践融合，完成二维向三维的转变。例如腹腔镜根治性前列腺切除手术，在游离的过程中逐渐在脑海中形成前列腺的三维影像，打开盆底筋膜后判断出阴茎背侧静脉复合体（dorsal venous complex，DVC）的位置及走行，分离膀胱颈时要想象前列腺底部的形状，提起精囊后想象出前列腺包膜的位置，这样在做筋膜内、筋膜间、筋膜外入路的操作时就能游刃有余。

学好手术解剖，是顺利完成一台手术的基础。不了解解剖去完成手术，就像在陌生的地方而没有导航。对于解剖的理解，笔者推崇中山大学邱建光教授的“层面外科”概念。器官的发育就像组合集装箱一样，每个器官都有相应的层次。完成经腹入路腹腔镜肾切除术时，可以发现肾周筋膜表面的层次基本没有血管，快速钝性的游离就可以沿解剖层面分开；于腹膜会阴筋膜表面游离前列腺背侧则可避免损伤直肠。由此可见，沿着外科层面游离可以提高手术效率，减少出血。

除了学习解剖图谱，查阅文献以外，我们还要重视通过手术录像学习解剖，腹腔镜放大视野可以帮助我们对手术区域的解剖结构形成更加清晰的认知。例如针对肾的手术时要多留意肾动脉的显露；根治性前列腺切除术时，很多初学者在寻找精囊的时候缩手缩脚，多看录像就会发现，离断膀胱颈后会遇到一层纵行的平滑肌（膀胱前列腺肌，vesicoprostatic muscle），把这层肌肉打开，就可以看到输精管和精囊。

掌握好书本知识，了解层面外科的概念，同时在学习录像过程中不断揣摩细节，将二维图像在脑海中融合为三维影像，这样我们的手术操作就可在实践中逐步达到“庖丁解牛”的境界。

第三节 如何训练腹腔镜手术基本功

如果一名青年医生在手术学习的初始阶段就认识到基本功的重要性，并严格要求自己，打牢基本功，那么在学习过程中会少走弯路，为顺利开展手术奠定良好基础。一台腹腔镜手术，纵使难度大、操作步骤烦琐，也是由无数个基本的腹腔镜操作构成的。开放手术基本操作包括切开、缝合、结扎、止血、游离、显露 6 项内容，对于腹腔镜手术操作而言，笔者认为可大致简化为游离、缝合、止血 3 项基本功。

一、游离

游离是腹腔镜操作的一项重要基本功，在泌尿外科手术操作中占比过半。腹腔镜手术操作基本都由主刀术者一人完成，因此术者的左右手配合非常重要，左手就是自己的“一助”。一台流畅的手术跟操术者左手的利用率密不可分。以右利术者为例，左手可以负责显露、协助右手操作定位，协助切开分离，甚至在右手操作器械角度不佳时负责主要操作。在游离操作时，笔者的经验是随时提醒自己，保持左手与右手动作同步，每一个动作都要让左手作用最大化，使游离的地方保持一定张力，不要离右手太远，尽量避免左右手交叉，这样切开游离才会更有效率。

游离可分为锐性游离和钝性游离。泌尿外科手术操作的无血管层面相对常见，如肾周围间隙、耻骨后间隙、骶前间隙等。在这些无血管层面进行操作，可使用钝性游离为主、锐性游离为辅的游离方式，能够兼顾速度和止血。对于解剖间隙不明显的位置使用锐性切开为主、钝性游离为辅的方式更有效率。比如游离肾上腺与肾之间的脂肪组织时，使用超声刀锐性切开后钝性推开使其形成组织条索，再使用超声刀切割，可快速有效地达到目的，减少出血。除了钳子和超声刀作为游离工具以外，吸引器也是很好的游离工具，其优势在于头端比较圆钝，同时能吸净术区的渗出，尤其适用于腹腔镜肾部分切除术中切除肿瘤，左手用吸引器边吸边推肿瘤，既可以保证术野清晰，又可起到钝性游离和剥离的作用。

二、缝合

拾针、调针是缝合的基础，在腹腔镜实际操作中，看似简单的拾针与调针会因为疏于练习而显得笨拙，因此笔者认为手术实战前应尽量通过模拟器熟练掌握相关技能。“台上一分钟，台下十年功”，熟练缝合是建立在大量体外模拟训练基础上的。初学者往往不习惯单纯依靠腹腔镜器械进行调针，需要多加练习左右手的配合，灵活掌握右手持针器的使用。尤其是膀胱 - 尿道吻合时，需要通过持针器角度的变化对针尖方向进行调节，从而实现精准缝合。调针可分为“三步法”“二步法”“一步法”。“三步法”即第一步右手持针器抓针尾附近的线；第二步，左手分离钳夹针前端，顺势调整角度；第三步，右手持针器夹针的后部。“二步法”即左手分离钳直接拾针，协助调整角度后右手夹针两步。“一步法”即右手拾针时利用周围不重要的组织直接调整针的角度（具体操作可观看本章配套操作视频）。另外，在左手持吸引器时，通过吸引器而不是分离钳协助调针的练习也是必要的，此技术常用于创面有一定程度的渗血的肾部分切除手术。术者可以左手持吸引器，调整好针的角度后，吸引器将创面渗血清除干净后直接缝合，这样可以缩短肾部分切除时的肾缺血时间，加快手术速度。

缝合是手术中的重要技术，而熟练掌握缝合技术需要长期、反复、规范的训练。熟练掌握腹腔镜视野下的缝合技术，不但可以缩短手术时间、降低围术期并发症的发生率，更能明显降低中转开放手术的概率，保证腹腔镜手术取得与开放手术同样的治疗效果。然而，做好镜下的缝合非常困难，因为腹腔镜手术时腹壁穿刺点固定，而且较长的手术器械明显限制了器械的有效移动，同时缝合时对手眼的协调度要求很高，进一步加大了缝合操作的难度。在进行缝合时，一般将腹腔镜通道放在两手操作通道的中间更有利于操作；使用30°腹腔镜视野会比0°镜视野更好；建立左右手操作通道时应避免距离过近。

近年来，缝线工艺的发展给我们手术提供了更多选择：输尿管重建术，笔者推荐用4-0或5-0可吸收缝线，使用圆针容易突破输尿管壁，更易控制进针点；肾部分切除术，我们推荐使用2-0倒刺线，针的大小既可以保证缝合的组织够深，又不显笨重，线太粗则弹性过强不容易掌握，太细又容易割裂组织；根治性前列腺切除术，我们推荐使用3-0倒刺线或者MONOCRYL线，针弧度包括5/8或1/2弧度，术者可凭个人喜好使用。

三、止血

腹腔镜手术时的出血应以预防为主。具体的止血措施包括双极电凝止血、夹闭止血及缝合止血，我们可以结合术中的实际情况灵活使用。只有打牢止血的基本功，才能在术中遇到突发情况时临危不乱、从容应对。

在腹腔镜手术中，因为静脉壁较薄，大部分遇到的情况是静脉出血，比较常见的是下腔静脉出血和DVC出血。下腔静脉出血时，可以左手持无创钳，右手持吸引器，一边清理积血一边寻找破口，也可以左手使用吸引器缓缓压住破口后，右手予以钳夹或缝合，必要时再置入一枚辅助穿刺套管（trocar）帮助显露。DVC出血时如果破口较大，双极电凝止血效果会较差，盲目缝合有时也会遇到困难。可使用纱布压住破口，进一步游离前列腺，离断前列腺血管蒂，游离到尖部拿开纱布后可以看到出血速度减慢甚至停止。腹膜外入路腹腔镜手术也可以通过适当增加气腹压来减慢出血速度，但应注意，气腹压不宜过高，时间不宜过长，应注意避免二氧化碳气栓出现。

动脉出血较为少见，但是往往因为出血速度快、出血量大、视野不清晰而比较危险。当破口较小时，可以使用吸引器一边清理积血，一边压住出血点，视情况选择钳夹止血或缝合止血。不能着急乱夹或大力钳夹，这样有可能会把破口撕大或者引起其他损伤。当破口较大、出血较多时，可以纱布加压填塞，开放静脉通路，准备相应血管器械，中转开放手术，慢慢撤纱布缝合止血，或者使用阻断钳钳夹动脉近心端后缝合止血。

止血的关键在于术者良好的心态、术野显露清晰、准确定位出血点。每一位术者都会遇到出血的状况，技术熟练、沉着冷静、遇事不慌，是成功止血的前提。

总而言之，我们在观摩手术录像的基础上，掌握好相关解剖学知识及手术基本功，再培养起良好的手术思路，就可以逐渐成为一名优秀的术者。

（张 骞）

第三章

扫码
访问本章视频

泌尿外科腹腔镜手术器械和设备的使用技巧

工欲善其事，必先利其器。对于腹腔镜手术初学者，有必要对腹腔镜手术器械和设备的用法、用途熟悉掌握。本章节将从常规操作器械、电外科器械和成像设备三方面介绍其使用技巧。

第一节　常规操作器械

本节重点介绍泌尿外科最常用的分离钳、无创钳、剪刀、持针器和吸引器。这5种常用器械基本可以满足泌尿外科所有常规术式需要，笔者推荐德国KARL STORZ公司的相关产品。

一、分离钳

用好分离钳，可以大大加快手术速度，由于分离钳是笔者最常用的器械，故将其放在第一位介绍（图3-1）。分离钳一般长25~31 cm，直径为3~5 mm，工作端长2 cm，可以360°旋转，手柄上方有电凝插头可与高频电流发生器相连，除头端外，整个分离钳是绝缘的。头端角度呈弧形或者直角。弧形分离钳多用于游离，左手持钳推挡组织，其夹持组织能力较弱，但是由于头端呈弧形，游离和撑开组织较为灵便，笔者进行上尿路手术的游离操作，以及下尿路手术缝合需要调针时，左手常用弧形分离钳。直角分离钳较为少用，有些术者用于游离肾动脉后，将直角分离钳从动静脉后方或者侧方横过后撑开，完全游离肾动静脉，确保血管后方没有其他组织。

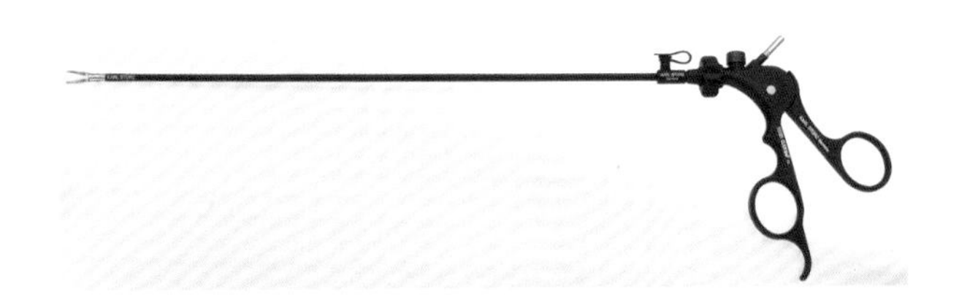
图3-1　分离钳

二、无创钳

无创钳由手柄、可旋转的器械轴和各种工作头部组成，可旋转的器械轴能以其长轴为旋转轴旋转360°，这样才能使其头端自由转换方向，方便腹腔内的操作（图3-2）。笔者

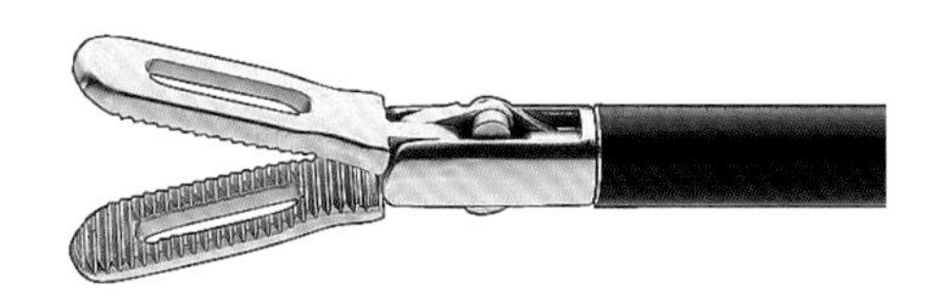

图 3-2 无创钳

常用的无创钳呈鸭舌状，中空，头端内侧呈浅锯齿状，因而对组织损伤很轻，既可用于左手推挡组织，又可用于轻柔抓持组织和器官。笔者进行下尿路操作时更常用无创钳，因其与分离钳相比有更好的夹持力量，可以更好地推挡夹持。

三、剪刀

腹腔镜手术操作采用的剪刀包括弯剪、直剪、钩状剪。笔者最常用的是弯剪（图 3-3），在泌尿外科主要手术中都会用到。弯剪又称分离剪，主要用于分离组织，由于其接触面是锐性的，顶端是钝性的，故既可用于锐性分离，又可用其顶端进行钝性分离，尤其是肾部分切除手术中，弯剪可以根据切除肿瘤的部位来调整角度，边钝性游离边锐性切割，有利于形成平滑的弧形“陨石坑”样创面。弯剪的规格和分离钳的相同，直径为 5 mm，头端剪切面长 16 mm，最大张开范围为 8 mm。用示指拨动手柄上的旋转盘，可以使器械杆沿其长轴自由旋转。手柄上方有电凝插头，可与高频电流发生器相连，剪身绝缘性良好，可以同时进行电凝操作，但电凝会使剪刀温度升高，使刀刃淬火受损，导致剪刀变钝，因此不建议将剪刀用于电凝止血。

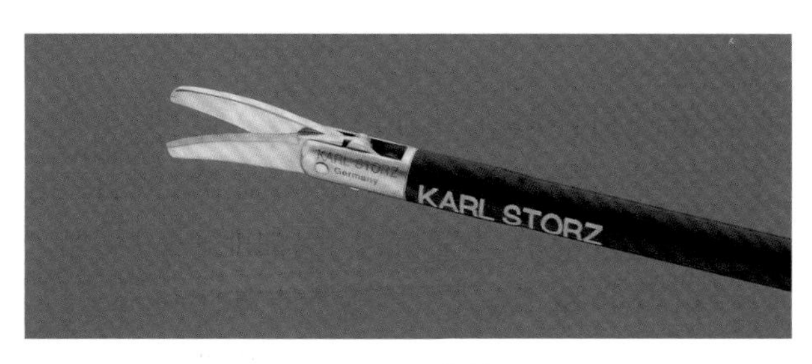

图 3-3 弯剪

四、持针器

持针器是重要的缝合器械，一把好用的持针器对于优秀的术者而言是如虎添翼，笔者推荐德国 KARL STORZ 和蛇牌的持针器（图 3-4）。持针器根据手把的角度分为直把持针器和弯把持针器。前者适用于各类泌尿外科入路手术，包括腹膜外手术（肾部分切除术）和前腹膜腔手术（根治性前列腺切除术）和经腹入路手术。笔者认为弯把持针器更适用于经腹入路的上尿路手术。

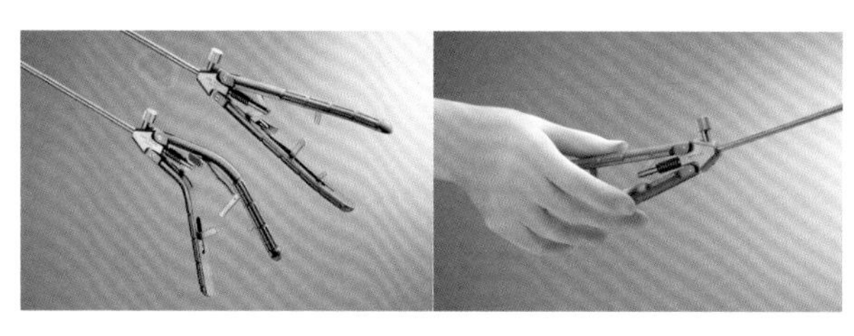

图 3-4 持针器

五、吸引器

吸引器在腹腔镜手术中既可以吸引，还可以作为钝性游离的工具，笔者推荐 KARL STORZ（图 3-5）和 OLYMPUS 的两款吸引器。吸引器通常是右手使用，但是笔者建议左手也要熟练操作，尤其是在行腹腔镜肾部分切除术时，笔者习惯左手持吸引器，右手持分离剪锐性切开，左手持吸引器清除创面渗出的同时兼顾钝性游离，一举两得。

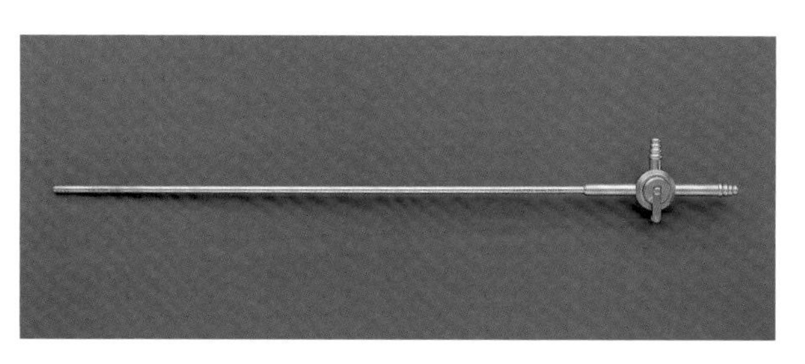

图 3-5 吸引器

第二节 电外科器械

电外科器械在腹腔镜手术中主要起到切割和止血的作用，常用的包括单极电钩、双极电凝、超声刀、LigaSure或KLS能量平台，这些电外科器械的发明使得腹腔镜手术的难度大大降低，手术时间显著缩短，安全性也明显提高。

一、单极电钩

单极电钩是早期腹腔镜手术最常用的电外科器械，使用时一般先用钩尖分离并挑起欲切断的组织，然后电凝切断。电钩具有分离层次较清楚、对深部组织损伤少的优点，适合精细操作，但要求每次挑起的组织要薄而少且不能带上深部组织。在使用电钩的横部进行电凝分离时，要保持组织张力而不可用力下压，否则会导致电凝切开的组织过深，造成深部组织损伤。**单极电钩的另一个作用是喷凝止血，在肾部分切除时，对于疑似切除边缘肿瘤组织残留区域可以用单极电钩喷凝创面，达到止血和高温物理消除肿瘤隐患的双重作用。**

二、双极电凝

双极电凝（图3-6）主要用于止血，其电流回路是在两个钳叶之间，对邻近组织损伤小，作用局限、安全。使用双极电凝时，有以下一些方面需多加注意：①双极电凝适用于创面的细小动静脉出血或渗血，对于粗大的静脉如阴茎背深静脉复合体（DVC）及前列腺侧蒂静脉的止血，双极电凝的效果并不好。原因是双极电凝的能量输出是恒定不变的，不能根据靶组织的阻抗变化而自动调控，因此易造成接近电极的组织过度凝固，而远离电极的组织尚未凝固，从而出现不均匀组织凝固现象，如表面血液凝固，而下方组织仍在出血。②双极电凝时产生的热量很容易向周围组织扩散，可致周边重要脏器的损伤，应用双极电凝时应尽量远离重要脏器，比如根治性前列腺切除术中，尽量避免对直肠表面的过度电凝。③夹持组织过紧时电流会在双极钳叶根部形成短路，而失去止血作用，所以止血时不要完全闭合钳叶。

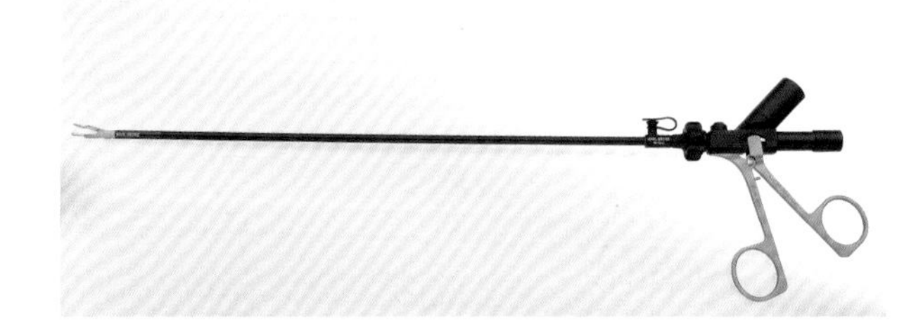

图3-6 双极电凝

三、超声刀

超声刀（图3-7）的发明和应用，给泌尿外科腹腔镜手术领域带来了技术革命，也使腹腔镜手术进入一个新纪元。如同乒乓球的基本动作包括推、挡、搓、抽和弧圈；拳击基本动作有直拳、勾拳、摆拳、刺拳等，笔者也总结了超声刀在泌尿外科手术中的6种常用技法：①断：超声刀最基础的功能就是切断组织，一些较细的血管可以直接利用超声刀离断；相对较粗的血管使用慢凝功能，凝切两侧各几秒钟，再从中间切断。刀头是能量最大的位置，打开盆筋膜及肾周筋膜等比较宽厚的组织不方便夹闭切断时，可以打开刀头直接使用阳极激发超声刀划开后再钳夹切断。②拧：对于无血管但坚韧的组织，可使用超声刀夹持组织，一边激发刀头做功一边转动刀头，目的是增加组织张力便于加快切割速度。拧这一动作的目的可以加快切割速度，但是对于内含血管的组织，则不建议用这种方法切割，否则会导致止血时间不足而出血。③划：筋膜层或者无血管区域可使用超声刀刀背（激发杆）划开，比如肾周筋膜和盆底筋膜，另外分离肾腹侧、背侧与肾周脂肪的层面时除了用“断”的方法，也可以用超声刀的激发杆沿切开途径划开，其效果和电刀相当。④撑：新一代超声刀刀头设计较为精巧，可作为分离钳精细分离，在处理血管鞘时可以通过撑开动作，作用与直角钳相似。⑤拨：在处理血管时，将刀头闭合，顺着血管的方向纵行操作，可有效地拨开血管周围组织，显露血管；“拨”的效果同“撑”相似，但是幅度要比“撑”更大一些。⑥推：对于疏松的组织间隙例如肾脂肪囊与肾周筋膜间隙可用超声刀钝性推开。推时应注意体会组织的触感及力反馈，推的如何更有效率，需要掌握推的方向、速度及力量，需要术者慢慢体会。

在使用超声刀时，还需注意以下一些问题：①刀头工作时应避免钳口与金属器械接触，防止刀头的损坏；②使用时最好把组织钳夹在刀头前 2/3 的部位；③浸泡在尿液或血液中使用时超声刀的切割效率会明显降低；④刀头持续激发时间最好不要超过 10 s，需要切割大块组织时可以间断进行激发。

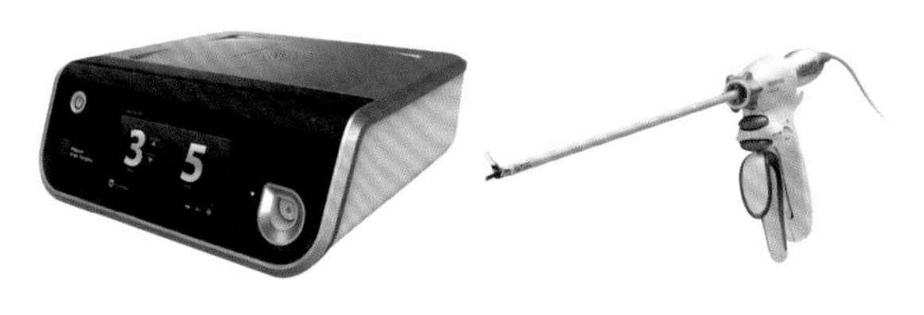

图 3-7 超声刀

四、能量平台

能量平台是近几年出现的一种使用电热能进行血管闭合的操作系统（图 3-8）。目前认为，LigaSure 和 KLS 能量平台系统可安全应用于闭合直径 7 mm 以内的血管、韧带和组织束，从而大大减少了以往腹腔镜下处理大血管时缝扎止血的复杂操作。在泌尿外科领域，能量平台最常用于膀胱全切处理膀胱侧韧带和根治性前列腺切除术不保留性神经时处理前列腺侧血管蒂。相比于双极电凝操作，能量平台具有不产生烟雾、对组织产生热灼伤小等优势；相比于超声刀止血效果，能量平台在凝固、切断血管时更可靠，但是缺点是有可能会对周围的组织产生热损伤。

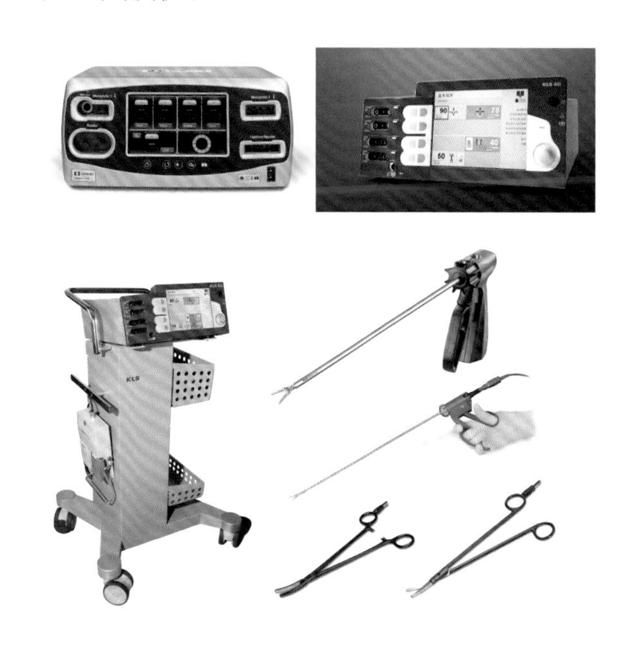

图 3-8 能量平台

第三节 腹腔镜成像设备

成像设备在腹腔镜手术中的作用相当于术者的眼睛，目前最常用的是KARL STORZ生产的光学高清腹腔镜成像系统、超高清腹腔镜成像系统和3D腹腔镜成像系统和OLYMPUS生产的电子一体腹腔镜以及4K超高清腹腔镜成像系统。KARL STORZ生产的成像系统偏重光学成像，优势是色彩逼真度高，画面细腻，层次感强；OLYMPUS初期生产的成像系统存在色彩还原度欠佳，画面颗粒度较粗等不足，但是随着4K超高清技术的引入，这些缺陷得到了很好的弥补。目前这两个品牌的产品完全可以满足泌尿外科的常规腹腔镜手术的要求。

另外，笔者认为3D腹腔镜成像系统更适合于下尿路手术操作。由于3D腹腔镜镜头不可旋转，且景深很近，上尿路手术时距离术野太近，好比在影院最前排观影，会增加术者的不适感；下尿路手术术野距离镜头较远，且操作相对复杂，3D视野有助于术中准确定位，精准操作。

（张 骞）

第四章

泌尿外科腹腔镜模拟器及动物模拟手术

初学者要想熟练掌握腹腔镜技术和相关器械的使用，仅利用手术台上实战时间学习是远远不够的。通过腹腔镜模拟器和动物模拟手术练习，可以迅速提升泌尿外科腹腔镜操作水平，是实现从“录像观摩”到“临床实践”跨越的重要途径。

第一节 腹腔镜模拟器

腹腔镜模拟器既可以自制，也可以购买腹腔镜模拟盒的成品。多数初学者选择去腹腔镜培训中心使用训练模拟器。培训中心的模拟器清晰度高，训练模块涵盖基本操作技能训练、手术操作技能训练、泌尿外科基本手术训练等。有些更高阶的模拟器设备可通过软件模拟互动的腹部微创手术环境，比如组织器官的弹性变形、回缩、出血等，使学习者有身临其境的真实感受。将来也许可以设计出更高级的模拟器，结合虚拟触觉等感知技术和力反馈技术产生真实的操作手感，使学习者能真实感受到腹腔镜手术操作的顺应性、组织的黏性和工具对组织的牵拉感等。当然，商品化的模拟器也有一些不足，一是需要去培训中心练习，不利于学习者随时进行学习与培训，在一定程度上限制了利用日常时间进行模拟学习。二是有些设计上还不够合理，比如有些品牌模拟盒 trocar 的打孔间距过大，摄像头放置的位置不能很好地模拟术中情况等。因此，对于希望迅速缩短学习曲线的初学者而言，笔者更建议不妨自制腹腔镜训练盒，这样可以随时随地训练基本操作。

现介绍一下常用自制腹腔镜模拟盒的制作方法：笔记本电脑一台、摄像头一个、腹腔镜操作器械若干（弯剪、分离钳等），纸箱作为基本模拟训练箱，纸箱大小可以有两种型号，一是模拟盆腔或者后腹膜腔空间，纸箱体积不宜过大（笔者当年用的是医用输液包装纸箱）；二是模拟经腹入路，可以选取稍大体积纸箱。纸箱上方打 4~5 个直径为 1 cm 的圆孔，作为 trocar 孔，孔距以模拟实战手术为佳，不建议随意打孔。纸箱正对操作者的一侧为活页门，便于更换操作标本。摄像头也应该模拟术中情况，放置在纸箱内合适的位置，并与计算机连接。光源采用摄像头自带灯光，将摄像头对准模拟台操作箱内，适当调节镜头角度，开机后通过摄像头自带软件将手术操作视野传至计算机显示器上，即可进行基本操作技能训练。

模拟训练的内容应由简至繁、由浅及深逐步提升难度。训练内容包括：①捡黄豆训练：在模拟箱底板上放置两个塑料盘，在一个盘中盛放黄豆，左手器械夹持起来后，传递给右手，再由右手的器械将黄豆置于空盘中，可以换手操作，在保证操作定位准确前提下加快操作速度。这种训练可以提高腹腔镜操作定位感及手部加持力度的控制。②游离组织训练：笔者推荐剥葡萄皮练习，左手持抓钳，右手持剪刀，通过双手器械的配合，进行钝性与锐性分离，轻柔剥除葡萄皮，尽量不破坏果肉。这种训练可以提高对组织触感及用力的把握，练习游离能力。③缝合打结训练：在训练箱内放入纱布和缝线，利用双手的配合进行缝合与打结的训练。还可选用离体的动物器官，笔者推荐用猪的肾等进行模拟肾部分切除的训练，可以事先在肾表面用记号笔标出切除区域，在镜下切除目标区域肾并完成缝合。腹腔镜下缝合是必备技能，应熟悉持针器的性能，熟练调针、缝合和打结等每一种操作。另外，腹腔镜是在二维屏幕上显示三维空间，因此在训练时一定要有纵深的三维空间想象力，要做到眼到、心到和手到。大脑里要有一个整体观，不要只局限于显示屏上的影像，术者拥有良好的整体观才能快速找到镜下位置，才能掌握快速定位能力。

充分利用模拟器练习对于尽快提升腹腔镜手术操作技术至关重要。在模拟练习中，还有一点笔者要强调的，要有爱伤和微创的意识，每一步操作都应避免暴力，应轻柔准确，力求把每一步操作当成是手术实际演练。

第二节　腹腔镜动物模拟手术

腹腔镜模拟器训练基本操作技能过关后，便可进阶到动物模拟手术。动物模拟手术可以最大限度地模拟手术中的实际术野，考验医生对于出血、组织粘连的处理能力；也可以让术者切实体会到腹腔镜器械在活体上使用的手感，以便过渡到腹腔镜手术实际操作。

动物模拟手术的目的是熟悉气腹建立、组织分离、显露、结扎、缝合、止血等基本技巧。泌尿外科腹腔镜动物模拟手术一般选用较大型动物，猪是目前各大泌尿外科腹腔镜培训中心进行动物模拟手术时的首选。将实验动物固定好体位后，分别练习穿刺法以及切开法建立气腹。首先进行脏器结构及方位辨认的训练，训练在监视器上准确判读腹腔镜下各个器官组织的能力。一般来说，解剖结构的辨认对于已经熟练掌握了解剖学知识和外科常规手术的医师来讲并不困难，但通过电视监视系统所获得的影像，相当于单眼视觉所见，缺乏立体感，因而在判断远近距离时易产生误差，这需要在实践中反复体会。可以根据具体需要练习腹腔镜输尿管切开缝合、腹腔镜肾切除术、腹腔镜膀胱部分切除术等重点术式，应重点训练缝合和止血技术。

动物模拟手术是腹腔镜操作学习中的重要一环，也是进入实操阶段非常必要的一步。动物模拟手术可以进一步熟悉腹腔镜手术的设备、器械，熟悉建立气腹、放置trocar的方法，熟练完成腹腔镜下切除器官、缝合重建等手术技术。模拟手术可以将2~3人编成一个学习小组，小组中要经常进行术者、持镜者角色互换，不同角色的扮演，能有效帮助学习者更全面地掌握腹腔镜技术，锻炼手术的合作配合意识，为今后临床工作打下基础。

（姚林 张骞）

第五章

泌尿外科腹腔镜手术患者常见体位

手术体位摆放原则是：让术者重心平稳，身体放松，有利于流畅地完成手术操作。可以说，手术体位是顺利实施腹腔镜手术的基础。正确的体位不但可以提高手术效率，保证手术安全，而且可以减轻术者疲劳，防止术者长时间保持单一姿势导致肌肉劳损。下面逐一介绍泌尿外科手术中上尿路手术（腹膜外入路）和下尿路手术体位。

第一节　上尿路手术体位

腹腔镜腹膜外入路手术体位沿袭了传统开放腹膜外入路的手术体位：患者上身长轴与手术床长轴一致，腰桥略抬起，展露患侧腰部，方便放置 trocar。但是笔者发现这种体位并不完全适用于腹腔镜手术，原因是目前腹膜外入路腹腔镜操作中，术者面向患者头侧的显示器而非患者刀口本身，即术者视线与操作术野不一致（视轴与操作轴分离）。故沿用传统体位（折刀位），术者为了适应该体位而需要采用“斗牛士”或“推自行车式”的姿势。这种姿势导致操作轴与术者重心偏离，长时间保持这个姿势会导致身体肌肉疲劳。笔者对传统“折刀位”稍作改良，使得术者视轴、操作轴和重心三轴在一条直线上。为彰显笔者的导师郭应禄院士为泌尿外科腔镜事业所作出的突出贡献，特将此改良体位命名为“郭式”体位（图 5-1）。

将“郭氏”体位通俗地总结为五句口诀：头部尽量向前，臀部尽量向后，腰部对准腰桥，身体与地面垂直，腿部下弯上直（图 5-2）。具体来说，“头部向前臀部向后”使得患者上半身与手术床长轴呈 20° ~30° 夹角，术者、扶镜手和一助均站在患者背侧，保证操作轴与视轴同轴。术者站在患者臀部后方操作，面向显示器可以做到操作轴与视轴完全一致，而且保证了术者重心居中，避免传统体位迫使术者中心偏向一侧导致的肌肉及关节劳损。“腰部正对手术床腰桥”，这一点往往容易被忽略，有些术者习惯在患者腰部垫上很厚的腰垫再起腰桥，笔者认为，如果确保折刀位时腰桥将腰部准确顶起，完全不必要在腰下垫厚垫，而且笔者不建议腰部过度折刀，一是过度折刀会导致肌肉张力过大，操作空间反而变小，更重要的是，过度折刀位容易导致患者术后腰痛，对于骨质疏松的老年女性尤其禁忌过度折

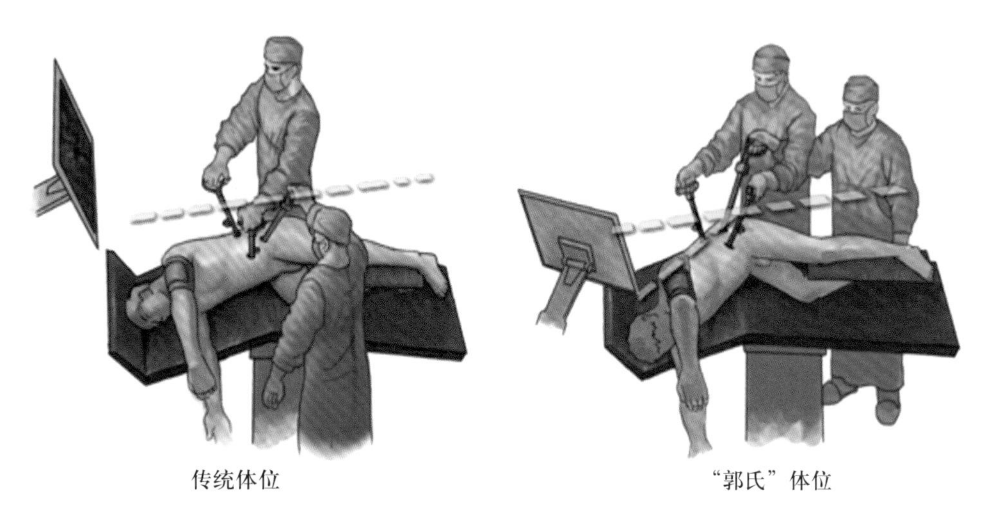

图 5-1 上尿路传统折刀位与改良折刀位示意图

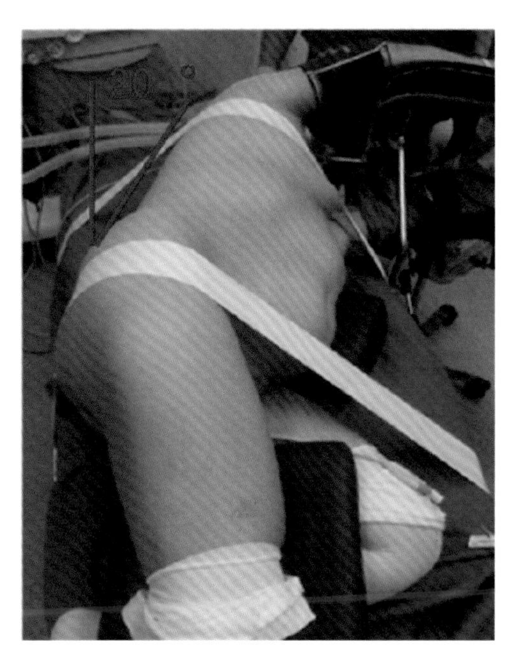
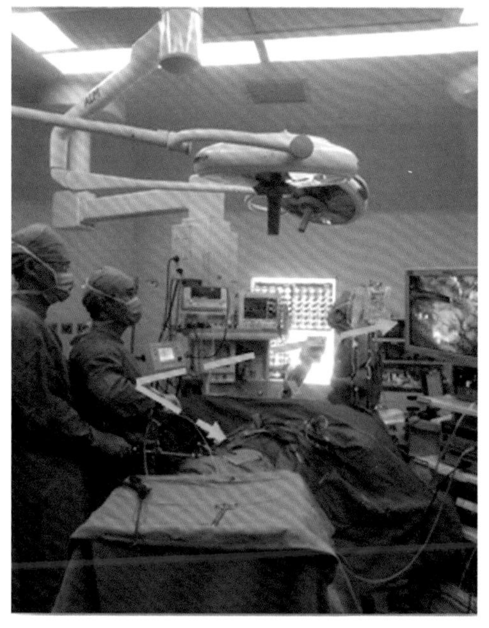
图 5-2 改良折刀位实景图

刀位。合理的“折刀位”应以腰部凹陷消失，皮肤适度展平为宜。“身体与地面垂直”可以保证左右手两侧 trocar 对称打在腋中线两侧，有利于 trocar 放置的标准化、模式化。“腿部下弯上直”可以保证患者身体稳定，而不左右摇摆晃动，同时为了进一步固定体位，可以在患者臀部和胸部水平用医用胶带或者约束带加以固定。

实践证明，改良折刀位即“郭氏”体位可以减少操作轴与视轴的分离，增加了术者操作稳定性，同时术者重心与操作轴一致，大大减少了长时期操作所造成的疲劳。

第二节　下尿路手术体位

下尿路手术时间较长，笔者早期由于缺乏经验，患者手术体位安排不合理，导致笔者被动地去适应患者体位，术中长时间重心在右脚，最终造成右膝关节劳损。总结上述经验后，笔者对下尿路手术体位摆放推荐如下：脐部对腰桥，双腿稍分开，腘窝垫软枕，腰桥折刀 15°，头低脚高 15° ~20°，左侧旋转 15° ~20°。具体来说，仰卧位将患者肩部固定于床头，避免头低脚高时出现身体滑动。“双腿稍分开，腘窝垫软枕”是为了便于术者顶起会阴区域，便于吻合尿道或者盆底缝合止血。单纯头低 15° ~20°（脐部对着手术床腰桥位置，将头部降低 15° ~20°，相当于传统开放手术中放置海绵垫将臀部抬起），头低脚高 15° ~20°（这样可以使得目标术野与术者的操作在最佳角度）；同时患者向左侧倾斜 15° ~20°（术者站左侧），左倾可以使术者的中心不过度偏向右侧，最大限度地减少对右膝关节的损伤（图 5-3）。根据术者的身高调整手术床的高度，以达到术者肩部自然下垂放松操作的效果。

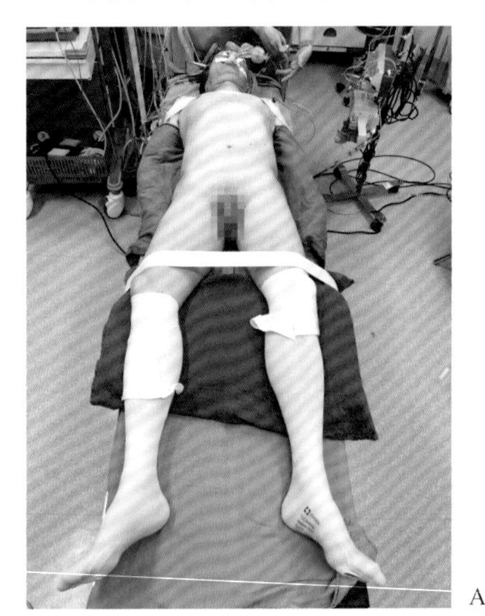
A

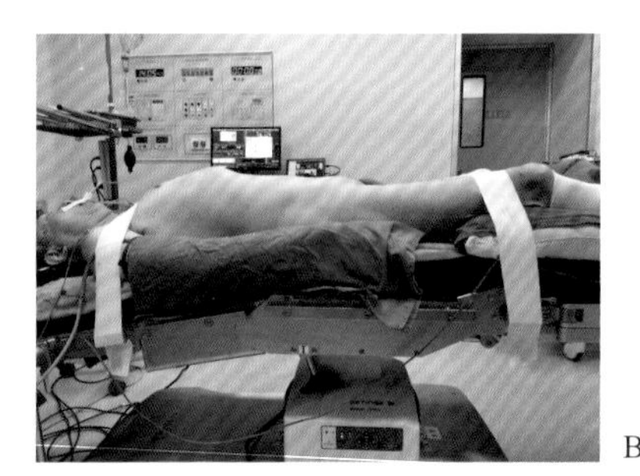
B

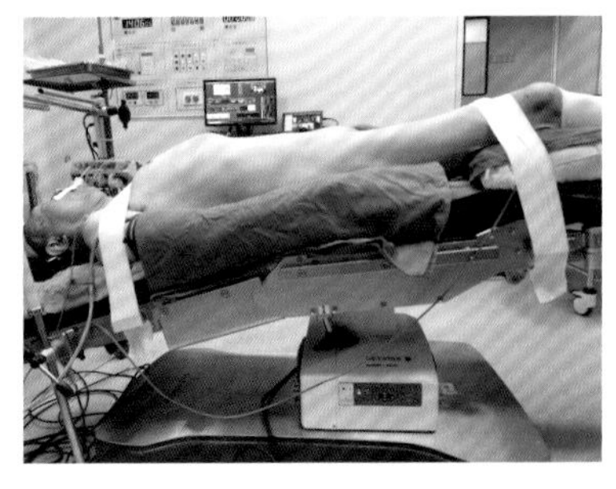
C

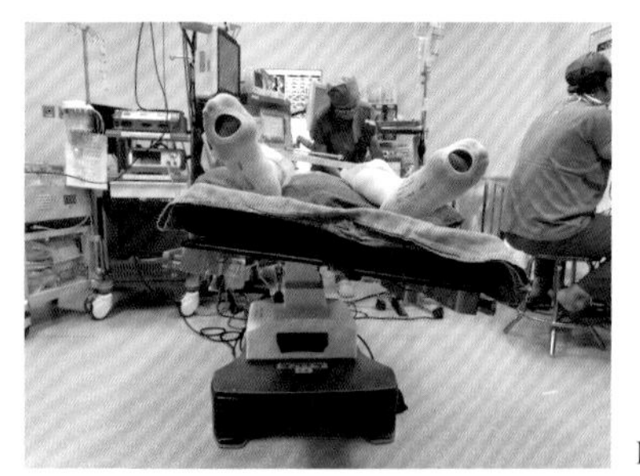
D

图 5-3　下尿路手术体位

A. 双腿微分开，便于术中吻合尿道时助手顶会阴；B. 腰桥位于脐部位，单纯头低 15°~20°；C. 调整手术床，头低脚高 15°~20°；D. 手术床左倾 15°~20°

（姚林　张骞）

第六章

腹腔镜气腹建立及常见穿刺套管布局

穿刺套管（trocar）布局和手术体位一样，是顺利完成腹腔镜手术的必要基础。trocar 布局合理可以有效地避免术者双手相互干扰，提高术者的舒适度，利于准确、快速地完成手术。下面简要介绍一下腹腔镜气腹建立及常见 trocar 布局。

第一节　腹膜外间隙建立的方法

建立腹膜外间隙（腹膜后腔）的方法通常分为镜身扩张法（北京大学泌尿外科研究所法，Institute of Urology Peking University technigue，简称 IUPU 法）和气囊扩张法。镜身扩张法使用镜体本身对腹膜外间隙进行扩张，建腔时为盲法操作，学习曲线较长，而且建腔的空间有限。笔者倾向推荐气囊扩张法，该法较镜身扩张法具有建腔快速、建立空间大等优势。气囊可选择医用成品或者自制，笔者习惯采用自制气囊法建立腹膜

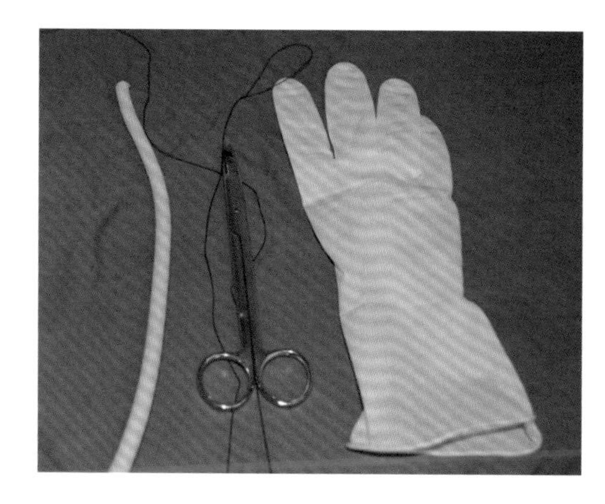

图 6-1　自制气囊制作材料

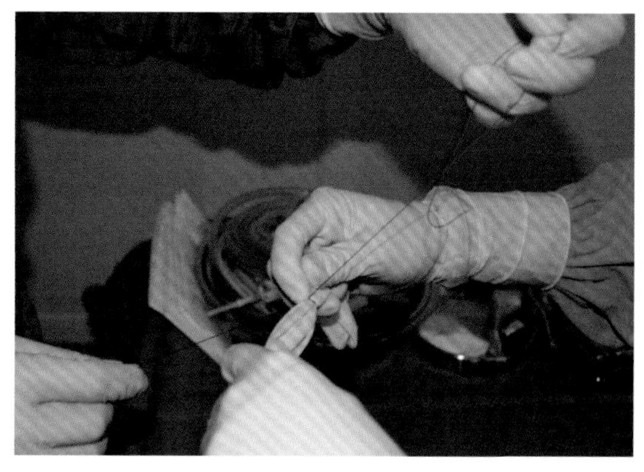

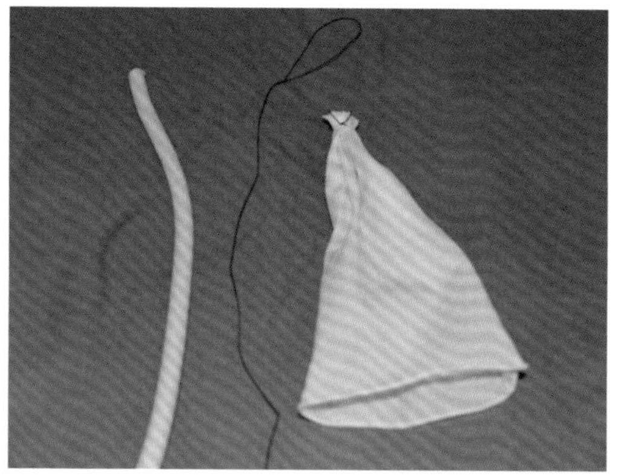

图 6-2　丝线封闭五指端，打结固定（左）效果图（右）

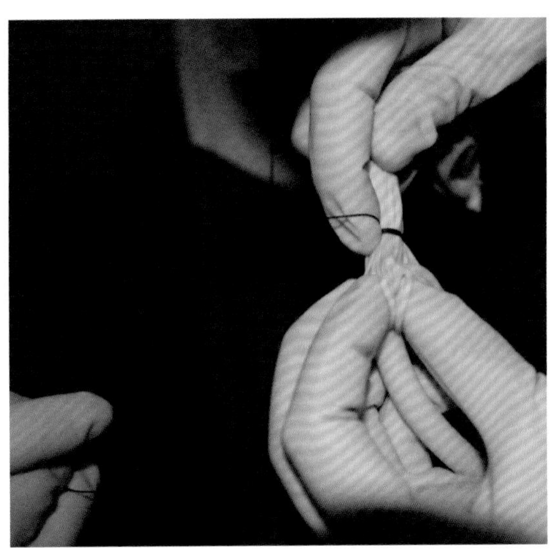

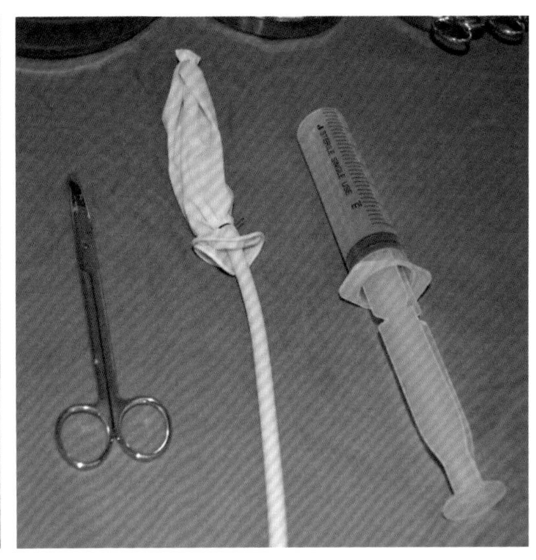

图 6-3 将剪裁后的 T 管置入囊袋并丝线固定（左）效果图（右）

后腔。气囊由 20-24 号 T 管与 8 号手套制作而成（图 6-1 至图 6-4）。除了建腔之外，自制球囊还可以一物多用，可以用作简易的标本袋，减少患者花费。

制作气囊时，按照上述步骤完成球囊后，应进一步进行体外充气，确保球囊的可充气性和可排气性。制作气囊时应该注意以下几点：

1. 图 6-2 中以丝线固定五指端时，可调节丝线与球囊的相对位置。这是控制球囊大小的关键。

2. 图 6-3 中将 T 管置入囊袋中时，需要注意两点。一是 T 管不宜置入球囊过长，否则在进入体内的过程中，T 管容易打折，造成充气困难，无法有效建立腔隙。二是丝线不宜把 T 管固定过紧，否则容易夹闭 T 管管腔，造成充气或排气障碍。在体外完成气囊制作后，可进行充气和排气的检测（图 6-4），确保气囊的可用性。

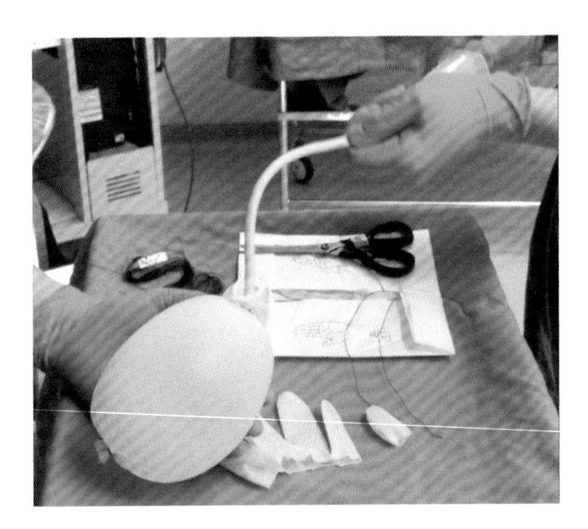

图 6-4 气囊效果图

第二节 后腹腔手术穿刺套管布局

选取第 12 肋间下方 1~2 cm 处的压迹作为建腔点及第一个操作 trocar 的放置点（背侧穿刺点）（图 6-5）。切开表面皮肤 3~5 cm，以弯钳突破深层的腹外斜肌腱膜，并在深方进行轻度扩张。随后取出大弯钳，用手指在腹横筋膜

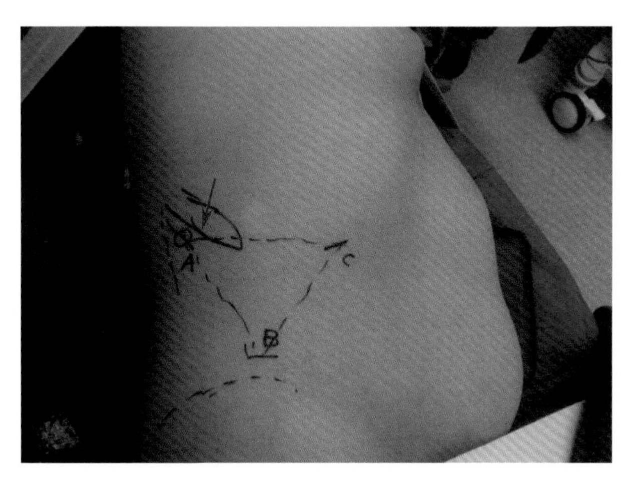

图 6-5 气囊注气建腹膜后腔
箭头所指为肋脊角

及腹膜外脂肪之间进行钝性推挤分离，初步建立放置球囊的间隙。随后置入自制球囊，并用 50 ml 空针对球囊进行充气（图 6-6）。充气量不宜过大，以免球囊在体内爆裂。一般以髂前上棘凹陷处变饱满即可停止。之后，可将球囊减压，取出体外。

背侧 trocar（肋脊角，图 6-5 中 A 点）的位置在整个 trocar 的布局中尤为重要。准确触摸、选择腰大肌与第 12 肋的凹陷是正确定位 trocar 的关键。定位时不要过于贴近腰大肌，否则穿刺时一是容易误伤腰大肌，二是术中器械易受腰大肌的阻挡，操作范围会受到限制。穿刺点应距离第 12 肋 1 cm 左右，以免造成肋间血管的损伤。正确的第一穿刺点（A 点）应位于第 12 肋与腰大肌前缘之间（图 6-7）。

A 点选择好后，扩开腹膜后腔，用手指在腹膜后腔内定位，完成另两个 trocar 的放置。腋中线的穿刺点通常选择腋中线与髂嵴上缘 1.5 cm 处，置入 10 mm trocar。而腹侧的 trocar 位置，依靠“等腰三角形原则”来确定（图 6-7）。在主要操作手（右利手为右手侧）放置直径 12 mm 的 trocar，以方便大孔径操作器械（如 Hem-o-lok、血管阻断钳等）的进出，次要操作手放置直径 5 mm 的 trocar 即可。

在临床实践中，如果机械地按照解剖标志而不考虑三个操作 trocar 之间的相对距离，很容易导致 trocar 位置的放置不当，进而导致术者操作受限。根据笔者经验，推荐在进行孔道位置设计时，可遵循“9-9-11”定律（图 6-7B），即两操作手 trocar 与观察孔 trocar 的距离相等，均为 9 cm，两个操作手之间的距离为 11~12 cm，整体构成一个等腰三角形的形状。在腹腔镜手术操作中，如果两个操作 trocar 的位置太近，器械之间便会互相干扰；相反，若距离过远，则术者会因上肢外展幅度过大而感到肩部、上臂及肘部的不适，同样影响操作。根据文献报道，腹腔镜手术器械体内与体外长度之比（I/E）应该在 1∶1

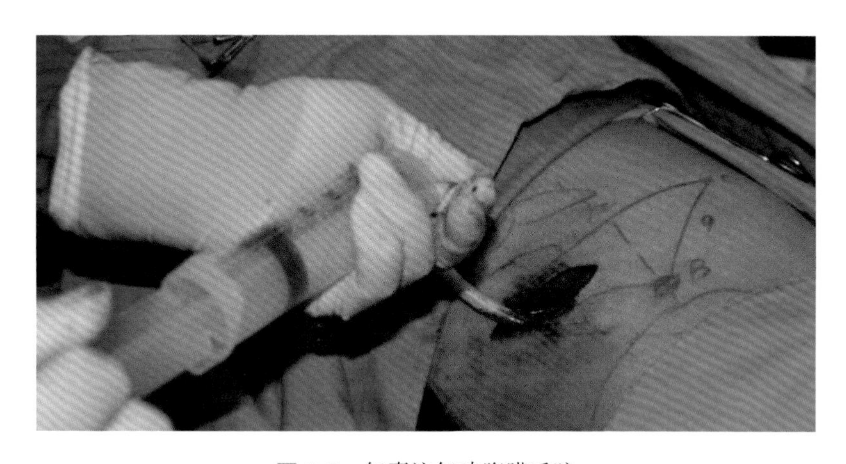

图 6-6 气囊注气建腹膜后腔

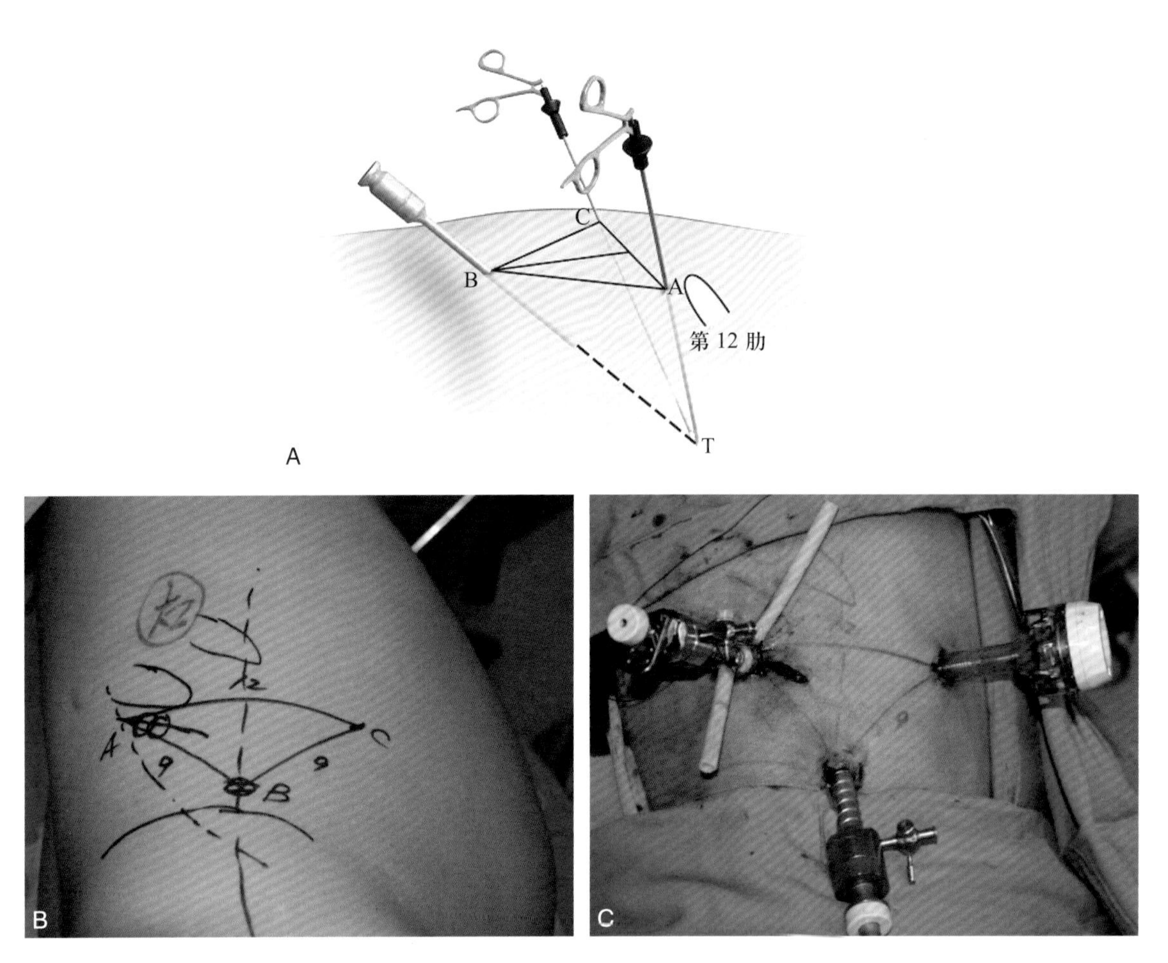

图 6-7 trocar 位置示意图（A）；trocar 位置实例（B）；实际 trocar 位置（C）

左右，最理想的操作角度（两操作器械之间的夹角）应该保持在 45°~60°。因此，结合操作的三角关系以及手术器械在体内的长度，笔者可以得出操作 trocar 之间的距离符合“9-9-11”定律时，最适于手术操作。当然，所谓的“9-9-11”定律也需要根据患者体形进行相应的调整，但是总体仍应维持等腰三角形的构架。

如遇到腹膜破损或牵引器官等情况需要置入辅助 trocar 时，可选用图 6-8 的位置建立操作通道。当牵引方向主要为足侧时可选用 D 位置，当牵引方向主要为头侧时可选用 E 位置，从而避免与其他操作通道互相干扰。

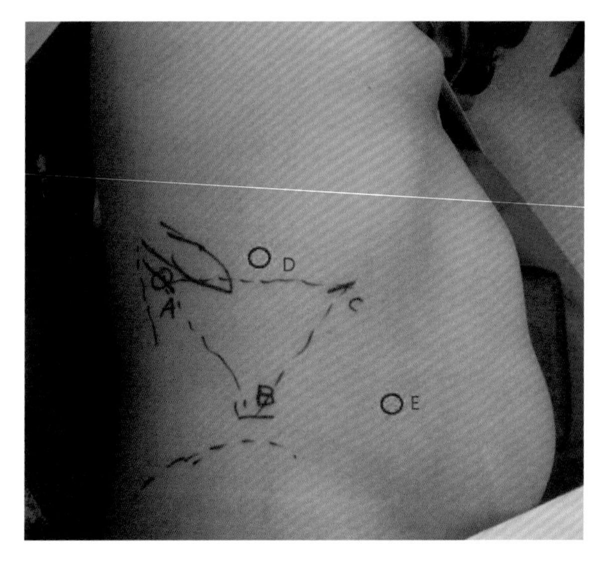

图 6-8 腹膜外入路建立辅助操作通道的位置

第三节　腹膜外入路的气腹建立及穿刺套管布局

行下尿路手术（如根治性前列腺切除术）时，可选用腹膜外入路及经腹入路手术。腹膜外入路的优势在于腹膜外的气体可以向头侧牵引膀胱，比器械牵引效果更好，尤其是对于肥胖的患者。但是建立腹膜外腔技术要求较高，如果操作不当导致腹膜破损反而会导致操作空间更小。

腹膜外入路建立腔隙方式如下（图 6-9）：脐下正中切开 4~5 cm，分离至腹直肌前鞘，约在脐下 3 横指处横向切开中线两侧腹直肌前鞘（注意不要切开中线，防止划破中线下方的腹膜），手指钝性从中线两侧推开腹直肌，于腹直肌后方，腹直肌后鞘前方间隙分离腹白线两侧前腹膜间隙，最后手指钝性将中线推开，使得半环线下方两侧腹膜外间隙可相通。置入气囊，打入 600~1000 ml 气体。于脐下 3 横指处两侧腹直肌外缘 B 和 C 分别置入直径 12 mm 及 5 mm 的 trocar。

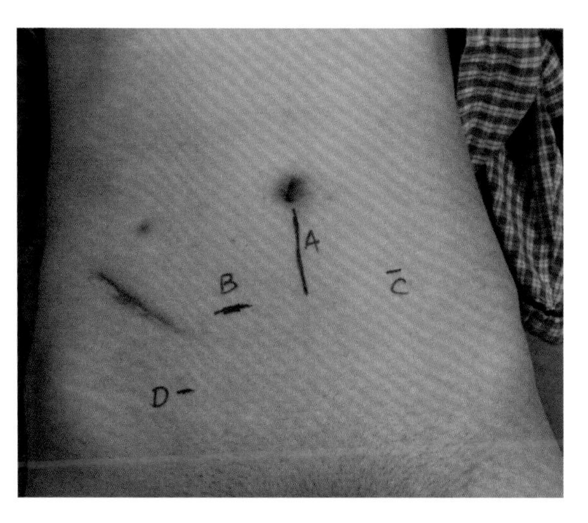

图 6-9　腹膜外手术（根治性前列腺切除术）trocar 布局

因为有气腹牵引作用，熟练操作后使用 3 个操作通道即可完成手术。如果有需要可于髂前上棘内侧 3~4 cm 处置入辅助 trocar，建议直视下先将 trocar 区域的腹膜钝性推开，明确腹壁下动脉的位置，从而避免损伤腹壁下动脉及腹膜。遇到腹部手术既往史的患者，如阑尾切除或者肠道切除，建议建立腔隙时用手指钝性游离腹膜，一般情况下，可以有效防止腹膜破裂。

综上所述，为了保证最佳操作体验，术者应当高度重视腹腔镜手术体位及 trocar 位置的选择，不要拘泥于书本，针对不同的病变、不同患者的体形灵活设计，采用更适于术者操作的体位和 trocar 布局。

（范 宇　姚 林　张 骞）

第四节　经腹入路的气腹建立及穿刺套管布局

气腹的建立是腹腔镜手术的基础，但在建立气腹的过程中存在风险，包括腹壁结构损伤和腹腔内器官损伤等。腹腔镜并发症约 50% 与气腹建立有关。在存在腹部手术史或腹腔内粘连的患者中相关并发症发生率更高。

一、脐周

脐周区域是腹腔镜手术建立气腹的常用部位，但存在一些不足。如：①脐部不易清洁，脐周区域穿刺容易受到污染；②脐下正对大血管，在脐周围区域穿刺进入腹腔时，存在大血管损伤的风险；③患者的体形对脐周腹壁厚度影响较大；④对于存在腹部手术史的患者，脐周部位穿刺的并发症发生率较大。因此，这种技术的使用一定程度上受到限制，特别是对于有腹腔手术史的患者。

二、Palmer 点与 IUPU 点

Palmer 点（左侧锁骨中线肋缘下方 3 cm 处，图 6-10）被用于建立气腹多年，主要见于妇科和泌尿外科腹腔镜手术。Palmer 点以往被认为是建立气腹的次选点，但越来越多的研究认为，该点的价值被低估了。Palmer 点处的腹壁结构包含皮肤、皮下脂肪、腹直肌前鞘、腹直肌、腹直肌后鞘、腹膜外脂肪和腹膜。因为该点与肋骨弓相邻，所以气腹针（Veress）穿刺时无须上提腹壁。即使是对于体重指数（body mass index，BMI）超过 24 kg /m^2 的患者，该部位皮下脂肪也较少。因此，该部位穿刺受患者体形的影响较小。随着腹腔内气体的进入，内脏下降并远离穿刺点，减少了内脏损伤的风险。此外，从 Palmer 点到腹主动脉的平均距离为 11.3 ± 0.2 cm。将气腹针头以 45° 尾部插入时，距离延长至 16.6 ± 0.2 cm。考虑到气腹针的长度通常为 12 cm，几乎不存在腹主动脉损伤的风险。笔者在 302 例泌尿外科手术中使用了 Palmer 点（对于右侧操作，穿刺点在 Palmer 点关于前正中线的对称的位置），结果显示穿刺成功率为 99.4%，穿刺并发症发生率仅为 3.4%，包括镰状韧带损伤 2 例，大网膜损伤 3 例，肝被膜损伤 5 例，其中肝被膜损伤通常无须处理或者可以简单地采用双极电凝止血处理，效果良好（Zhang et al.，2016）。

然而随着气腹的建立，Palmer 点向外和向下移动。这对妇科和产科腹腔镜手术影响较小，因为穿刺点与手术部位间有足够的距离，使偏移可以忽略不计。然而，在泌尿外科腹腔镜手术中，因为从穿刺点到手术部位的距离较短，

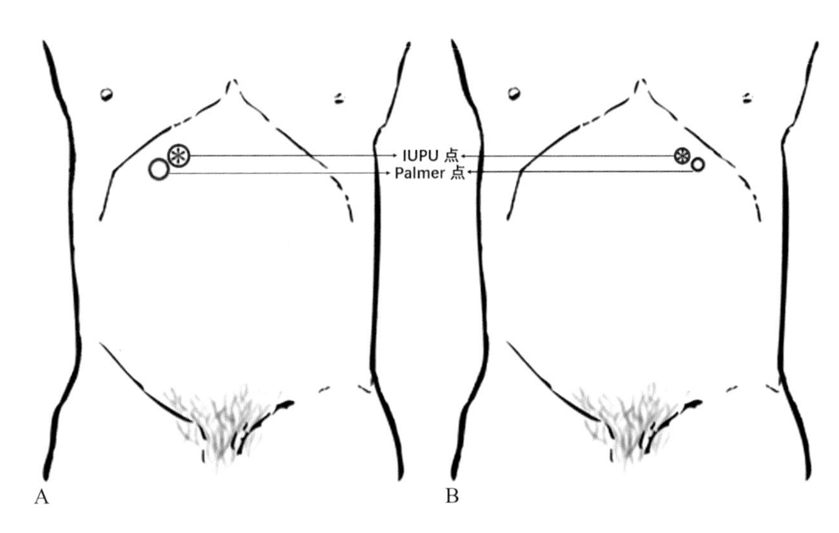

图 6-10 Palmer 点及 IUPU 点示意图

偏移会对手术操作有较大影响。为了更好地将这种技术应用于泌尿外科腹腔镜手术，笔者在Palmer点基础上进行了改进，命名为IUPU点，位置在沿胸骨旁线的左肋缘下方1~2 cm，相对于Palmer点偏内、偏上，以抵消气腹建立后穿刺点的偏移（图6-10）。Palmer点与IUPU点相邻，故应用IUPU点穿刺同样安全。

三、腹腔镜手术工效学与合理的trocar布局

合理的trocar布局，不仅能提高手术效率，而且可以减少外科医生的职业损伤。相较开放手术，腹腔镜手术有创伤小、痛苦小、术后恢复快、切口并发症少等诸多优势，然而一项来自241名泌尿外科医生的调查结果显示，中国大多数腹腔镜泌尿科医生都因腹腔镜手术的工效学问题而存在身体不适（Liang et al.，2013）。另一项研究表明，相关的躯体不适可达88%，这种普遍的慢性损伤随着微创手术需求不断增加而愈加严重（Franasiak et al.，2012）。腹腔镜手术中的工效学应从设备和技术两方面推进，以保护外科医生免受腹腔镜手术相关的运动系统慢性损伤的影响。

四、经腹腹腔镜手术trocar布局的基本原则及方法

（一）基本原则

泌尿外科腹腔镜手术常见的手术入路包括经腹入路和腹膜外入路，相较于腹膜外入路，经腹入路有空间大的优势，因此trocar布局更加灵活，可选择的方案多种多样，但要遵循两点基本原则：① trocar布局要围绕术区；② trocar之间的距离要充分，保证足够的操作空间以利于器械之间的良好配合。通常，手术部位与trocar孔位置在体表形成“钻石形”，trocar孔在“钻石形”的4个端点处（图6-11），手术部位就是钻石尖端所在处。同时考虑到手术和术者的需求，笔者在此基础上，结合多年的经验提出了IUPU布局（图6-12）。

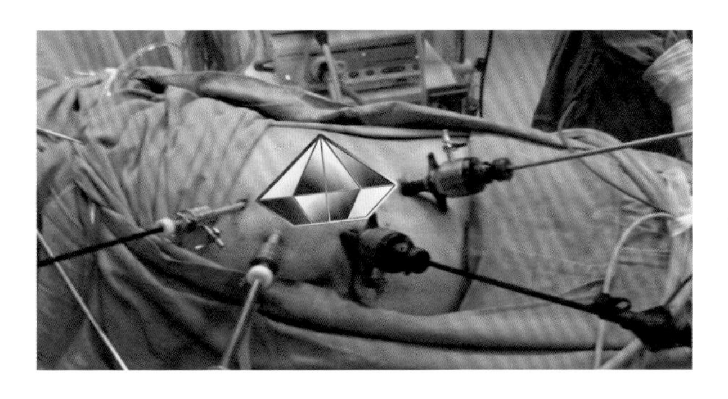

图6-11 IUPU钻石形布局

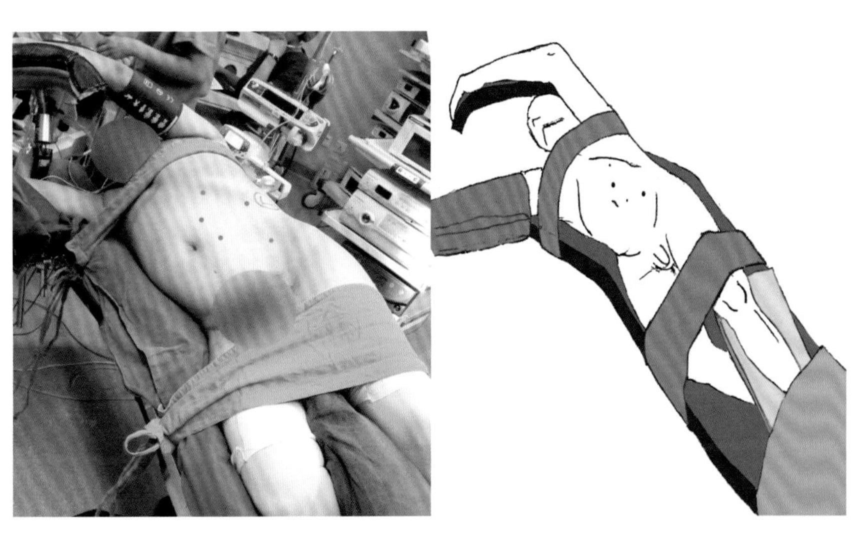

图6-12 IUPU点及IUPU布局的建立

（二）方法

在全身麻醉下，将患者置于侧卧位，患侧朝上。对于左侧手术，于 IUPU 点位置切开 0.5~1 cm。将气腹针垂直缓慢穿透皮肤，在进入腹腔之前会遇到 2~3 次突破感。水滴试验可用于确认是否进入腹膜腔。将二氧化碳以低流速吹入腹腔，并在监视器上观察腹内压力。如果压力由 0 mmHg 缓慢增加到 14 mmHg，则成功建立了气腹。一旦气腹建立，穿过初始穿刺部位插入 trocar，或者在 b 点（沿腹直肌腱脐水平上方约 3 cm 处）插入直径 10 mm 的 trocar。通过 trocar 插入 30° 腹腔镜以观察内脏或血管是否受伤。之后，借助腹腔镜完成余下 trocar 置入。b 点位于沿腹直肌腱脐水平上方约 3 cm 处（图 6-13A）。c 点是腹直肌外缘与连接脐部和髂前上棘的线的交叉点。b 点与 c 点位于腹直肌旁，出血风险较小。d 点位于髂前上棘内上方 3 cm 处，该点在右侧的术中可于下极抬起肾、辅助处理肾蒂。根据患者体形，可以适当调整穿刺点。此时相邻器械间成角约为 30°（图 6-13B）。对于同侧盆腔手术，可增加第五点 e，位于腹正中线脐下 5 cm。放置 trocar 后，术者和助手之间的位置关系如图 6-13D 所示。术者可调整屏幕和手术台的高度以确保舒适。对于右侧操作，穿刺点和布局在 IUPU 点和 IUPU 布局的关于身体中轴线对称的位置。

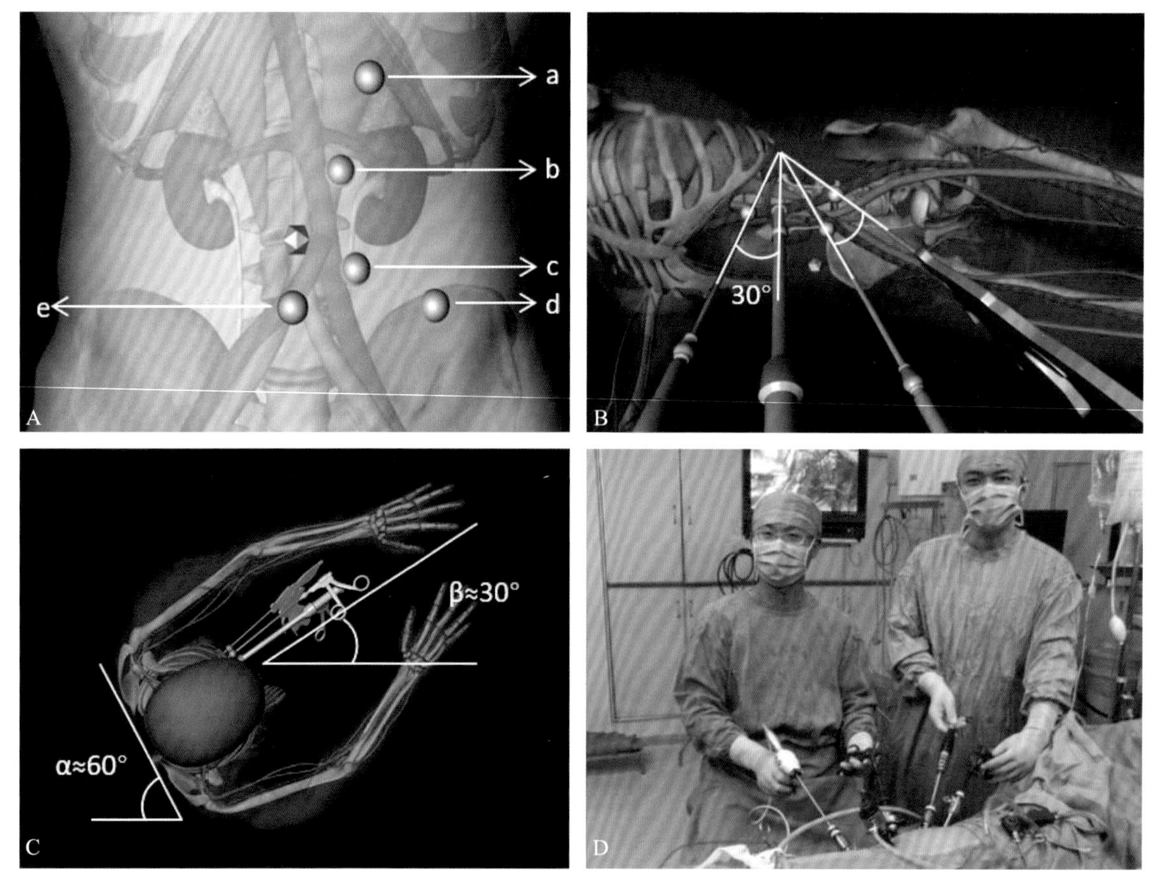

图 6-13 临床实践中 IUPU 布局、模式图及术者站位

五、IUPU 布局与 Frede 原则

Frede 等提出器械（trocar 孔与手术操作位点）之间呈等腰三角形，顶角为 25°~45°，器械和水平面之间的角度 <55°，是体内操作尤其是缝合的最佳几何形状（Frede et al., 1999）。这种方法可以缩短手术时间 50%，缝合单结所需的时间可缩短 75%。IUPU 布局中，患者躯体与水平方向呈 60°，器械几乎垂直于腹壁，因此水平面与操作器械之间的角度约为 30°，小于 55°。相邻 trocar 孔之间的长度为 6~8 cm，体内设备距离约为 13 cm。结合等腰三角形的特点，相邻设备之间的角度约为 30°。所以 IUPU 布局满足了 Frede 提出的原则。根据我们的经验，以 IUPU 布局进行的手术，缝合时间和手术时间较前缩短，提高了手术效率。而经脐周区域穿刺置入 trocar，对于上尿路手术而言不符合 Frede 原则，因为 60° 斜仰卧位的情况下，脐和肾蒂基本在同一水平面，在手术操作上不符合工效学要求，因此笔者更为推荐 IUPU 布局。

六、IUPU 布局的工效学分析

IUPU 布局符合工效学原则，因为它允许术者在相对自然的姿势下完成手术操作。首先，通过调整手术台的高度可以使器械与水平面之间的角度接近 30°，而 IUPU 布局使得相邻器械之间的角度约为 30°，这使得术者在肩部自然下垂，肘部自然弯曲和前臂内旋的情况下，器械手柄可自然握在手中。Rosenblatt 等建议可以通过调整手术台高度使术者肘关节成角为 90°~120°（Rosenblatt et al., 2013）。而在 IUPU 布局中，术者肘关节成角在 100°~120°，与上述建议相一致。其次，各种器械的高度基本一致，器械与水平线成角基本一致。因此，术者的姿势是左右对称的，减少了术者因左右不平衡带来运动系统损伤的风险。调整屏幕位于术者正前方，水平视线以下 15°~40°，这与自然的视线方向一致。这种空间关系允许术者术中不需要颈椎额外地屈伸旋转。该布局允许术者舒适协调地完成手术操作。当然，术者还可以在此姿势的基础上进行小范围的调整，以使不同的肌肉群轮流工作及休息。

此外，IUPU 布局允许 1~3 名助手协助手术操作（图 6-14），有利于降低手术难度。而助手在协助手术操作同时可以得到很好的训练，可积累丰富的经验，有利于促进手术教学。

综上，IUPU 点用于气腹建立穿刺点安全可行；IUPU 布局用于泌尿外科腹腔镜手术可行而且高效，符合工效学原则。

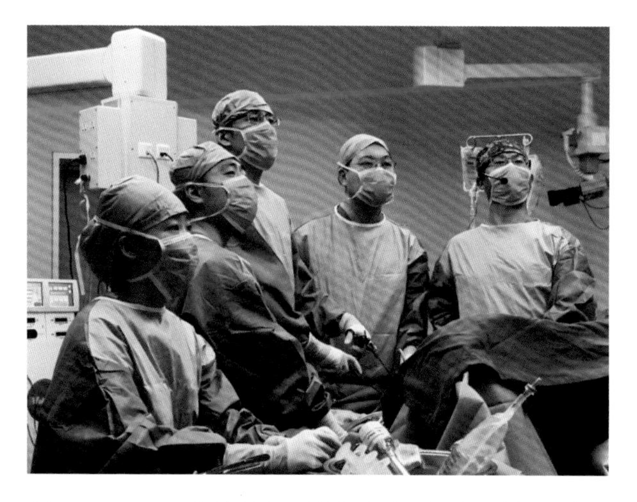

图 6-14 IUPU 布局符合工效学原则，有利于降低手术难度，同时利于培训助手

从左到右依次为：器械护士、第一助手、术者、第二助手、台上指导兼学术会议现场主持

七、常见问题

1. IUPU 点在临床应用中有哪些注意事项?

在临床应用中，发生粘连的情况相对少见，但并非不存在。粘连以右侧多见，常见原因如胆囊炎、手术（如胆囊切除术）后改变等。术前应充分评估病史、体格检查及影像学检查，以减少不必要的风险。

2. IUPU 布局临床应用中的适用范围有哪些？

IUPU 布局几乎适用于所有上尿路手术，但术中需要根据手术主要操作区域进行调整，可应用 IUPU 布局的上尿路手术包括腹膜后淋巴结清扫术、根治性肾切除术 + 瘤栓取出术，各种复杂的肾盂成形术，巨大腹膜外肿瘤切除术等。结合增加的 e 点（图 6-13A）可适用于肾输尿管切除术等需要同时进行盆腔操作的手术，只需要对手术台进行调整，不必重新消毒改变体位，这也是经腹入路操作的优势之一。

八、拾遗

泌尿外科腹腔镜手术常见的手术入路包括经腹入路和腹膜外入路，入路的选择主要取决于病变的位置大小、腹腔粘连情况和术者个人偏好等因素。熟悉不同入路的解剖结构，是保证手术安全和成功的关键。此外，在腹腔镜手术操作中，在保证手术效果的前提下，应充分保证术者操作的舒适，通过调整 trocar 布局、手术台及屏幕的位置和高度等方法可以兼顾手术效果和术者舒适度，同时术者舒适地操作有利于保证手术效果，也可减少术者在腹腔镜操作中相关运动系统的慢性损伤，延长术者职业寿命。同时，IUPU 布局允许助手协助手术操作，有利于降低手术难度。而助手在协助手术操作的同时可以得到很好的训练，有利于年轻医生的快速成长。

（樊书菠　张　雷　李学松）

下　篇

第七章

腹腔镜肾上腺切除术

扫码
访问本章视频

一、手术概述

肾上腺位于肾内上方，位置较深，血供丰富，周围器官、血管密集，传统手术方式创伤大、风险高。随着手术器械的革新和技术水平的提高，腹腔镜手术已成为处理大部分肾上腺肿瘤的主流手术方式。腹腔镜肾上腺切除术常用入路有两种，一种是腹膜外入路，另一种为经腹入路。这两种手术方式各有所长，多项大规模随访结果证实两种方式均可获得良好的手术效果，主要取决于术者更为熟悉何种入路以及肿瘤的实际情况。腹腔镜肾上腺切除术的掌握需要一定的学习曲线，一般需要 30 例左右才能达到相对熟悉的程度。一些体积大或分泌功能旺盛的肾上腺肿瘤（如嗜铬细胞瘤），手术风险很高，需要患者和术者在术前充分准备才能开始手术。对于年轻医生而言，要认真对待每一台腹腔镜手术，明确解剖层次，熟悉手术步骤，并积累一定的手术量。

二、适应证

随着诊疗水平和人民群众健康意识的提高，肾上腺肿瘤的检出率也随之提高。大多数肾上腺偶发无功能小腺瘤是不需要手术的。伴有高血压、低血钾、向心性肥胖以及一些相关的内分泌症状、可疑存在肾上腺功能性腺瘤的患者，应该先完善肾上腺相关激素检查，明确肿瘤功能情况，做好术前准备，再进行肾上腺手术。双侧肾上腺肿瘤的患者更要注意评估其肿瘤的功能状态，应避免双侧手术。

腹腔镜肾上腺手术的适应证为：

1. 肾上腺功能性腺瘤，如引发原发性醛固酮增多症、嗜铬细胞瘤、皮质醇增多症以及性征异常的肿瘤。

2. 肾上腺偶发肿物直径大于 4 cm 者。

3. 怀疑恶性肿瘤者。

三、手术步骤

选择腹膜外入路。

（一）手术准备

体位摆放、建立腔隙及 trocar 置入位置同第五、六章所述。一般为方便手术操作和更好的术野，笔者习惯在主操作孔和腹侧操作孔连线中点偏上 2~3 cm 建立直径 5 mm 的辅助 trocar，由助手持无创钳或小扇形拉钩协助挡开腹膜或向下推离肾，这样能提供良好术野及牵引力。患者的肾上腺肿瘤如有激素活性功能，术前要有相应的药物准备期，有的肿瘤（如嗜铬细胞瘤）还需要准备术后的重症监护室。

（二）IUPU“六步法”完成手术

为了便于读者们记忆和学习，笔者将腹腔镜肾上腺切除术总结归纳为六个关键步骤。具体的“六步法”详见表 7-1。

以下为具体的手术步骤。

第一步：清空间、开筋膜。

先从肾腹侧由下向上游离腹膜外脂肪，再从背侧由下向上游离腹膜外脂肪。最终交汇于肾上端，将脂肪由上及下钝性推至髂窝，遇滋养血管用超声刀止血并离断。清理脂肪后，在腰大肌前缘约 1 cm 处沿纵轴方向切开肾周筋膜（图 7-1）。

手术器械推荐使用超声刀。在游离脂肪时，与电钩相比，超声刀具有产生烟雾少、分离速度快、便于钝性游离等明显优势，推荐使用。

表 7-1　IUPU 腹腔镜肾上腺切除术“六步法”

步骤		手术器械
1	清空间、开筋膜	超声刀
2	分腹侧	超声刀
3	分背侧	超声刀
4	分上极	辅助 trocar、超声刀、Hem-o-lok（紫色、金黄色）
5	断血管	Hem-o-lok（紫色、金黄色）、超声刀
6	下标本	腹腔镜下取标本袋

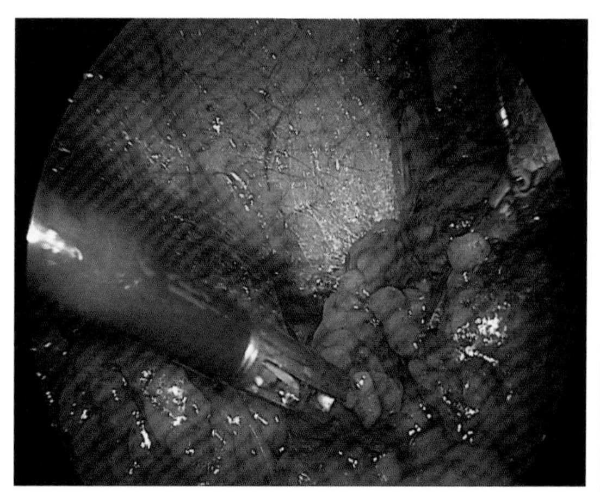

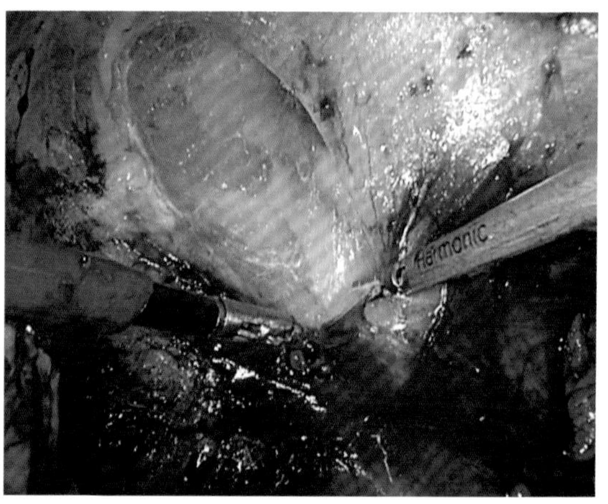

图 7-1　切开肾周筋膜

第二步：分腹侧。

分离肾上腺腹侧面时尽量沿无血管层面进行分离，即肾周脂肪囊与前层肾周筋膜之间的相对无血管间隙，这是该手术中游离的第一个无血管层面。该解剖层面内存在白色网状组织和一些垂直排列的白色条带间隔组织。游离要点是紧贴着肾前筋膜，将肾周脂肪与肾前筋膜钝性分开，向腹侧深面、向上方逐步推进，显露至肾上极水平即可，肾上腺及肿瘤周围可暂不游离以形成悬吊。该无血管层面既可用超声刀处理又可钝性游离，对于大多数解剖正常的病例，此层面多可应用钝性分离，效率较高；辅以锐性离断，有助于保持良好术野。应注意避免损伤腹膜（图 7-2）。

第三步：分背侧。

分离肾周脂肪囊与后层肾周筋膜之间的相对无血管间隙，即第二个无血管层面。在这个层面向上分离直至膈下，向下分离至肾中下极。游离中，应对肾蒂血管的位置进行初步游离，暴露大概位置即可，以辨认和避免损伤。于肾蒂血管以上水平常常会遇到一组供应肾上腺的细小动静脉血管束，用超声刀或 Hem-o-lok 可妥善处理，能够减少肾上腺出血。此层面的游离仍然以钝性分离为主，需要注意膈肌和肾蒂血管的保护，切勿损伤（图 7-3）。

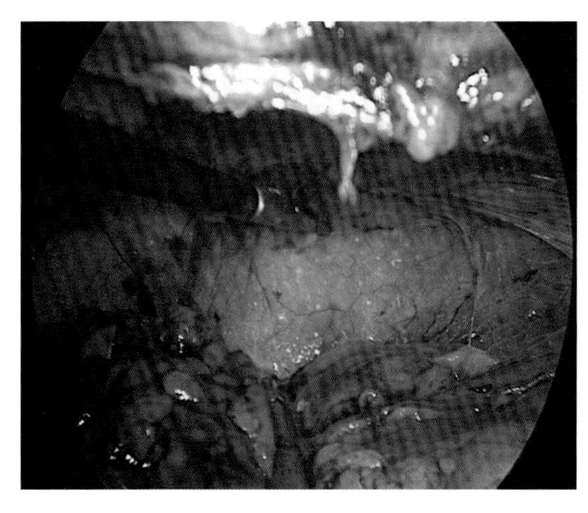
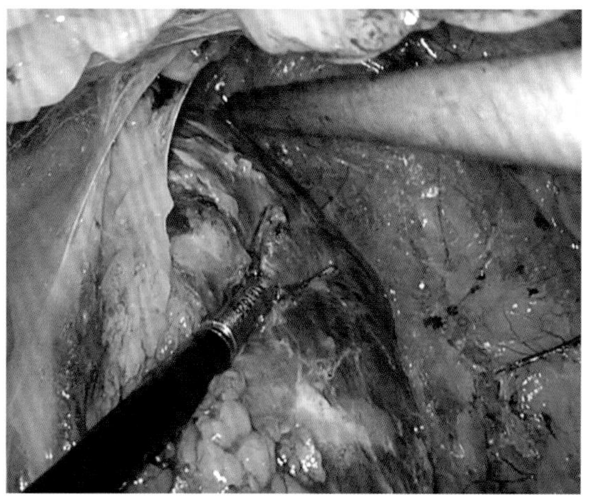

图 7-2　肾上腺腹侧无血管层面（右侧），可选择肾周脂肪以外，也可选择肾被膜表面层次

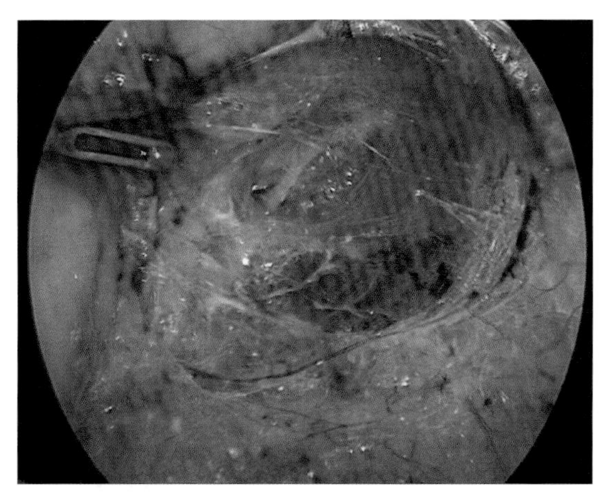
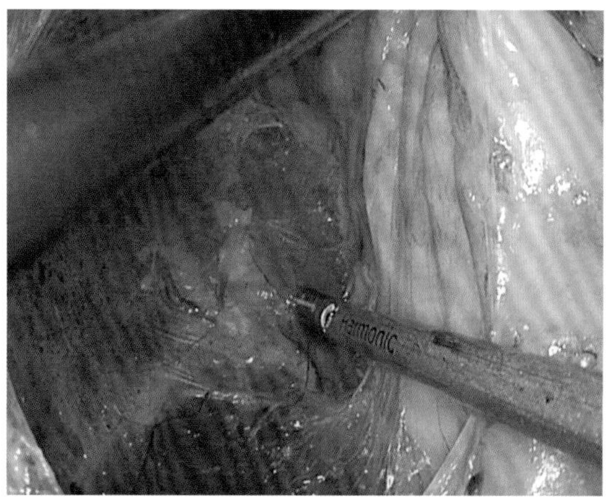

图 7-3　肾上腺背侧无血管层面（左侧与右侧）

第四步：分上极。

此时大致可定位肾上腺或肿瘤的位置，可进一步分离肾上极与肾上腺之间的间隙（图7-4）。贴着肾表面切开肾上极悬吊的脂肪囊，完整显露肾上极。使用无创钳轻压肾上极，用超声刀锐性、钝性相结合的分离，从肾上腺与肾之间的无血管层面分离直至肾上腺底部。对于位置低于肾上极水平的肿瘤，或较为肥胖的患者，可如前述增加一枚辅助trocar，置入无创钳或小扇形拉钩，帮助下压肾上极。这样术者的左手器械可用于抬起肿瘤或帮助精确处理血管。此时，可进一步游离肾上腺或肿瘤的腹侧、背侧间隙。

第五步：断血管。

左手器械托起肾上腺或肿瘤的下极，即可暴露内侧或下方的供血血管，最粗大的血管往往是肾上腺中央静脉，右侧的中央静脉与下腔静脉直接相连，左侧中央静脉汇入左肾静脉。

如仅切除肿瘤和部分相关肾上腺，可用Hem-o-lok分次夹闭肿瘤旁边的肾上腺组织，用超声刀逐步离断后切除即可，无须处理肾上腺中央静脉。如肿瘤较大，或需要切除完整肾上腺，则需妥善处理肾上腺中央静脉。对于右侧肾上腺，沿着肾上腺腹侧面向深方分离，可显露下腔静脉，在肾上腺下极和下腔静脉之间小心钝性分离，切断部分侧支血管后，即可显露位于右肾上腺中部的肾上腺中央静脉（图7-5）。右肾上腺中央静脉常较短，处理时应注意牵拉力度适中，避免伤及下腔静脉。对于左侧的肾上腺，在暴露出肾上腺下缘后，将肿瘤下缘轻轻抬起，小心钝性分离腺体下极与肾上极，肾上腺中央静脉即可暴露于肾上腺下极位置（图7-6）。以Hem-o-lok钳夹后离断。肾上腺的动脉多来自附近动脉的细小分支，如膈下动脉和腹主动脉，可游离清楚后用Hem-o-lok夹闭切断，亦可用超声刀凝血档烧灼处理。处理血管过程中尽量避免碰触、挤压肾上腺肿瘤，尤其是具有激素活性功能的肿瘤，无法避免的牵拉需要尽可能用较大接触面的分离钳侧面完成，或牵拉瘤体周围结缔组织，这样做能避免肾上腺组织破裂出血和瘤体破裂造成肿瘤细胞种植。挤压、牵拉后如血压剧烈升高，须停止操作直至血压平稳。处理完肾上腺和肿瘤的血管后，应主动告知麻醉医生，严密监测血压变化并及时处理。

第六步：下标本。

肾上腺上极周围的结缔组织用于自然牵引和悬吊，留在最后游离（图7-7）。这些结缔组

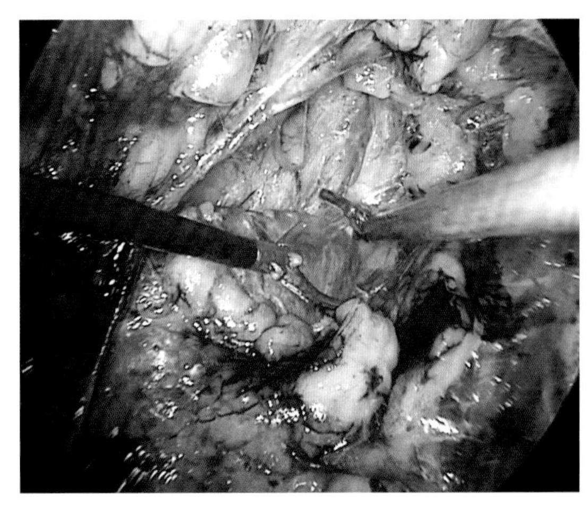

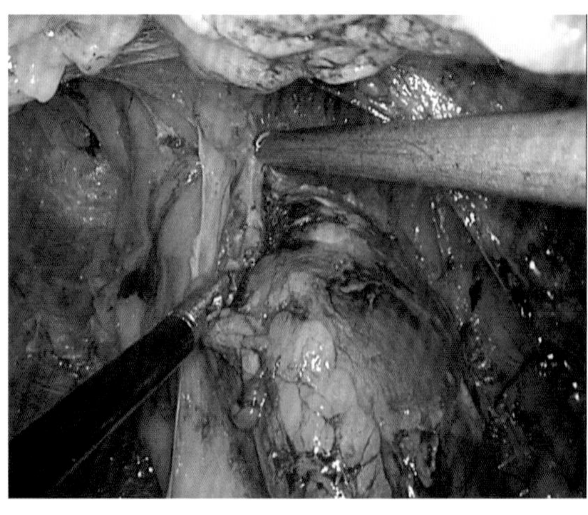

图7-4 贴肾上极表面分离肾上极与肾上腺之间的间隙（左侧与右侧）

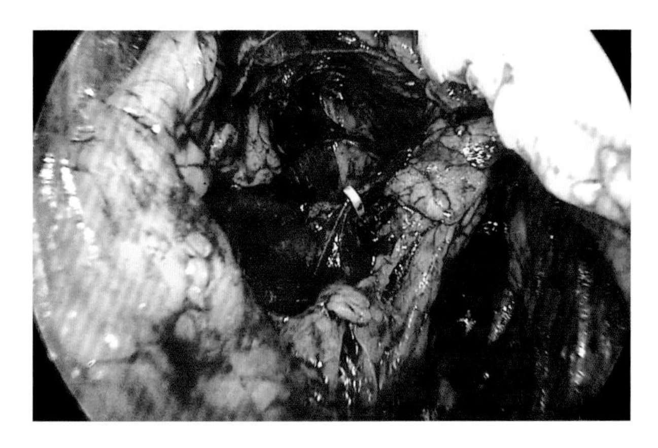

图 7-5 处理右侧肾上腺中央静脉

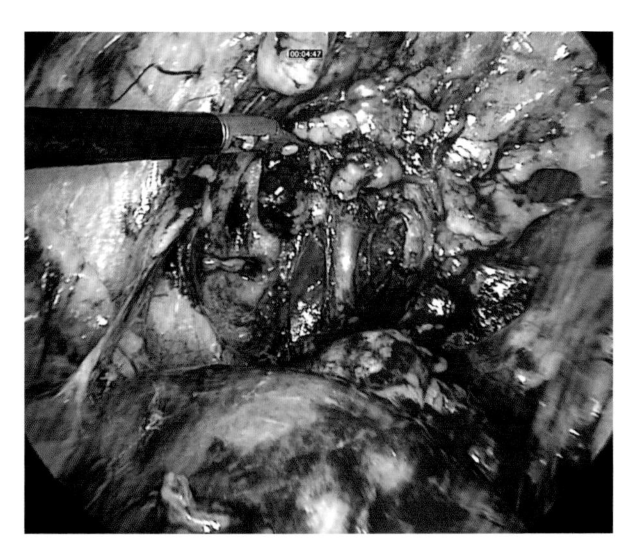

图 7-6 显露左侧肾上腺中央静脉

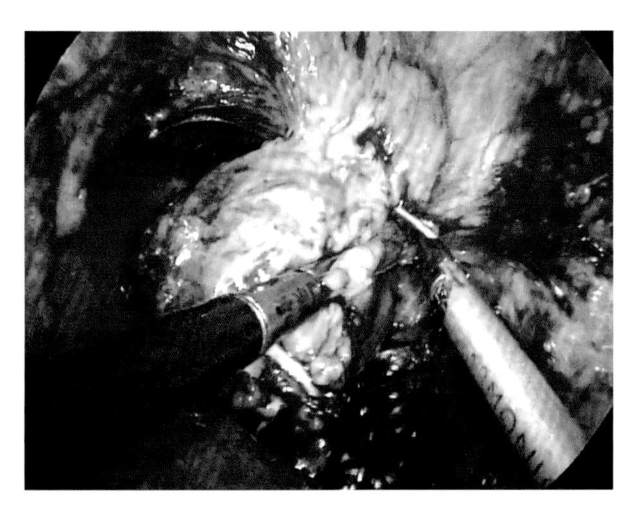

图 7-7 游离肾上腺上极（左侧）

织可通过钝性、锐性结合的方式进行快速切断分离。对于较为巨大的或粘连严重的肿瘤，最后的游离应注意避免损伤膈肌、肝、脾等邻近组织和器官。完整切除后，将切除组织装入标本袋后，从背侧穿刺点的小切口中取出。

四、术后处理、并发症及常见问题

（一）术后处理

1. 常规心电监护　嗜铬细胞瘤患者、严重皮质醇增多症患者以及双侧肾上腺切除术后患者往往应入监护室严密监护。

2. 原发性醛固酮增多症患者术后应严密监测血生化检查各项指标，了解血钾及其他电解质变化情况，根据实际情况及时补充；皮质醇增多症患者术后应常规进行皮质激素替代治疗，通过患者主诉、体温、血压、电解质情况监控激素替代效果并及时增减；嗜铬细胞瘤患者术后常需要血管活性药维持循环稳定，如存在多系统异常，需在监护室完善处理。

3. 腹膜外入路患者术后如无特殊异常，可于麻醉恢复后进食。

（二）并发症

1. 肾上腺危象　肾上腺危象是肾上腺术后较危险的并发症之一。主要表现为高热、厌食、恶心呕吐、精神状态差、腹泻，继而可以出现脱水、少尿、低血压、心悸等，可迅速进展为休克，有时可合并低钾、低钠血症。常见于皮质醇增多症肿瘤切除术后或双侧肾上腺切除术后的患者。患者出现难以解释的发热、血压降低、心率快以及厌食、萎靡表现时应考虑肾上腺危象的可能。

出现肾上腺危象迹象时，应立即让患者卧床，心电监护，及时开始补液、补充糖皮质激素以及必要的抗休克治疗，同时要纠正电解质紊乱。糖皮质激素补充可选静滴琥珀酸氢化可的松每 8 小时 100 mg，同时补充充足的 5% 葡萄糖盐水，适当使用血管活性药物。注意血钠、血钾，严密监测血电解质水平。

2. 腹膜损伤　腹膜破损后，腹腔镜气腹的气体会进入腹腔，后腹腔空间明显缩小，尤其会影响肾上腺手术的空间。出现腹膜破损时，应关闭气腹进气阀门，如有排气阀门亦应关闭。用吸引器将腹腔内的气体吸出，用 Hem-o-lok 将腹腔破口夹闭即可。如难以找到破损处，如前所述建立辅助 trocar，用辅助钳协助牵拉显露。

3. 出血　多见于嗜铬细胞瘤的切除。嗜铬细胞瘤血供丰富，支配血管脆性大，术中非常容易出血。术前应仔细读片，必要时用 3D 重建软件进行清晰成像，了解肿瘤所有血管走行。术中注意轻柔操作，多用 Hem-o-lok 处理。另一种常见的出血原因是肾上腺残端渗血，多由肾上腺残端封闭不全引起。故建议用大号 Hem-o-lok 夹闭后再离断肾上腺。

较为严重的出血来自肾上腺中央静脉的损伤或下腔静脉损伤，以及较为少见的肾蒂血管损伤。如出现右侧中央静脉或下腔静脉损伤，应用 4-0 血管缝线进行确切缝合；出现左侧中央静脉损伤时，可尝试找到损伤部位以下的近心端中央静脉并重新夹闭，但要注意不要夹闭左肾静脉。

4. 周围脏器损伤　左侧肾上腺手术分离层面不正确时，可能会进入肾前筋膜与腹膜之间的层次，导致胰尾误伤；分离肾上极与肾上腺之间层面时，偶有伤及肾实质、肾静脉，甚至切断肾蒂血管的情况，导致肾受损。这些并发症通过术中仔细辨认和轻柔操作多可避免。

（三）常见问题

1. 肾上腺手术应该选择何种入路？腹膜外入路还是经腹入路？

两者均可，依术者习惯而定，经过训练，两种入路方式均可获得良好的手术效果。

2. 体形肥胖的患者手术有何特殊性？

皮质醇增多症（库欣综合征）的患者往往较为肥胖，且组织质地糟脆。不过，对于体形肥胖患者，手术仍然要遵循前述的手术原则。在建立腹膜后间隙时应仔细触摸并找准穿刺标志，必要时可在切开皮肤后再次确定背侧穿刺点。术中如因脂肪组织过多造成显露困难，可切除多余脂肪组织暂存于肾周围或髂窝内。及时建立辅助 trocar 帮助显露。手术结束时应确认术野无明显出血，缝合切口应注意不留空腔。

3. 一定要严格按照肾上腺的 3 个无血管层面进行手术吗？

对于一些肾周粘连严重的肥胖患者，可以选择肾周脂肪囊外与腹膜之间、脂肪囊与腰大肌之间的无血管层面游离，也可以顺利暴露肾上腺。总体来讲，手术总是要找到正确的层面，并在正确层面的游离中开展。

4. 肾上腺手术术中一定要暴露中央静脉吗？

肾上腺肿瘤的切除过程中不一定要暴露中央静脉，应结合需要切除的肿瘤位置而决定。肾上腺全切手术、较大肿瘤切除手术中暴露中央静脉则非常关键。

5. 对于小体积腺瘤如何做好术中定位？

术前应仔细阅片，结合周围相关解剖来定位大致位置。术中需要很好地暴露肾上腺，通过仔细观察寻找小体积的腺瘤。

6. 嗜铬细胞瘤处理的注意事项有哪些？

围术期血压控制十分重要，术前应用足量足疗程的 α 受体阻滞剂控制血压，舒张小血管，药物控制心率，术前 3 天充分扩容，术中与麻醉医生充分配合并保持血压稳定。此外，手术中需要注意嗜铬细胞瘤血供丰富，需要妥善处理各种血管，避免出血影响视野。

7. 肾上腺手术难度大还是肾切除术难度大?

肾上腺手术的难点主要在于显露，肾切除术的难点在于血管处理。总的来说肾上腺手术并不比肾切除术简单。

（王 宇 张 骞）

第八章

腹腔镜肾手术

第一节　腹腔镜肾囊肿去顶术

一、手术概述

单纯肾囊肿在成人中是常见病，在40岁人群中发病率为20%，在60岁人群中可达到33%。对于才接触腹腔镜的医师来讲，肾囊肿去顶术无疑是熟悉腹腔镜基本操作的基础手术，因此快速掌握并熟悉腹腔镜肾囊肿去顶术的操作技巧，对于后续的腹腔镜手术学习，尤其是腹腔镜肾部分切除术的学习具有非常重要的意义。

二、适应证和禁忌证

肾囊肿的发生率较高，大多数是无须手术的。腹腔镜肾囊肿去顶术的适应证为：

1. 伴有腰部不适症状者。
2. 囊肿体积较大，且增长速度较快者。
3. 因囊肿压迫出现肾积水者。

肾囊肿存在恶性肿瘤可能时，禁忌行囊肿去顶术，以避免造成肿瘤播散。

三、手术步骤

（一）手术准备

体位摆放、建立腔隙及trocar置入位置同第五、六章所述。

（二）IUPU“四步法”完成手术

为了便于读者们学习，笔者将腹腔镜肾囊肿去顶术总结、归纳为4个关键步骤。具体的“四步法”详见表8-1。

表8-1　IUPU腹腔镜肾囊肿去顶术“四步法”

步骤		手术器械
1	清空间、开筋膜	超声刀
2	分囊肿	超声刀
3	破囊肿	超声刀、吸引器
4	切囊肿	超声刀、必要时双极电凝

以下为具体手术步骤。

第一步：清空间、开筋膜。

先从腹侧由下向上游离腹膜外脂肪，再从背侧由下向上游离。最终交汇于上端，将脂肪由上及下钝性推至髂窝，遇滋养血管用超声刀止血并离断。清理脂肪后，在腰大肌前缘约1 cm处沿纵轴方向切开肾周筋膜（图8-1）。

第二步：分囊肿。

切开肾周脂肪，显露肾被膜。根据术前影像学检查提示囊肿所在位置，沿肾实质表面钝性、锐性相结合进行分离，显露出肾囊肿和部分周围肾实质（图8-2）。

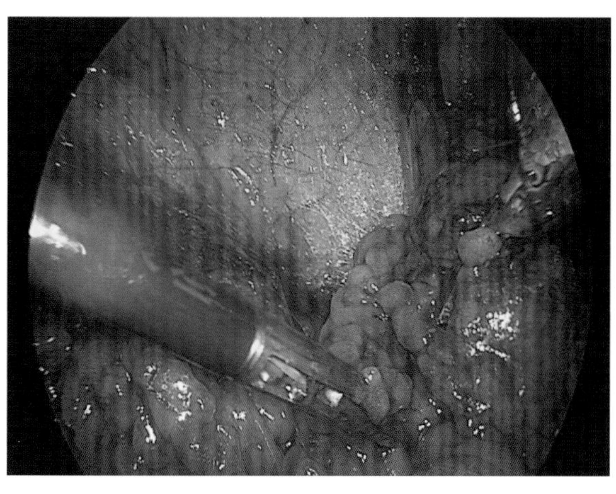

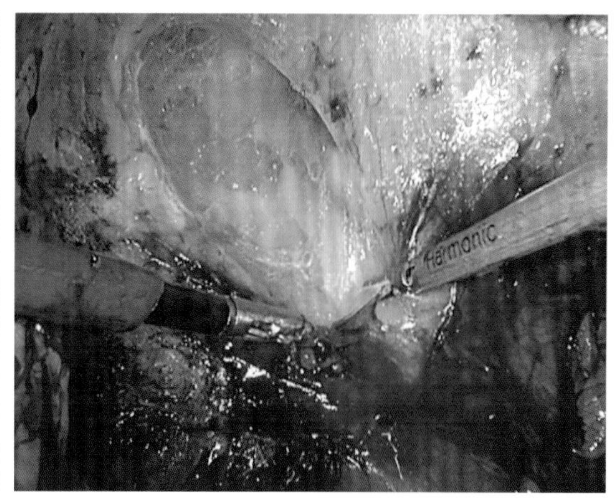

图 8-1 清理腹膜外脂肪，推至髂窝，纵向切开肾周筋膜（右侧）

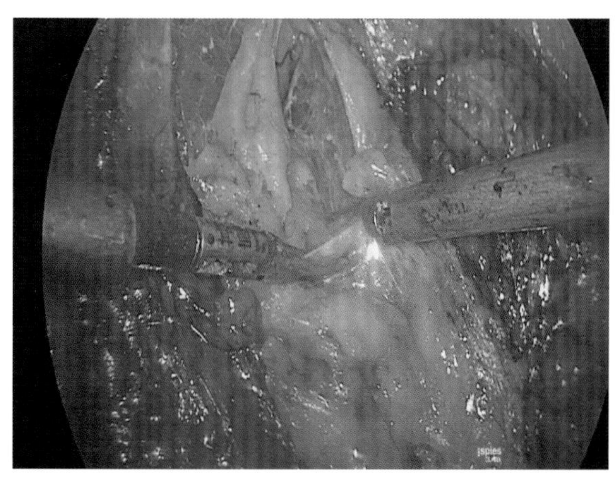

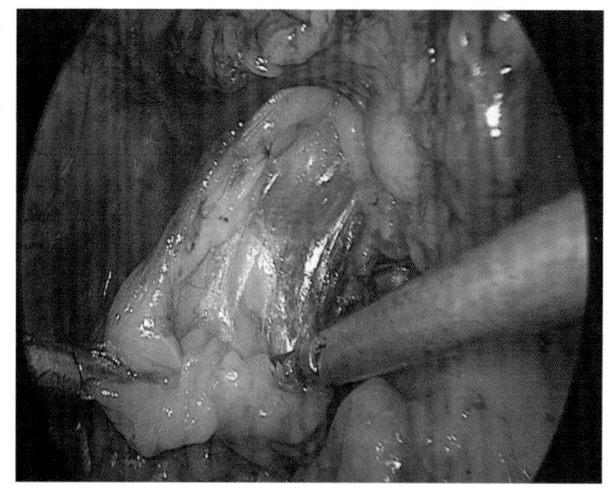

图 8-2 切开肾周脂肪，显露肾囊肿

第三步：破囊肿。

显露囊肿后的处理流程一般有两种可供选择的手术方式，一是尽量保持囊肿完整性，然后沿囊肿壁进行游离；二是先刺破囊肿吸出囊液，然后提起囊壁边再继续游离（图 8-3）。

这两种方法视术者的个人习惯均可采用。但考虑手术时间对患者的影响，笔者倾向于先刺破囊肿再进行游离。尤其当囊肿体积较大时，不必强求囊肿完整性，因为囊肿较大时，吸净囊液后，提起囊壁再继续游离至周围肾实质边界可获得更为流畅的手术过程，从而大大缩短总的手术时间。然而，此种方法操作时需要注意刺破囊肿应远离肾实质，以避免损伤肾实质。

第四步：切囊肿。

吸净囊液后，用超声刀沿囊肿边缘切除囊肿壁，建议用凝血档充分凝血后再作切割，避免切除边缘渗血，必要时可用双极电凝处理切除边缘。切除位置不应太接近肾实质。将切除的囊肿壁经 trocar 管腔内取出体外后送病理。

四、并发症及注意事项

（一）出血

出血是该手术常见的并发症，多见于囊肿切

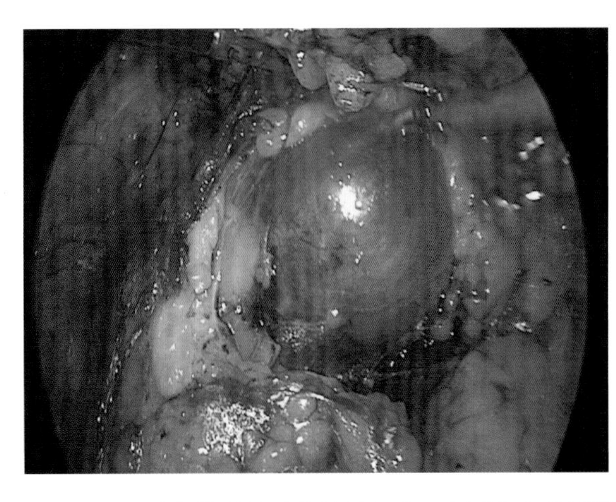
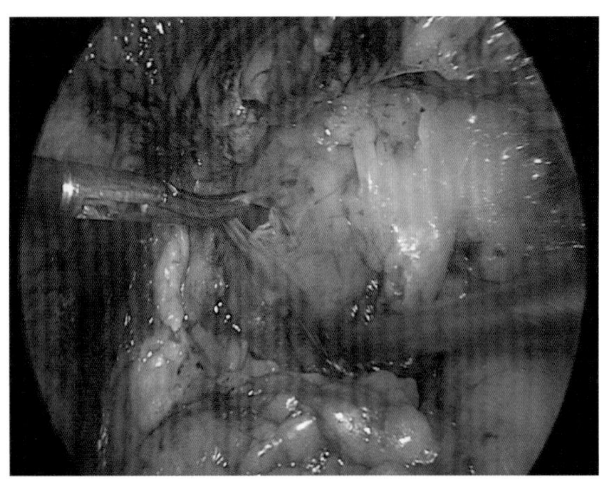

图 8-3 显露囊肿后的两种处理方式。左图为完整显露囊肿后再去顶，右图为显露部分囊肿壁后即刺破囊肿吸出囊液

除边缘渗血。切除囊壁时需与肾实质边缘保持一定距离，一般约 0.5 cm，以避免损伤肾实质导致出血，此外还需注意避免电灼囊肿壁基底部，以免损伤肾实质内血管。此外，当囊肿位于肾盂旁或肾蒂附近时更需要格外小心。切除边缘渗血用超声刀或双极电凝可妥善处理。若小静脉出血一般通过填塞可吸收性止血纱布压迫可以有效止血。

（二）集合系统损伤

常发生于对基底部囊肿壁过度电凝，或肾盂旁囊肿切除中损伤，也可见于部分与集合系统相通的肾囊肿，以及一些未能诊断清楚的肾盏憩室。术中应注意囊肿基底部的操作，辨认清楚集合系统位置。若术中发现集合系统损伤，需及时缝合修补；若术后出现，需留置患侧 D-J 管及尿管，保持膀胱低压引流通畅，一般 1~2 周可自行愈合。

（三）周围脏器损伤

解剖结构认识不清或腹腔镜操作不熟练可能导致十二指肠、胸膜、胰尾、结肠、肝及脾等肾周围器官组织损伤。术中应注意正确层次显露和轻柔操作。

（王 宇　张 骞）

第二节　腹膜外入路腹腔镜肾切除术

目前，根治性肾切除术仍然是治疗肾癌的最有效方法。自 1991 年首例报道腹腔镜根治性肾切除术以来，随着腹腔镜技术的日臻完善，其疗效与传统开放术式相当，在手术并发症方面较传统开放术式具有明显优势，已经开始成为局限性肾癌的重要治疗方式之一。随着肾癌早期筛查的广泛普及，肾癌的诊断比例大幅增加，因此掌握快速完成腹腔镜根治性肾切除术相关技巧的意义亦逐渐增大。

一、手术步骤

腹腔镜肾切除术手术步骤可以概括为以下 6 个步骤：

第一步：先从腹侧由下向上游离腹膜外脂肪（图 8-4）。

再从背侧由下向上游离（图 8-5）。

最终交汇于上端，将肾周脂肪由上及下钝性推至髂窝（图 8-6），遇滋养血管用超声刀止血并离断。

手术器械推荐使用超声刀。在游离脂肪时，与电钩相比，超声刀的优势非常明显：①产生烟雾少，而且分离速度快；②在游离时转动刀头，可以加快离断的速度；③在锐性离断的同时，用超声刀头钝性游离脂肪组织，可以加快手术进度。

第二步：从腹侧游离肾。

第三步：从背侧游离肾。

打开肾周筋膜后，先沿腰大肌表面和肾周筋膜间游离（图 8-7），上至膈下，下至髂窝。

从膈下到髂窝整体推进，在充分游离的基础上即可显露肾蒂（图 8-8）。

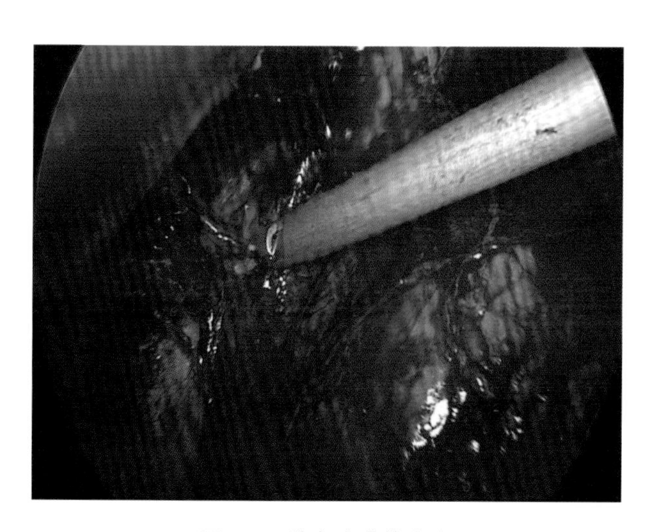

图 8-4 游离腹膜外脂肪

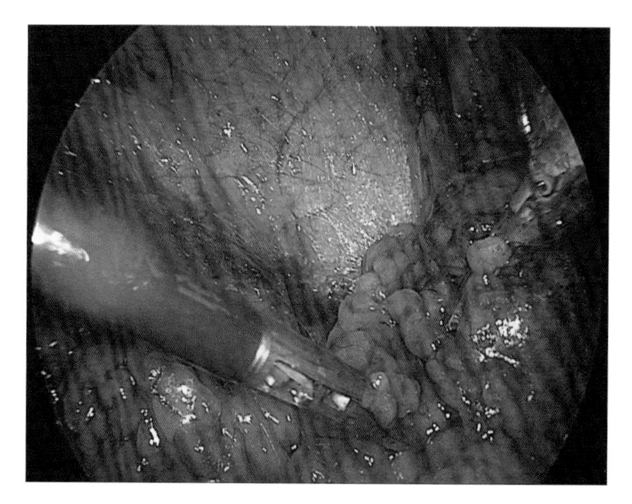

图 8-6 将肾周脂肪由上及下钝性推至髂窝

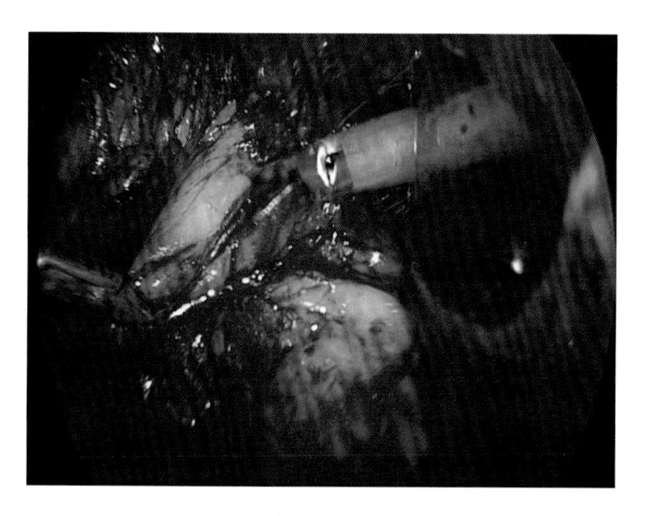

图 8-5 从肾背侧由下向上游离

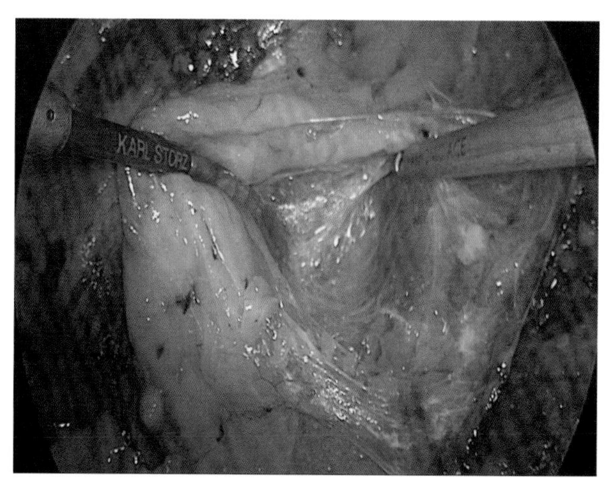

图 8-7 沿腰大肌表面和肾周筋膜间游离

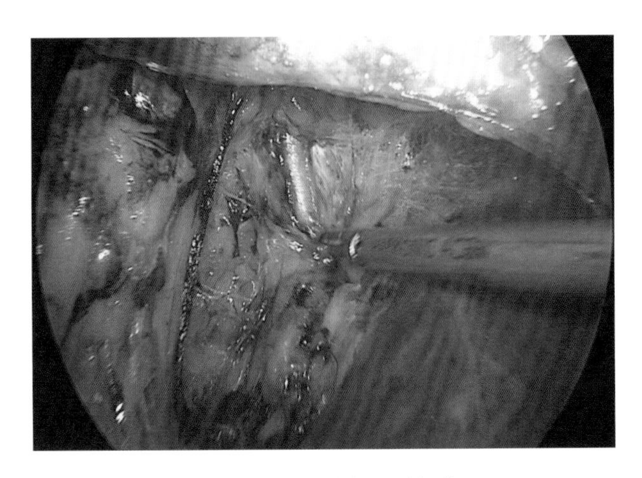

图 8-8　充分游离显露肾蒂

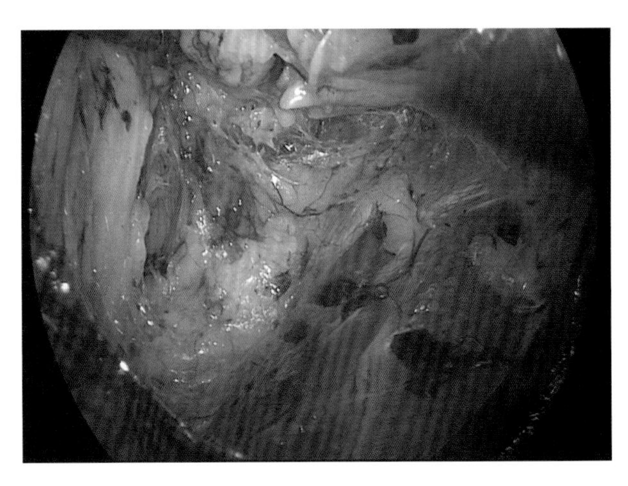

图 8-9　寻找肾动脉

肾腹侧和背侧的分离是一个交替的过程，笔者倾向于先部分游离腹侧，使肾部分游离后转而游离背侧寻找肾蒂，这样肾可以具有相当的活动度，便于处理肾蒂时的操作。处理完肾蒂之后返回继续游离扩大腹侧的肾旁前间隙，并与背侧会合。

对于肾动脉的寻找，可在充分游离肾的基础上判断肾上极和肾下极的部位，进一步确定肾中部。然后在肾脂肪囊中部与腰大肌之间向深处分离，即可见到搏动或束状隆起（图 8-9），其下即为肾动脉。

用超声刀切开肾动脉鞘（图 8-10）。

第四步：从肾下极处寻找到输尿管，用 Hem-o-lok 夹闭后切断，离断肾下极与周围组织的粘连。

第五步：同法处理肾上极，紧贴肾上极将肾与周围组织进行分离。

第六步：游离并处理肾静脉。肾腹侧、背侧、下极、上极充分离断后，肾仅残余肾静脉与组织相连，用 Hem-o-lok 夹闭后（图 8-11）切断，肾切除完毕。

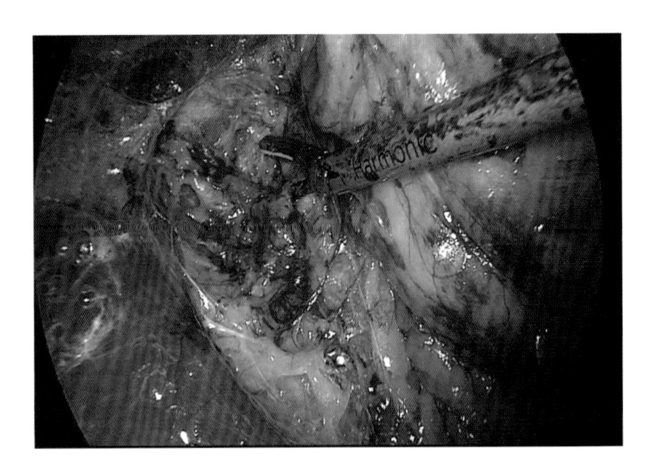

图 8-10　切开肾动脉鞘

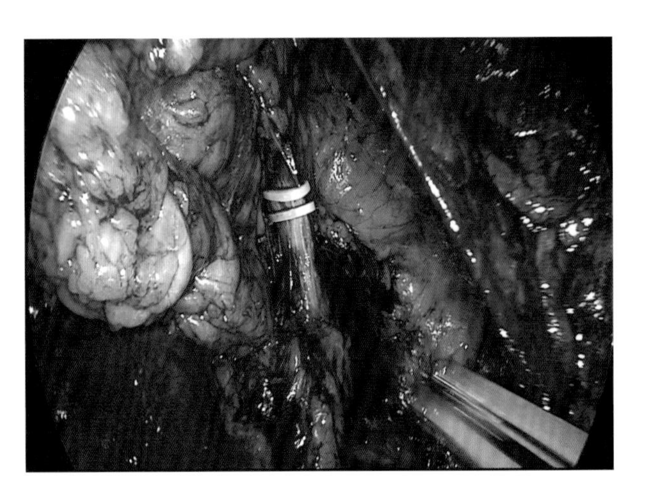

图 8-11　夹闭肾静脉

二、常见问题

1. 对于初学者怎样选择患者以便熟悉操作步骤?

女性偏瘦患者。

2. 术中出现腹膜损伤该如何处理?

腹膜损伤后将因部分二氧化碳进入腹腔并向背外侧挤压腹膜后腔，导致操作空间变小，手术操作困难。腹膜损伤多发生于置入腋前线 trocar 时以及术中分离肾内侧尤其是上极时。为预防腹膜损伤，应在建立腹膜外空间时，于腋后线切口处伸入长弯血管钳充分分离肌层及腰背筋膜，可将手伸入切口内将腹膜充分向腹侧推移，并应用自制气囊充分扩张腹膜后腔。对于已经造成的损伤，可在直视下应用 Hem-o-lok 封闭腹膜缺损。

3. 术中出现肾静脉或下腔静脉出血该如何处理?

静脉压力较低，当出现大静脉损伤时，可首先增大气腹压力至 18~20 mmHg，靠腹膜后腔内压力基本即可维持静脉不出血。进一步明确出血位置后以钛夹或血管缝合线修补受损血管。因气腹压力过高可导致二氧化碳蓄积并增加气栓风险，故若血管无法在腔镜下修复时应尽早中转开放手术进一步修补。

4. 术中出现肾动脉出血该如何处理?

因手术均需夹闭并离断肾动脉，故可于出血动脉的近心端以 Hem-o-lok 或钛夹钳夹止血。若难以明确出血具体分支，可于肾动脉主干近心端钳夹止血。如果损伤重，出血多，术野明显受影响，无法止血时应果断中转开放手术处理肾蒂。

（孟一森　张 骞）

第三节　经腹入路腹腔镜肾切除术

自 Clayman 等（Clayman et al.，1991）开展第一例经腹入路腹腔镜根治性肾切除术以来，腹腔镜肾切除手术在泌尿外科领域逐步推广，目前已经成为肾切除术的标准治疗方法。腹腔镜肾切除术可以采用经腹入路和腹膜外入路两种手术入路，这两种手术入路各有优缺点。欧美国家大多采用经腹入路，而我国医师多习惯于腹膜外入路。多数研究认为两种手术方式在肾肿瘤的治疗方面不存在明显差异。以下结合国内外经验，介绍经腹入路腹腔镜肾切除术。

一、手术准备

（一）体位、trocar 位置

术前无须常规留置胃肠减压管，如因腹胀影响气腹针穿刺建立气腹，可术中临时放置胃管。患者全身麻醉，留置尿管。体位采用 IUPU 经腹入路腹腔镜体位（图 8-12），具体要点为患者呈 70° 斜卧位，弯折手术床形成腰桥抬升肾，患者头部和下肢略背屈，呈腹部前凸的弓形体位。trocar 布局为钻石形布局，4 个 trocar 围绕术区呈钻石形分布（图 8-13）。借助弓形体位和钻石形 trocar 布局，可充分扩大

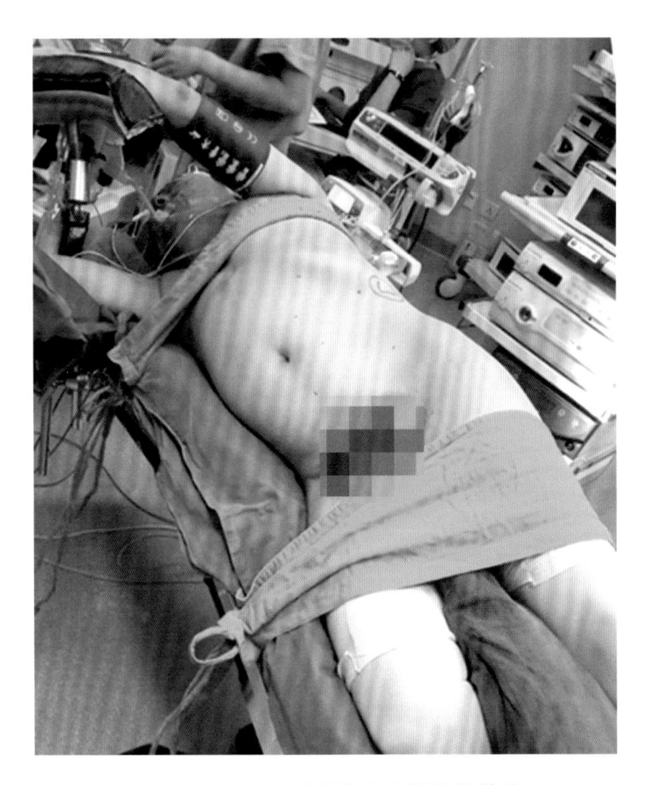

图 8-12　IUPU 经腹腔入路腹腔镜体位

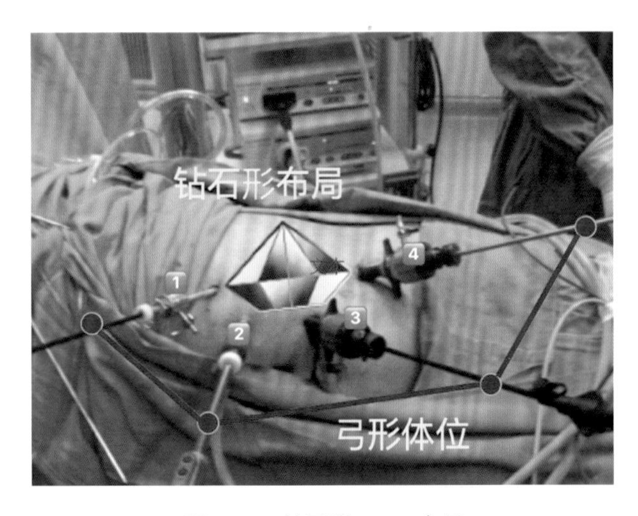

图 8-13　钻石形 trocar 布局

trocar 之间的距离。另外，该钻石形 trocar 布局配合 IUPU 体位，能够符合 Frede 原则：相邻两 trocar 呈等腰三角形；相邻器械夹角呈 25°~45°；器械与水平面夹角 <55°。既往文献表明，符合 Frede 原则的 trocar 布局能够使缝合时间缩短 75%。

（二）建立气腹

关于气腹穿刺点，我们选取改良自 Pamler 点的 IUPU 点建立气腹，穿刺点在腹部左侧或右侧旁正中线上，且位于肋缘下方 1 cm。IUPU 点具有类似 Palmer 点穿刺建立气腹的优势，其距离腹部大血管较远，安全有效，同时更适合上尿路手术。建立气腹具体过程以左侧为例（图 8-13），取左侧 IUPU 点 0.5 cm 处做小切口，切开腹壁各层，置入气腹针，注气压力至 14 mmg。脐上 3 cm 左侧腹直肌旁 1 cm 处做小切口，穿刺 12 mm trocar（trocar 2），引入腹腔镜。监视下分别于脐下 3 cm 左侧腹直肌旁（trocar 3）和反麦氏点（trocar 4）各取 1.0 cm 处做小切口，置入 2 个 trocar。左侧 IUPU 点置入 1 个 5 mm trocar（trocar 1）。由助手持镜，trocar 1 引入辅助器械由助手操作；trocar 4 处可置入超声刀，术者右手操作，trocar 3 处置入辅助器械，术者左手操作。

二、手术步骤

为方便记忆，手术过程可归纳为“六步法”完成经腹入路腹腔镜肾切除术。具体步骤如下。

（一）翻转结肠，显露肾周筋膜

以左侧肾切除术为例，建议结肠外侧大约 1.5 cm 处（此处可见到结肠系膜脂肪的外缘）纵行打开后腹膜（图 8-14）。然后将结肠及结肠系膜脂肪翻转至内侧，在此过程中，需要区分结肠系膜脂肪和肾周脂肪，结肠系膜脂肪为金黄色，而肾周脂肪为浅黄色（图 8-15），在两种脂肪之间仔细游离。结肠游离要充分，要求在无助手协助显露的情况下，仅依靠重力即可显露肾下极、性腺血管、肾静脉，右侧还要显露下腔静脉及肾静脉。右侧手术翻转升结肠过程中要注意避免损

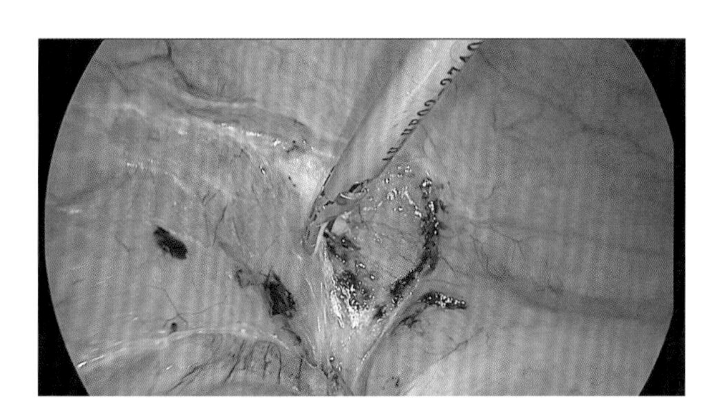

图 8-14 结肠旁沟打开后腹膜

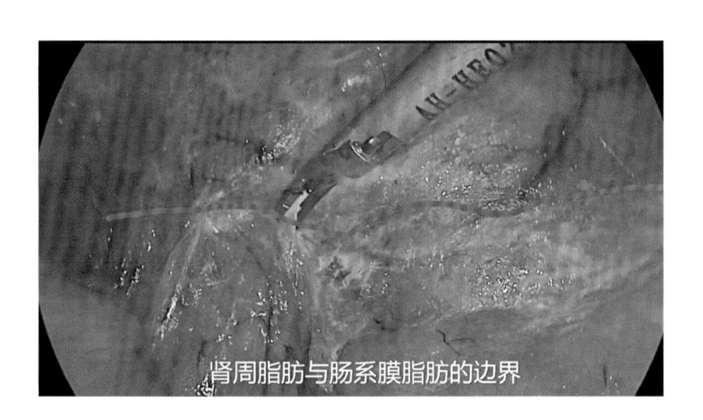

图 8-15 肾周脂肪和肠系膜脂肪的区分

伤十二指肠。如肝下缘影响肾静脉及肾上极的显露，可在剑突下方再置入一个 5 mm trocar，并引入持针器经肝脏面，尖端钳夹侧腹壁腹膜，起到抬高肝进而显露肾上极的作用。

（二）借助性腺静脉显露肾蒂

定位性腺静脉对于判断下腔静脉、肾蒂血管的位置至关重要，因此对于初学者，建议先显露性腺静脉。一般来说，当结肠游离充分时，可在肾中下部的肾周筋膜内辨识性腺静脉，但对于一些体形肥胖的患者，性腺静脉可被肾周脂肪覆盖，此时可在肾下极的下方游离显露性腺静脉。当寻找到了性腺静脉后，建议在肾下极水平、紧贴性腺静脉的上缘打开肾周筋膜，并向深方游离此间隙至可见腰大肌，然后由助手持器械经此间隙协助抬起肾下极（图 8-16）。此时输尿管被抬起，可于肾下极下方显露输尿管。

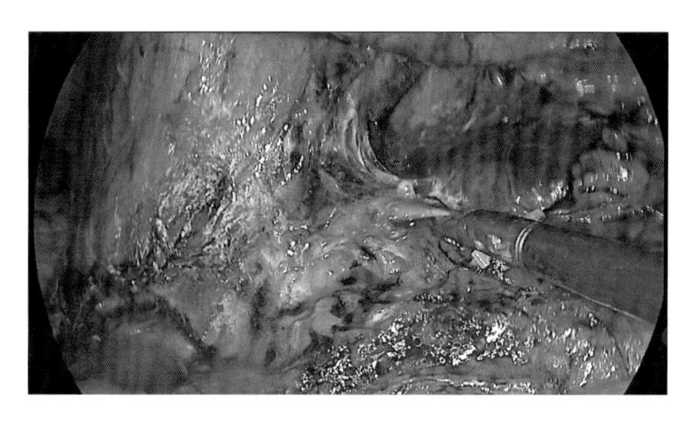

图 8-16 抬起肾下极

（三）肾蒂处理

当助手协助抬起肾下极后，术者继续沿性腺静脉向头侧游离进而显露肾蒂。对于左侧手术，可一直向上游离见到肾静脉，右侧手术可见性腺静脉大多汇入下腔静脉，少部分性腺静脉汇入右肾静脉。在游离性腺静脉时注意动作要轻柔，避免损伤静脉导致出血，必要时可于出血处留置 Hem-o-lok 阻断性腺静脉。随着向头侧游离性腺静脉，术者应逐渐将肾与肾床分离，助手上抬肾的位置也应逐渐向头侧移动，直至肾蒂血管竖立（图 8-17）。此时可借鉴腹膜外入路的观察角度从肾下方观察肾蒂，并旋转镜头，尽量观察到肾蒂外侧组织。对于肾动脉位置较低的病例，动脉处理较简单，在游离动脉后可予 Hem-o-lok 处理，近心端保留 2 枚，远端保留 1 枚。对于肾动脉位置较高的病例，可采取从肾静脉上方分离显露肾动脉，或者借助血管吊带牵拉肾静脉协助显露肾动脉。肾静脉可予 Hem-o-lok 离断处理，近端保留 2 枚，远端留置 1 枚。对于宽大的肾静脉推荐使用切割缝合器（Endo-GIA）处理（图 8-18）。

（四）游离肾上极

在处理过肾蒂之后，可在助手的协助下，将肾向下牵拉，术者用超声刀在肾上极与肾上腺之间向外侧游离。尽量一次性充分游离，直

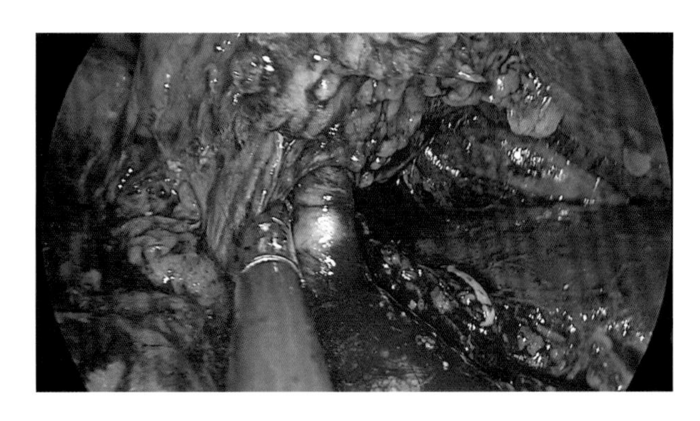

图 8-17　显露肾蒂

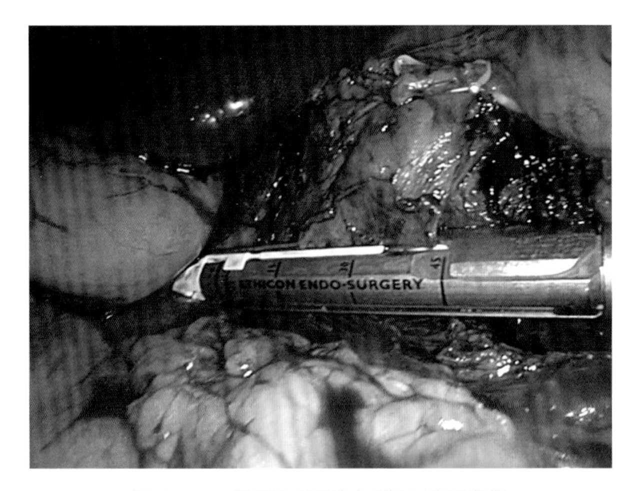

图 8-18　使用切割缝合器处理肾静脉

至见到肾外侧的肌肉组织，这样可减少之后返工。肾上极与肾上腺之间偶有静脉交通，必要时可用 Hem-o-lok 夹闭后再进行离断。术中如判断肾上腺受肿瘤组织侵袭，需将肾上腺一并切除。

（五）离断输尿管，游离肾

挑起肾下极，并向头侧牵引，以便显露输尿管，Hem-o-lok 夹闭后离断。之后离断肾下极的脂肪组织。在助手的协助下将肾向中线牵拉，术者从下向上游离肾的外侧，直至肾完整游离。

（六）取出标本

检查术区无明显出血后，将肾装入标本袋，术区留置引流管。建议采用下腹斜切口取出标本，该切口顺应肌肉纤维走行，开口较小即可取出标本。

三、并发症及注意事项

（一）并发症

1. 建立气腹的并发症

根据笔者所在单位对 302 例病例治疗的经验，上述方法建立气腹成功率为 99.4%，并发症的发生率为 3.4%，主要为肝被膜损伤、镰状韧带穿刺损伤等轻微并发症，术中可采用双极电凝止血处理，无中转开放手术发生。

2. 处理血管的并发症

根据笔者所在单位对 192 例病例的治疗经验，肾蒂处理采用 Hem-o-lok 和切割缝合器，无肾蒂处理失败发生，仅 1 例出现残端出血，经过简单止血处理后出血得到控制。

（二）注意事项

1. 相比腹膜外入路，经腹入路肾切除术有哪些优势？

（1）操作空间大，较少发生器械的相互干扰。

（2）术者的手、眼与监视器可达到共轴，符合工效学原则，术者不易产生术中疲劳。

（3）适合较大肿瘤及高难度手术，笔者所在单位曾行经腹入路腹腔镜根治性肾切除术治疗的最大一例肾肿瘤直径达 19 cm，上尿路尿路上皮癌可开展完全腹腔镜肾输尿管切除术（不必改变体位另行下腹部切口完成输尿管末段切除及膀胱袖状切除）。

（4）由于操作空间大，可以开展机器人辅助的腹腔镜手术，为机器人手术提供技术储备。

（5）由于操作空间大，进行裁剪、缝合等操作较为容易，在尿路重建手术中存在明显优势。

（6）有利于腹腔镜手术教学，术者可以通过持镜对手术进行控制并指导教学，助手通过与术者进行腹腔镜操作配合，有更多机会学习腹腔镜操作。

（7）容易掌握，适合初学者学习，普遍认为经腹入路腹腔镜手术相比于腹膜外入路腹腔镜手术学习时间短，国内外报道经腹入路在腹腔镜输尿管取石术、肾盂成形术等手术中存在学习曲线上的优势。

2. 如何改善肾蒂显露？

建议增大患者体位的倾斜角度，笔者的经验是 70°，这样可以利用重力减少肠管对手术区域干扰，改善显露；另外，建议先游离肾下极，在助手帮助下抬起肾下极，观察镜从肾下方观察肾蒂，借鉴腹膜外入路的观察角度从肾下方及背侧方向观察肾蒂，这样观察有助于显露并处理肾动脉。

（张 雷 李学松）

第四节 腹腔镜肾部分切除术

一、手术概述

肾部分切除术最初用于治疗双侧肾肿瘤或孤立肾的肾肿瘤，而随着对肾肿瘤研究的不断深入，肾部分切除术目前的适应证已经扩展到了对侧肾功能正常的肾肿瘤患者。肾部分切除术可以更好地保护肾功能，能够降低心血管疾病的发生风险。一些大样本量的回顾性分析显示，相对于根治性肾切除手术而言，肾部分切除术后患者心血管疾病相关的特异性死亡率降低，因此术后总生存率优于根治性肾切除手术的患者；而对于年轻的患者和接受手术时没有基础疾病的患者，二者生存时间没有明显差异。

二、手术适应证和禁忌证

腹腔镜肾部分切除术包括肾良性肿瘤和 T1 期的肾恶性肿瘤的切除。双侧肾肿瘤、孤立肾或对侧肾功能不良的患者可适当放宽适应证。而近年研究表明，对于可选择的直径超过 4 cm 的肾肿瘤采用肾部分切除手术和根治性手术的疗效相似；在肿瘤特异性生存率和肿瘤复发方面，根治性手术与肾部分切除术没有明显差异。直径 >4 cm 的肾肿瘤预后差是与肿瘤的生物学性质相关，而并非与保留肾单位的手术方式直接相关。选择性肾部分切除术的主要优点是能够保护肾功能，尤其对于远期肾功能有更明显的保护作用。

腹腔镜肾部分切除术的禁忌证包括：有严重出血或凝血功能障碍的患者、严重的心肺功能障碍的患者、肿瘤位置欠佳经影像学评估不宜接受肾部分切除术的患者、肿瘤可疑侵犯肾窦或肾被膜的患者、肾肿瘤局部进展期或存在远处转移的患者等。

三、手术步骤

腹腔镜肾部分切除术的体位及 trocar 位置详见第五、六章。根据患者肿瘤的位置和术者的操作习惯可选取腹膜外入路和经腹入路腹腔镜肾部分切除术。本节我们以腹膜外入路为例，把手术的关键环节总结为“六步法”（表 8-2），其六个关键步骤可概述为：①清理腹膜外脂肪，打开肾筋膜；②寻找肾肿瘤；③分离并阻断肾动脉；④完整切除肿瘤；⑤缝合肾创面；⑥松开阻断，取出标本。

第一步，清理腹膜外脂肪，打开肾筋膜；主要步骤同腹腔镜根治性肾切除术。

第二步，寻找肾肿瘤。打开肾周脂肪囊，分离肾周脂肪和肾被膜之间的间隙。沿肾表面钝性与锐性相结合游离肾周脂肪，根据影像学检查所提示的肿瘤位置，找到肾肿瘤（图 8-19）。充分游离肿瘤及周围正常的肾实质，初步确定切除范围以及后续缝合范围。肿瘤表面脂肪可予以保留，以便后续切除时利于牵拉，对肿瘤控制也有一定的帮助。

第三步，分离并阻断肾动脉。这一过程与肾切除术中肾动脉的寻找相类似，但因并不需要进行离断，故而分离程度足够阻断即可，并不需要过多游离。肾动脉游离充分后，用哈巴狗钳阻断肾动脉。若存在多支肾动脉，推荐依次予以全部阻断（图 8-20）。实践中，亦可采用分支阻断的方法，仅阻断供应肿瘤区域的肾动脉，实施肾部分切除术。

肾部分切除过程中，完全阻断肾血供有助于保证切除肿瘤时的良好术野，保证切除边缘无肿瘤组织残留，降低手术难度。因此，保证完全阻断肾动脉在腹腔镜肾部分切除过程中尤为重要。保证完全阻断动脉有以下几个方法：①根据术前 CT 增强扫描明确肾动脉的走行及分支情况，若有多个分支，需充分游离后分别

表 8-2　腹膜外入路腹腔镜肾部分切除术“六步法”

	步骤	手术器械	其他器具
1	清脂肪，开筋膜	分离钳、超声刀	
2	找肿瘤	分离钳、超声刀	腔镜用术中超声
3	分动脉，上阻断	分离钳、超声刀、阻断钳	哈巴狗钳
4	切肿瘤	分离钳、吸引器、剪刀	
5	缝创面	分离钳、持针器	0 号自固定缝线、可吸收生物夹或 Hem-o-lok
6	松阻断，取标本	分离钳，吸引器	

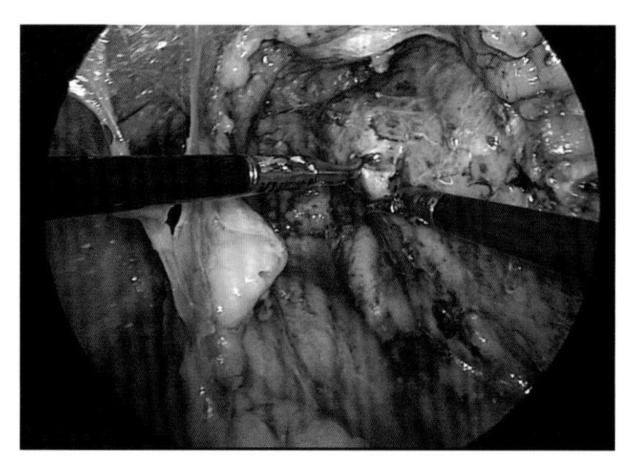

图 8-19　寻找肾肿瘤（左侧）

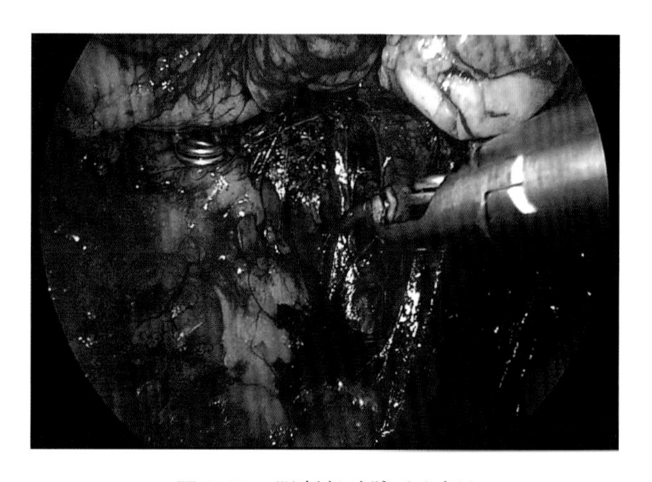

图 8-20　阻断肾动脉（左侧）

阻断。②寻找肾动脉时应大范围游离背侧，观察有无别的动脉分支。游离肾动脉时应贴近根部进行分离，分离出肾动脉后用吸引器挑开肾动脉观察后方和周围有无分支过早的动脉。③阻断肾动脉后触碰肾，感觉肾质地有无变软，观察肾颜色是否苍白。④切开肿瘤周围肾皮质和切断肿瘤基底血管时，观察是否有活动性的动脉出血。若出血较汹涌，应及时停止切除肿瘤，转向背侧寻找动脉分支。当然，对于有经验的外科医生，在出血时可左手使用吸引器，挑开肿瘤并吸除肿瘤基底出血，右手使用剪刀小心仔细切除肿瘤，并快速缝合基底即可止血。

第四步，完整切除肿瘤。推荐采用剪刀进行锐性分离，辅以推拉钝性分离，以帮助寻找肿瘤边界。在这一步中关键在于确定肿瘤边界，包括肿瘤在肾表面的边界和肿瘤的深度两部分。边缘界限的确定一是通过术前影像学检查结果，二是根据术中对肿瘤的观察，结合术者经验确定。必要时需辅以术中B超进行判断。肿瘤形似冰川，部分肿瘤外凸明显，与肾接触面较浅；而部分肿瘤外凸较少，与肾接触面较大。因此，在切除不同肿瘤时，剪刀的方向应进行调整，保证完整切除肿瘤（图 8-21）。最初剪开肾皮质边缘时，可反向使用剪刀，以免剪破肿瘤包膜。在锐性切除肿瘤过程中，反向使用剪刀可将创面切得更深，保证肿瘤完整切除；在将肿瘤最深处游离后，可正向使用剪刀，最大限度地保留正常肾实质。良好的肿瘤切除后肾创面会呈现“陨石坑”状，内里光滑圆润，基底结构清晰可见，为后续的缝合奠定良好的基础。

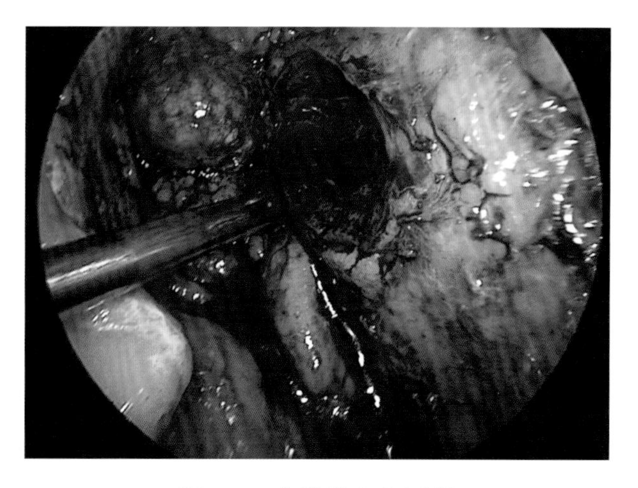

图 8-21　切除肿瘤（左侧）

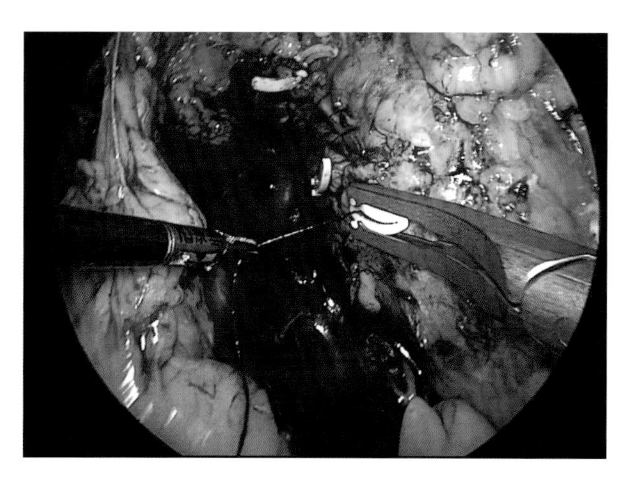

图 8-22　缝合创面（左侧）

第五步，缝合肾创面（图 8-22）。腹腔镜肾部分切除术中，我们常采用 1/2 弧，0 号倒刺线，根据创面大小剪成合适的长度，线尾打结后以 Hem-o-lok 或者可吸收生物夹钳夹。对于肿瘤深度较小的肾创面，可用倒刺线直接进行单层连续缝合即可。线头线尾分别以 Hem-o-lok 或者可吸收生物夹进行加固防脱线。对于较深的创面推荐双层缝合，即基底连续缝合一层，浅表肾实质单独再连续缝合一层。基底缝合时需注意若有肾盂破损，务必严密缝合肾盂，以防术后出现尿瘘。缝合过程中需要注意进出针方向要顺应针的弧度，切勿切割肾实质，降低不必要的出血风险。第一，避免基底留有无效腔；第二，肾表面切除边缘务必缝合完全，以第一针和最后一针最为重要。松紧要适宜，一般肾有一个再灌注膨胀的过程，所以阻断缝合时也不必缝合过于用力紧密，防止再灌注时张力增大切割肾实质。

第六步，松开阻断，取出标本。创面缝合完毕后，整体观察缝合创面满意后，松开阻断。再次检查手术创面渗出，若渗血严重，则需要补针缝合。将肿瘤置入标本袋，取出标本。此处需要注意取出肿瘤标本过程中切勿剐蹭手术缝合创面首尾针固定线结的结扎夹。

四、术后处理、并发症及常见问题

（一）术后处理

术后第一天即可下床活动并拔除尿管，复查血常规、血生化检查。引流量小于30 ml/d时可拔除引流管。如果术中止血确切，也可不常规留置引流管，利于术后快速康复。

（二）并发症

1. 出血　最主要的出血来源于肾动脉阻断不完全即开始行肿瘤切除。对于出血量较小的情况，可在吸引器吸引保证术野清晰的情况下尽快切除瘤体予以缝合创面。对于出血量较大的情况，应在保证术野清晰的同时积极寻找异位血管予以阻断。缝合基底后即可获得良好的止血。

2. 尿瘘　肾部分切除术的集合系统损伤主要见于较大肿瘤或中心型肿瘤，在剪除这些瘤体的同时不可避免地会损伤集合系统。因此，良好的腹腔镜下缝合基本功是必不可少的。确切缝合基底是避免术后出现尿瘘的主要办法。如果术后出现尿瘘，可留置输尿管支架管帮助引流，多数患者均能康复。

（三）常见问题

1. 如何准确定位肿瘤的位置？

对于直径较大或外凸明显的肿瘤，定位寻找难度不大，但对较小或瘤体外凸不明显的肿瘤，则需要一定技巧来对肿瘤进行定位。首先，要利用好术前CT等影像学检查结果的指示来帮助寻找肿瘤，依靠肾上下极与肿瘤距离的层面多少来判断肿瘤大致在肾纵轴的位置，依靠肾门与肾外界边缘连线与肿瘤的相对位置来判断肿瘤的腹侧或背侧边界。对于完全内生性肿瘤或肾周脂肪粘连严重时，可以借助术中B超进行定位。

2. 腹腔镜肾部分切除术如何选择经腹或腹膜外入路？

入路选择并没有固定的原则，主要取决于术者的习惯。通过将肾广泛游离，两种入路均可以完成手术。一般来说，经腹入路可以降低腹侧面肿瘤尤其偏下极的腹侧面肿瘤的剪切及缝合难度，而背侧面肿瘤尤其偏上极的背侧面肿瘤选择腹膜外入路（经腰入路）操作更简便。

3. 如果切除肿瘤过程中出血怎么办？

切除肿瘤过程中最主要的出血原因是肾动脉阻断不完全。对于术中出血量较小的情况，可以在吸引器吸引能够保证术野清晰的情况下尽快切除瘤体予以缝合创面。对于出血量较大的情况，则应该在保证术野清晰的同时积极寻找异位血管予以阻断，缝合后的创面可覆盖止血纱布。

4. 肾部分切除术如何处理集合系统损伤？

集合系统损伤主要见于较大肿瘤或中心型肿瘤，在剪除瘤体的同时可能损伤集合系统。术中在剪除瘤体的同时予以利尿剂（呋塞米）利尿，观察尿管内颜色初步判断有无集合系统损伤，若术中发现集合系统损伤则应及时缝合，同时术后加强引流。

（孟一森　张骞）

第九章

腹腔镜肾输尿管切除术

第一节　经腹入路腹腔镜肾输尿管切除术

一、手术概述

上尿路尿路上皮癌是一种发病率相对较低的泌尿系肿瘤，占尿路上皮癌的5%~10%，常见危险因素包括吸烟、镇痛药物使用、马兜铃酸相关中草药服用等。其发病率在国内外存在一定差异，目前中国人群中女性发病率相对较高，但是男性预后相对较差。上尿路尿路上皮癌通常发生在肾盂，并且容易发生局部复发和膀胱复发。肾输尿管联合膀胱袖状切除术曾经被认为是上尿路尿路上皮癌手术治疗的金标准。传统的肾输尿管联合膀胱袖状切除术以开放手术为主。Clayman 等于 1991 年首次报道腹腔镜肾输尿管切除术（Clayman et al.，1991），此后腹腔镜肾输尿管全长切除术越来越多的应用于上尿路尿路上皮癌的治疗。与传统开放手术相比，腹腔镜肾输尿管切除术在肿瘤学治疗上疗效相似，但具有创伤小、恢复快、伤口美观的优势。

传统的腹腔镜肾输尿管切除术多分两步进行，先经腹膜后切除肾，再翻转患者体位，并经下腹部切口行输尿管末端袖状切除。近年来，笔者所在单位在国内率先提出完全腹腔镜肾输尿管切除术，可以避免术中体位翻转，重复消毒，并保证手术的微创性，同时缩短了手术时间。在经腹入路腹腔镜肾输尿管切除术中，我们通过增加 trocar 及改变 trocar 位置，实现无须体位转变且完全腹腔镜下的肾输尿管切除术，使用腹腔镜专用的切割缝合器对肾蒂及输尿管末端进行处理，可以进一步增加手术安全性，缩短手术时间。此外，笔者所在单位近年来还创新性地应用一种定制的大夹力哈巴狗钳对输尿管末端进行处理，该技术也在 *Journal of Endourology* 上进行过报道。本节将介绍笔者所在单位常规的经腹入路腹腔镜肾输尿管切除术术式，并对关键技术进行总结。

二、手术步骤

（一）体位摆放

常规采用健侧半斜卧位（45°~60°）。通过重力作用，使肠管自然下垂，便于手术操作。

（二）trocar 布局

若病变在左侧，则于左侧第 12 肋下缘 0.5 cm 左锁骨中线上做小切口，置入气腹针，建立气腹，气腹压维持在 14 mmHg。于脐上 3 cm 左侧腹直肌外缘置入 12 mm trocar 引入腹腔镜。2 个 12 mm 术者操作 trocar 于监视下分别放置在脐下 3 cm 左侧腹直肌外缘及脐和左侧髂前上棘连线中外 1/3 点处。1 个 5 mm 助手操作 trocar 放置于气腹针处。若病变在右侧，则 trocar 位置对称放置。

（三）完全经腹入路腹腔镜肾输尿管切除

为了便于读者们记忆、学习这项手术技术，笔者将完全经腹入路腹腔镜肾输尿管切除术总结归纳为四个关键步骤。具体的“四步法”详见表 9-1。

第一步：游结肠，显静脉。

该手术首先需要处理肾。对于左侧病变，首先需要游离左半结肠，上达结肠脾曲（右侧则充分游离右半结肠，上达结肠肝曲），充分游离，尽量使结肠可以自然下垂。

游离结肠时，先从结肠外侧缘 2 cm 处切开侧腹膜，可见一层薄薄的腹膜外脂肪，将其切开显露结肠融合筋膜，该层筋膜的特点是可以看到一条条较为纤细的、梳齿样直血管，如果把该层筋膜保留在肾一侧，则可以更好地实现根治性肾切除术（图 9-1）。

后将患者手术床进行调整，使患者呈 60°~70° 半斜卧位，从而利用重力减少肠管对手术区域的干扰。以性腺血管为解剖标志，向上游离显露下腔静脉（右侧）和肾静脉（左侧）。其中，右侧性腺血管可以保留，而左侧性腺血管需要切断。使用 Hem-o-lok 处理性腺血管时，应在距离左肾静脉至少 1 cm 处夹闭，避免 Hem-o-lok 干扰后续肾静脉的处理。

第二步：抬下极，见动脉。

找到肾静脉后，继续游离肾下极，从性腺血管后方直接向腰大肌和腰方肌分离，直达肌肉表面。助手使用无创腹腔镜钳夹住定制纱布卷将肾下极向上方挑起，此时可以清晰见到帐篷样结构，帐篷的顶点即为肾下极和输尿管，后沿着性腺血管水平继续向上向下扩大帐篷的结构。正常情况下，肾动脉位于肾静脉后方，肾下极充分游离后可在该区域寻找到肾动脉（图 9-2）。

第三步：断血管，保上腺。

第二步完成之后，对肾动脉和肾静脉进行处理。我们先处理肾动脉，可以使用腹腔镜专用的切割缝合器直接放在部分游离的肾动脉上，并将其夹闭。之后再用切割缝合器切断肾静脉。处理肾静脉时，先游离肾静脉上缘，以免插入切割缝合器时产生撕裂。切割缝合器处理肾蒂时不需将血管充分游离，血管的夹闭和切断可分两步进行，术中可多次进行调整，对于粗大的血管安全性更好（图 9-3）。

在处理肾上腺时，我们一般沿着肾上腺的边缘进行游离，这样可以达到切肾不见肾的效果，并保留肾上腺。在该过程中，我们一般使用 30° 的腹腔镜，从下方向上方的视角进行观察，这样可以很好地显露动脉。除了切割缝合器外，我们也可以使用 Hem-o-lok 对肾动脉和静脉进行处理。在肾动静脉上缘常会有小血管，建议使用 Hem-o-lok 将小血管夹闭，降低术中出血风险。

表 9-1 完全经腹入路腹腔镜肾输尿管切除术“四步法”

	步骤	手术器械	其他器具
1	游结肠，显静脉	分离钳、超声刀、吸引器、自制或者商品化纱布卷	
2	抬下极，见动脉	分离钳、超声刀、吸引器、自制或者商品化纱布卷	
3	断血管，保上腺	分离钳、超声刀、切割缝合器、吸引器	Hem-o-lok
4	游尿管，袖状切	分离钳、超声刀、切割缝合器、吸引器	Hem-o-lok、定制的大夹力哈巴狗钳、倒刺线或可吸收缝线、一次性取物器

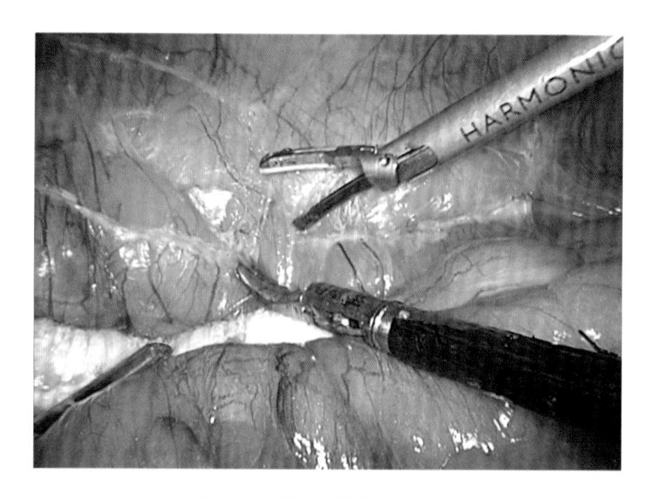

图 9-1 游离结肠（左侧）

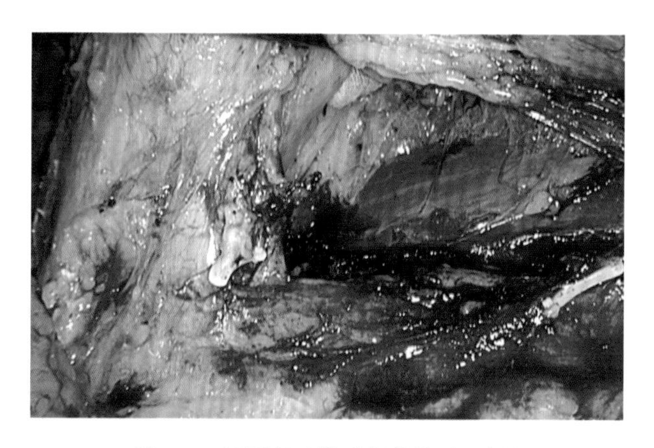

图 9-2 显露肾动脉及肾静脉（左侧）

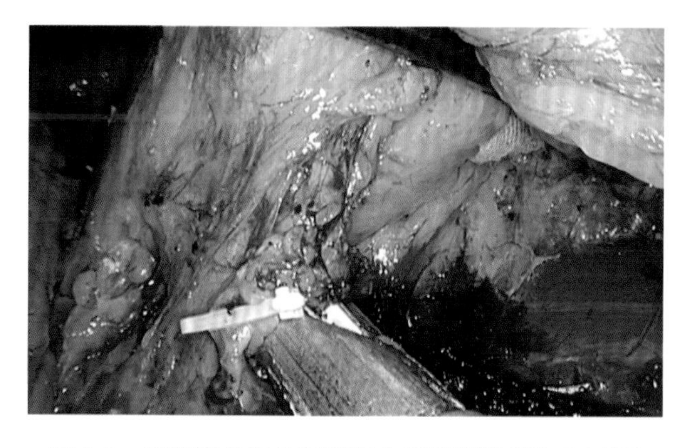

图 9-3 腹腔镜专用的切割缝合器切断肾动脉（左侧）

第四步：游尿管，袖状切。

在处理输尿管前，需于下腹正中置入 1 个 12 mm trocar，调整 trocar 布局。同时，将患者体位进行调整，由 60° 变为 45°。性腺血管应该在接近髂血管或者更低的位置切断，以免干扰输尿管向下游离。

向下游离输尿管至输尿管膀胱开口，游离过程中避免暴力撕扯，否则容易损伤输尿管。对于肿瘤所在输尿管节段，为避免含肿瘤细胞的尿液外溢，常使用 Hem-o-lok 于肿瘤远端夹闭输尿管。继续游离输尿管至膀胱壁肌层，通过钝性及锐性相结合的分离方式将输尿管与膀胱壁结构分离，在输尿管膀胱连接部，输尿管周围血供相对增多，使用双极电凝或者超声刀慢档切断，避免出血影响视野。再向近端牵拉输尿管，将输尿管开口及部分膀胱壁拉出膀胱轮廓外，再用切割缝合器行输尿管袖状切除，或者使用笔者定制的大夹力哈巴狗钳钳夹膨大膀胱壁，用 Hem-o-lok 夹闭近端输尿管，之后于哈巴狗钳靠 Hem-o-lok 侧上缘剪断膀胱壁，行袖状切除，用倒刺线或可吸收缝线行缝合，收线时同步撤出哈巴狗钳，以保证在关闭膀胱裂口同时尿液不外漏，减少肿瘤种植的风险（图 9-4，图 9-5）。

确认无活动性出血后，将标本放入标本袋中，扩大皮肤切口取出。常规留置伤口引流。

三、术后处理

患者术后返回病房后，常规心电监护至次日晨。

观察患者引流液、尿液的颜色，以了解是否有术后出血。

如果术后无特殊情况，可于术后第一天下地活动，恢复饮食。不需要长期进行卧床制动。引流量每天少于 100 ml 时，则可拔除引流管。

四、并发症

（一）术后出血

术后出血相对少见。术后出血一般发生在术后早期，如手术当天或术后 1~2 天。

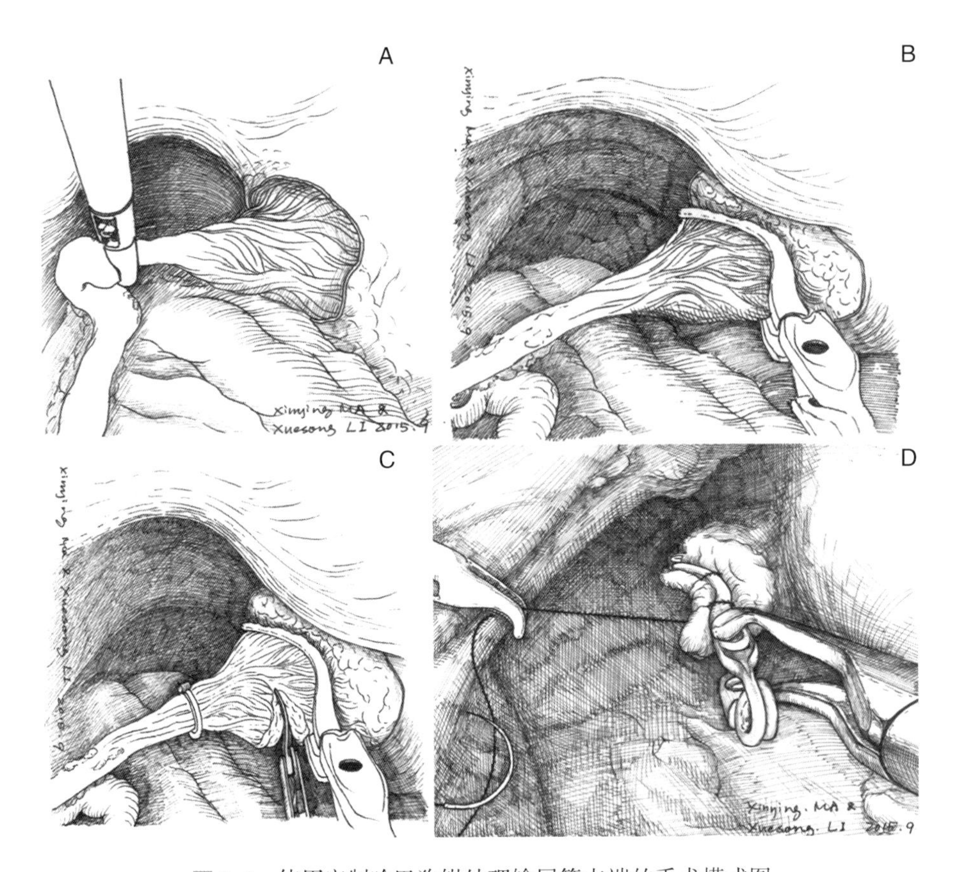

图 9-4 使用定制哈巴狗钳处理输尿管末端的手术模式图

A. 寻找输尿管末端；B. 使用哈巴狗钳夹输尿管末端；C. 夹闭近端输尿管后剪开；D. 连续缝合后拉紧缝线松开哈巴狗钳

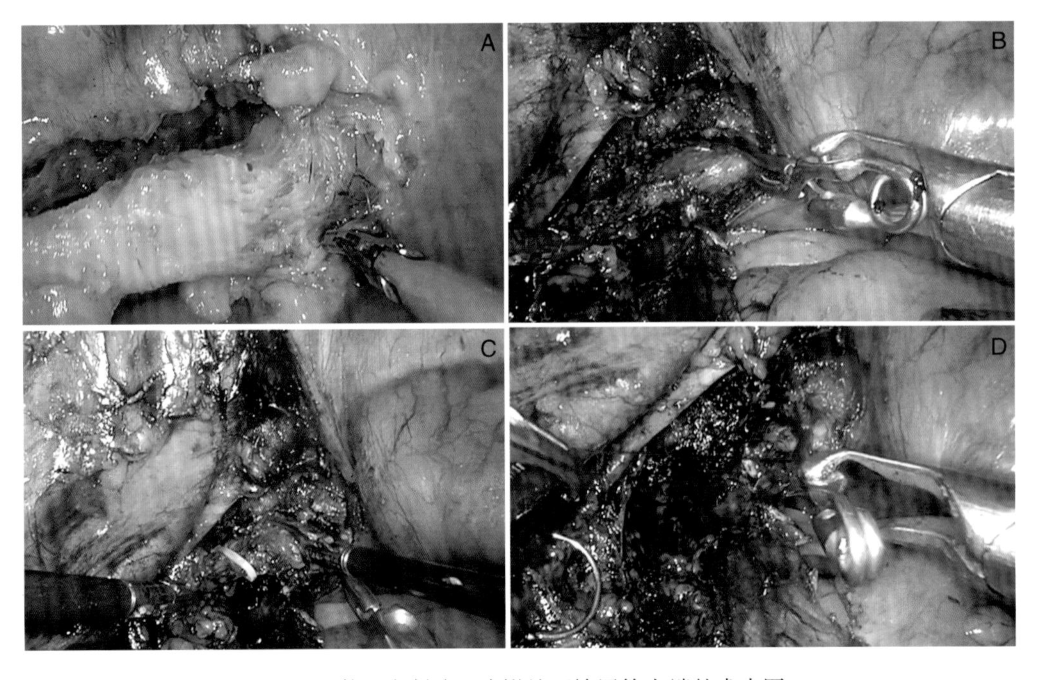

图 9-5 使用定制哈巴狗钳处理输尿管末端的术中图

A. 寻找输尿管末端；B. 使用哈巴狗钳夹输尿管末端；C. 夹闭近端输尿管后剪开；D. 连续缝合后拉紧缝线松开哈巴狗钳

发生出血的患者，可以发生心率增快、血压下降等生命体征改变，术后血色素呈进行性下降。引流管可以引流出大量血性积液，也可以表现为术后血尿。需要注意的是，判断是否合并术后出血，不可完全依赖引流量，因为引流管可能会被血块堵塞。应结合患者的各方面情况综合判断。

出血不严重者，可以保守治疗。对于出血严重者，如已经出现生命体征不稳，或经保守治疗无效者，需行手术止血。

（二）术后尿瘘

术后尿瘘较出血常见。一般是由于膀胱袖状切口未完全愈合或裂开所致。

首先采用保守治疗，留置腹腔引流，待伤口愈合。如果保守治疗无效，再行手术治疗。

五、常见问题

1. 输尿管末端处理及袖状开口切除有什么技巧？

在处理输尿管末端及袖状开口切除时，需遵循“完整切除，无瘤原则”。为达到完整切除，笔者认为，膀胱壁切除范围应该至少包括输尿管口周围 1 cm 左右的黏膜。无瘤原则指术中膀胱及输尿管内的尿液不漏至伤口区域。此外，用标本袋套取标本也是无瘤原则的体现。目前，输尿管末端的处理方式很多，包括经膀胱内处理、经膀胱外处理、内镜处理等术式。这些术式难易程度不同，各有优势。笔者采用膀胱外途径，利用切割缝合器或定制的哈巴狗钳对输尿管末端进行处理。Yoshino 等（Yoshino et al.，2003）曾于 2003 年报道了使用切割缝合器于完全腹膜外入路腹腔镜下处理输尿管末端的术式及相关经验。笔者所在单位 2016 年首次报道了使用定制哈巴狗钳处理输尿管末端技术的经验。

输尿管末端处理及袖状开口切除过程中应注意以下技术要点：①腹腔镜下充分游离输尿管末端，显露输尿管 - 膀胱连接处及部分膀胱壁，当输尿管由细变粗后，进一步向膀胱远端游离至少 2 cm，从而保证完整的袖状切除。②使用切割缝合器完成膀胱袖状切除，完整切除输尿管周围 1 cm 膀胱壁，且切除的标本需在术中行台下剖开，检查袖状切口是否达到要求。③若在切口一端存在不完全切断情况，则用 Hem-o-lok 钳夹或进行缝合处理。④定制的大夹力哈巴狗钳处理输尿管末端时，需配合使用 Hem-o-lok 进行膀胱袖状开口切除，防止尿液渗漏。当用倒刺线或可吸收缝线进行膀胱切口双层缝合时，需保持哈巴狗钳不动，而收线时需同时撤出哈巴狗钳。

2. 自制纱布卷与定制的哈巴狗钳。

自制纱布卷是一种在笔者单位广泛运用于腹腔镜上尿路手术的简易器械。自制纱布卷可吸收术区少量积液，维持术野清晰。同时，可用于术中的钝性分离。如在游离肾时，使用自制纱布卷可将结肠、胰腺、脾推开，提高肾周围显露效果。在显露肾蒂时，可用其挑起游离的输尿管和肾下极，方便肾蒂显露。目前笔者所在单位已完成自制纱布卷专利的申请与转化，并且自制纱布卷已经可在市场上购买。

定制的大夹力哈巴狗钳是由李学松教授设计的一种手术器械。其闭合力较普通的动脉钳大，可提供 7~9 N 的力量，保证断端的完整闭合。其钳夹面具有较大的弧度，可完全贴合输尿管末端锥形结构的基底线，保证膀胱袖状部分完整切除。通过末端使用定制的哈巴狗钳进行处理，可减少切割缝合器或 Hem-o-lok 的残留，从而降低术后膀胱内结石形成的发生率。

（洪 鹏 丁光璞 李学松）

第二节　腹膜外入路腹腔镜肾输尿管切除术

腹腔镜肾输尿管切除术是治疗上尿路尿路上皮癌的标准术式，是需要在腹腔镜根治性肾切除术基础上完成的手术。传统做法是侧卧位腹膜外入路肾切除，翻身后开刀切除输尿管全长，在翻身及消毒上会耽误些许时间。笔者在已有工作的基础上改良了腹膜外入路腹腔镜肾输尿管切除术的手术方法，经过百余例的手术实践，总结了一系列经验。

一、患者体位及 trocar 布局

此种术式需 30° 腹腔镜，在不熟练时对扶镜者要求稍高。患者体位同常规上尿路手术所采用的体位。穿刺建腔方式与常规上尿路手术类似（图 9-6），只是腋中线髂前上棘穿刺点要向腹侧移动 2 cm。

二、手术步骤

（1）建立腹膜外腔，清理腹膜外脂肪，打开肾周筋膜后要做的第一步是游离肾背侧，寻找输尿管予以夹闭，避免尿液将肿瘤细胞冲入膀胱造成种植。

（2）游离肾腹侧后游离肾背侧，切断肾动脉。

（3）游离肾下极，尽量将输尿管向下游离后抬起肾下极，切断肾静脉。

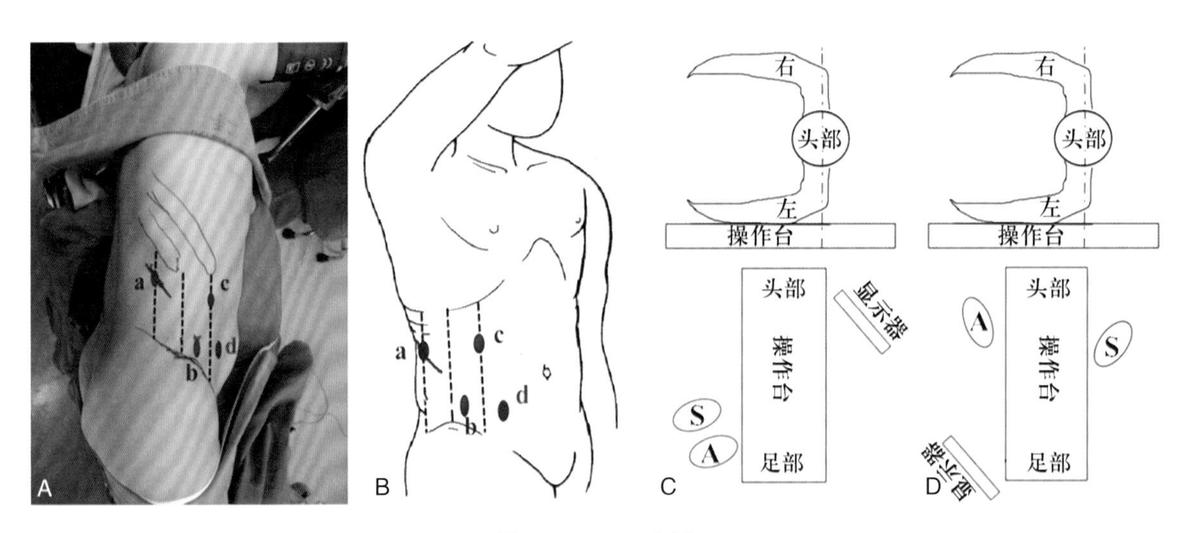

图 9-6　trocar 布局

A. 取侧卧位，背部与床垂直，臀部贴床后沿，头部贴床前沿，使身体与床呈一定角度便于术者操作，手臂前伸予以固定。B. 取第 12 肋缘下腋后线 2 cm 切口（a 点）气囊法建立腹膜后间隙，腋中线髂嵴上方 2 cm 水平向腹侧移动 2 cm 取点（b 点）置入 10 mm trocar，切肾时为观察镜通道，切下段输尿管时为操作通道。取 a 点与腋中线的对称位置 c 点置入 10 mm trocar，切肾时为操作通道，切下段输尿管为观察镜通道。C. 以右侧病变为例，术者（S）及扶镜助手（A）站在患者背侧操作，使用 a、b、c 三个操作通道，显示器放在术者对侧，切除肾。D. 游离输尿管时，术者（S）站在患者手臂下方，向下操作。显示器换位于患者臀部下方，位于患者对侧。此时使用 b、c、d 三个操作通道

（4）游离肾上极，保留肾上腺。

（5）通过背侧操作通道器械向腹侧推开腹膜，在麦氏点或反麦氏点附近置入第四个 trocar。第四个 trocar 与腋中线髂前上棘、腋前线第 12 肋缘下两点成等腰三角形（图 9-7）。

（6）术者位于腹侧，首先向下、向腹侧扩大腹膜后间隙，尽量向腹侧推开腹膜，向下游离输尿管，保留输尿管表面脂肪，女性患者需注意勿损伤子宫动脉。游离至膀胱附近时使用超声刀慢档切开膀胱壁，尤其是靠近膀胱侧韧带位置时，注意避免出血。尽量向远端游离输尿管，充分显露输尿管膨大处，暴露相关解剖结构（图 9-8）。袖状切除可有三种方式，第一种使用可吸收生物夹连续夹闭膀胱壁，近端使用 Hem-o-lok 钳夹；第二种使用腹腔镜专用的胃肠血管切割缝合器直接行袖状切除（图 9-9）；第三种使用哈巴狗钳夹输尿管膨大处，切断后使用倒刺线缝合膀胱。笔者常采用第二种方式，因为腹腔镜专用的胃肠血管切割缝合器头端可弯曲，方便快捷；并且在马潞林等翻译的《希曼泌尿外科手术图解（第 3 版）》中推荐经腹入路腹腔镜肾输尿管切除术采用这种袖状切除方式，笔者在随访采用此种切除方式的病例中未发现膀胱内结石形成，国外文献也有同样报道。采用此切除方式肿瘤控制也能达其他切除方式的效果。

术者常放置一根髂窝引流管，引流量小于 50 ml/d 时可拔除引流管。术后留置 7 天尿管。

三、常见问题及手术经验

（一）常见问题

1. 这种术式能否用于下段输尿管肿瘤？

笔者观察发现只要肿瘤不进入膀胱壁段都可用此种术式完成手术。操作时应避免钳夹肿瘤，防止夹破肿瘤或将肿瘤挤入膀胱。操作要轻柔，肾盂或输尿管破损引起的后果往往是灾难性的。在腹腔镜技术不成熟时或上尿路积水重、张力很高时可能会导致肾盂或输尿管破损。如果不幸出现这种情况术中可使用蒸馏水反复冲洗创面，术后建议辅助化学疗法（化疗）及局部区域放射治疗（放疗）。

2. 这种手术方法有哪些注意事项以避免播散种植或复发？

（1）器械避免进入尿路系统。

（2）避免器械直接钳夹肿瘤。

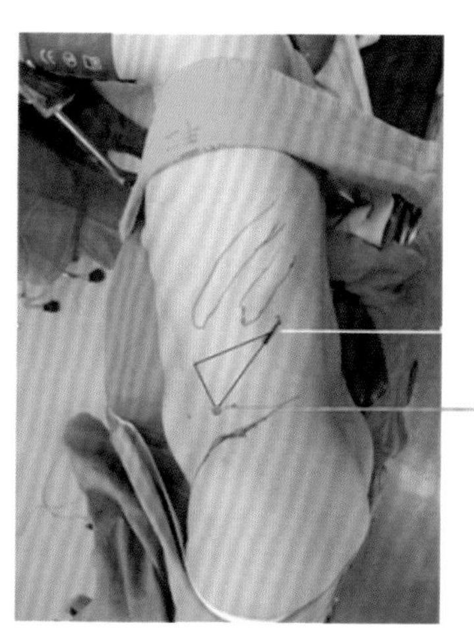

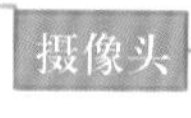

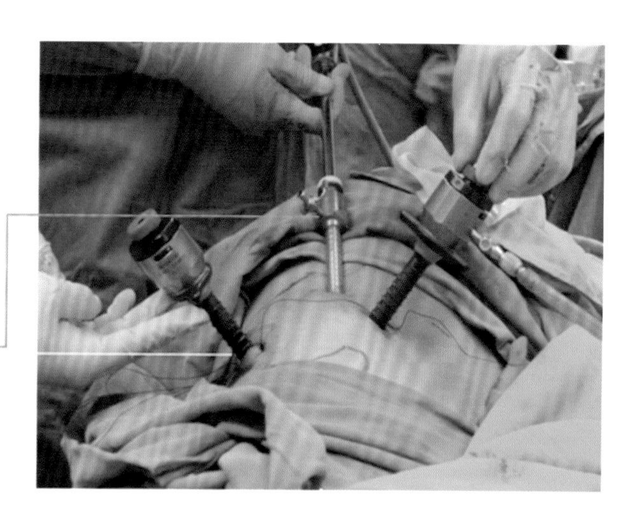

图 9-7　使用背侧三个 trocar 行四步法切除肾

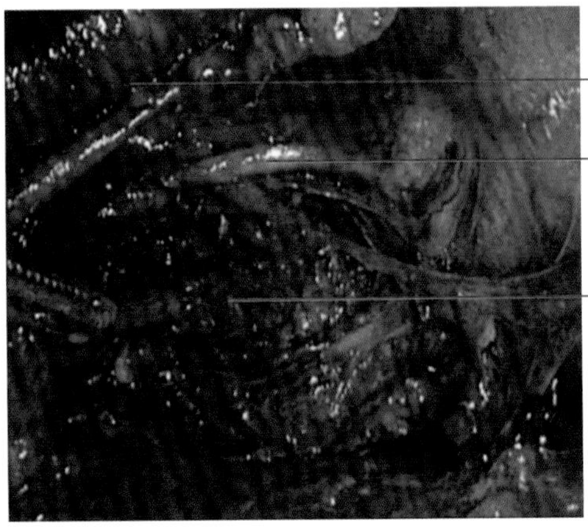

髂血管
脐动脉
膀胱壁

图 9-8　袖状切除输尿管周围结构

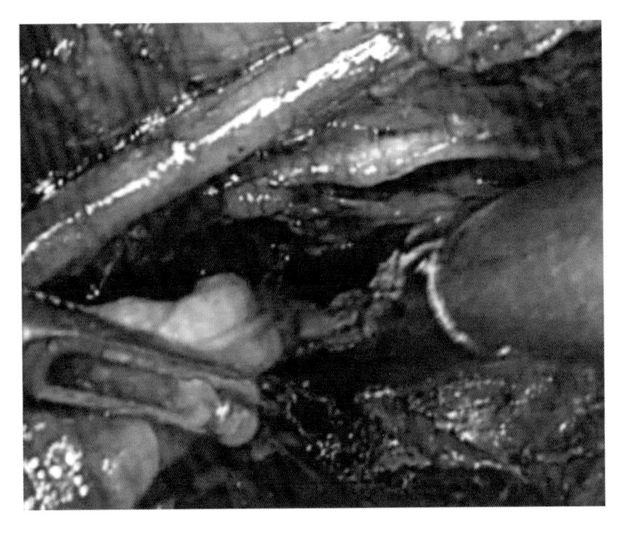

图 9-9　使用切割缝合器袖状切除下段输尿管

（3）肾、输尿管全长需要整块切除，保持尿路封闭。

（4）进展的上尿路肿瘤（T3/4；N+/M+）不建议腹腔镜切除。

（5）术后可给予即刻膀胱内灌注一次。

（二）手术经验

1. 刚开始熟悉此种术式时需要了解腹膜后的解剖标志，比如髂外血管、膀胱上动脉、子宫动脉、输精管等在侧卧位时的位置。

2. 尽量使用无创输尿管抓钳钳夹输尿管，可避免损伤输尿管，手术过程中避免钳夹肿瘤。可在游离肾前使用 Hem-o-lok 夹闭输尿管，防止尿液冲洗肿瘤组织进入膀胱。做输尿管肿瘤手术时建议手术中肿瘤两侧输尿管使用 Hem-o-lok 夹闭。

3. 保证尿路完整性，对组织轻柔操作，避免破损尿路导致尿液溢出。

4. 患者腿侧可不放置托盘，以便移动调整监视器。

5. 向下操作时可先钝性游离扩张髂窝空间，切除输尿管时方便显露和操作。

6. 在靠近膀胱操作时，由于此处肌肉组织血管丰富，尤其是女性患者，应尽量使用超声刀慢档切割。

7. 使用腹腔镜专用的胃肠血管切割缝合器时，第四操作通道使用 12 mm 以上的 trocar。

8. 熟练应用 30° 腹腔镜使用方式，调整角度显露视野，同时避免器械互相干扰。

9. 避免损伤腹膜，如腹腔进气，应尽量找到腹膜破口吸尽腹腔气体后夹闭。如无法找到腹膜破口，于同侧第 12 肋缘下腋中线置入 5 mm trocar 放气或通过背侧操作通道置入扒钩挡开腹膜。

（姚　林）

第十章

经腹入路腹腔镜肾盂成形术

扫码
访问本章视频

一、手术概述

肾盂输尿管连接处梗阻（ureteropelvic junction obstruction，UPJO）是引起肾积水最常见的原因，它被定义为尿液从肾流入近端输尿管时出现梗阻。梗阻会造成肾盂内压增高、肾积水，进而导致肾功能损害。男性发病率高于女性，左侧高于右侧。本病的致病原因与机制不很明确，可分为腔内和腔外因素。腔内因素包括输尿管内瘢痕形成、输尿管发育不良；腔外因素包括下极肾血管压迫、肾先天畸形、医源性输尿管瘢痕，以及纤维上皮息肉（很少见）等。

UPJO 的治疗以手术为主，治疗的目的为解除梗阻、缓解疼痛并保护肾功能。离断式肾盂成形术是治疗 UPJO 的标准黄金术式，开放式肾盂成形术和腹腔镜肾盂成形术的成功率均大于 90%。近年来，腹腔镜或者机器人辅助的腹腔镜手术已经成为 UPJO 的主要治疗选择。其中，腹腔镜手术的手术入路主要包括经腹入路和腹膜外入路。两种入路各有优缺点，经腹入路的优势在于操作空间大，吻合张力小，利于裁剪缝合；此外，经腹入路术者可以在视轴、操作轴和重心三轴上轻松地达到最优。尤其对于初学者，在这种情况下，对提高手眼配合和缓解身体疲劳都有很大益处，有利于手术操作的稳定性，进而提高手术效果。

肾盂成形术中存在各种各样的术中情况，每一例患者的解剖结构都不尽相同，积水的严重程度，是否存在高位附着，是否存在异位血管索条，梗阻的长度，梗阻的位置，是否存在肾旋转不良等。因此还需要对每种不同的术中情况进行个体化的手术操作，只有这样才能达到更好的手术效果。

为了帮助初学者掌握腹腔镜肾盂成形术，笔者将此术式的每个操作步骤和手术细节都进行了程序化、标准化设计，使其具有更好的可重复性和便利性。我们将此项改良的肾盂成形术称为“IUPU 经腹入路腹腔镜肾盂成形术”。以下将对此项技术进行全面叙述。

（一）手术适应证

1. 反复出现梗阻相关的腰痛，疼痛症状影响患者正常生活；

2. 总肾功能受损或单侧肾功能进行性下降；

3. 反复出现梗阻相关的结石和感染；

4. 内镜下治疗后再次发生梗阻者或治疗失败者（包括无法内切开或术中发生输尿管全层切开者）；

5. 存在异位血管压迫输尿管造成梗阻的患者；

6. 马蹄肾合并 UPJO 者；

7. 合并梗阻所致的高血压者（较少）。

（二）手术禁忌证

1. 凝血功能障碍或无法耐受麻醉及手术者

为绝对禁忌；

2. 既往腹腔手术史，腹腔粘连严重者；

3. 肾内型肾盂者；

4. 合并影响手术的内科疾病者（需内科及麻醉科进行术前评估）；

二、手术步骤

（一）术前准备

1. 常规项目：完善血常规、尿常规、血生化检查、凝血功能及传染病筛查，术前胸部X线检查及心电图。

2. 合并泌尿感染者，术前可留尿培养及药敏试验，可根据培养结果针对性的运用抗生素。

3. 影像学检查：常规泌尿系B超，利尿肾动态显像明确分肾功能，CT尿路成像（CT urography，CTU）或磁共振成像尿路造影（magnetic resonance urography，MRU）。

4. 术前1天进流食，当晚行术前肠道准备，术前麻醉诱导后留置导尿管。如果存在感染在手术日预防性应用抗生素。

（二）手术器械

常规腹腔镜光源及监视系统，气腹系统，腹腔镜手控器械及能量发生装置（如超声刀），必要时可配备IUPU自行设计的可弯曲D-J管辅助植入装置（图10-1）及可弯剪刀（图10-2，图10-3）。

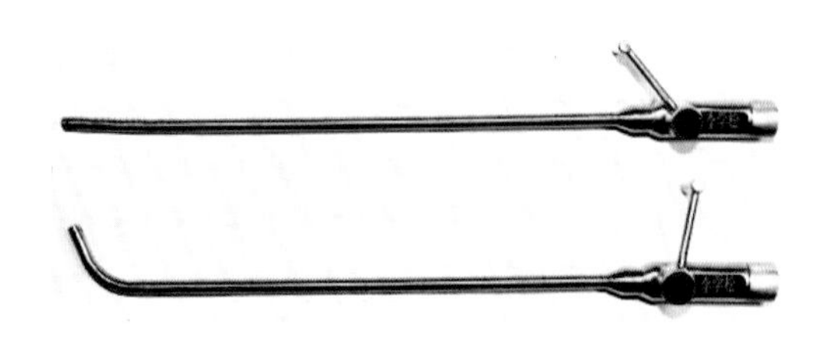

图10-1　可弯曲D-J管辅助植入装置

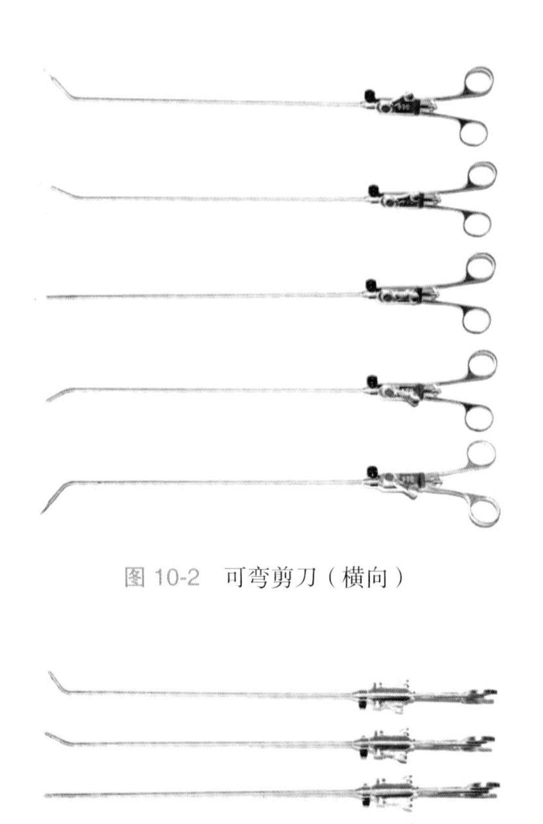

图10-2　可弯剪刀（横向）

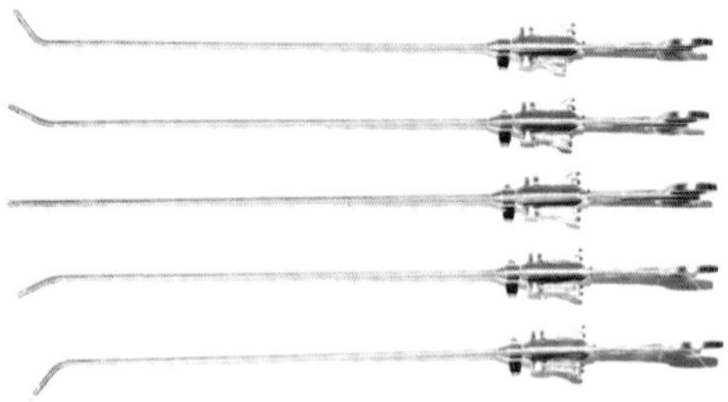

图10-3　可弯剪刀（纵向）

（三）手术步骤

1. 麻醉和体位

全身麻醉后，患侧45°~60°斜卧位（以左患侧为例），注意做好体位固定（图10-4）。

2. trocar位置

此术式主要以“四套管技术”操作（以左患侧为例），于左锁骨中线肋缘下1~3 cm处（Palmer点）取0.5 cm小切口，刺入气腹针，接通气腹机，待气腹建立后，退出气腹针。于左腹直肌外缘脐上3 cm处，小刀切开皮肤约1.2 cm及皮下组织，穿刺置入直径12 mm的trocar作为观察镜trocar，引入观察镜，观察镜直视下于Palmer点置入直径5 mm操作trocar（助手操作），脐和左髂前上棘连线与左腹直肌

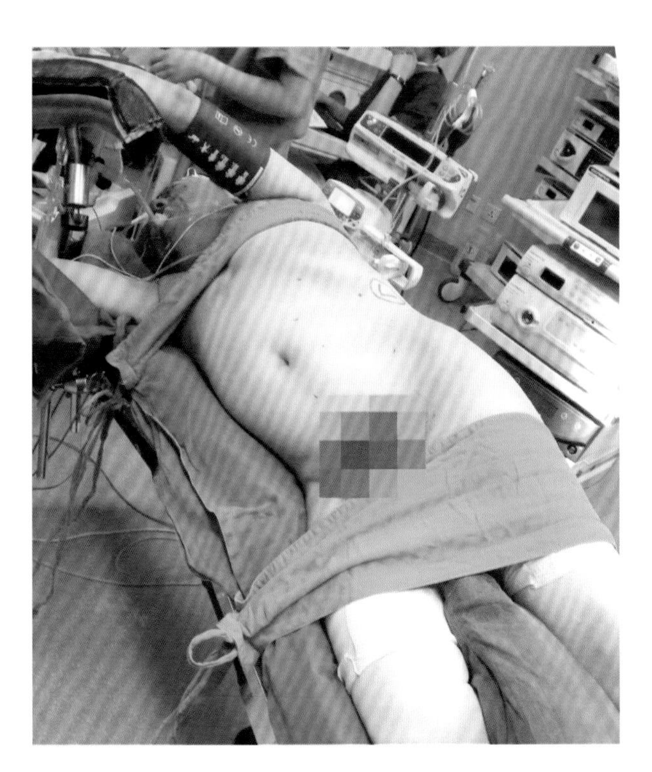

图 10-4　患者体位，45°~60° 斜卧位（患侧为左侧）

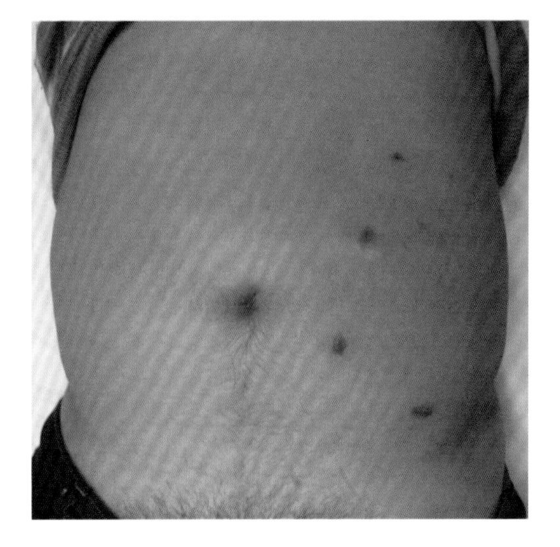

图 10-5　手术 trocar 位置

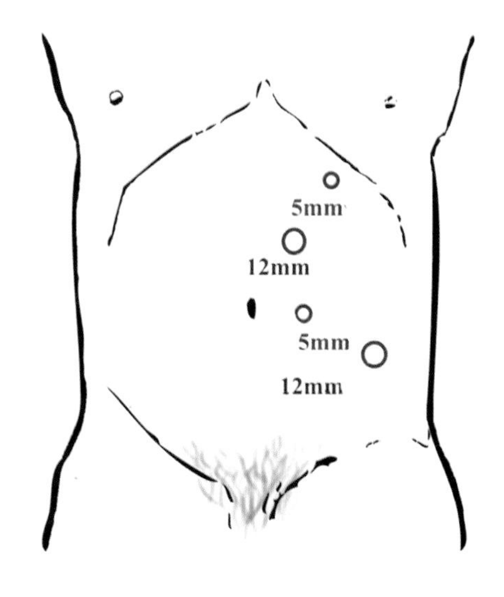

图 10-6　trocar 分布模式图（图中标注长度为 trocar 直径）

外缘交点置入直径 5 mm 操作 trocar（术者左手），左髂前上棘内上 3 cm 置入直径 12 mm 操作 trocar（术者右手）（图 10-5 及图 10-6）。以此 trocar 穿刺点为基准，再根据 UPJO 位置将 trocar 3 和 4 的位置进行个体化的调整。如果梗阻部位高则将 trocar 3 和 4 的位置向头侧平移。梗阻位置低或者马蹄肾 UPJO 则将 trocar 3 和 4 的位置下移。trocar 3 和 4 的间距保持大于 8 cm，以利于缝合重建。此技术适用于绝大多数上尿路经腹入路腹腔镜手术，包括根治性肾切除术、肾部分切除、肾盂成形、腹膜后淋巴结清扫等。"四套管技术"操作优势在于：①术者和助手的手臂不互相交叉，器械相互间的干扰小。② trocar 2 从腹直肌外缘置入，观察镜位置要高于脐部进镜，可以保证更好的观察术野，减少肠管干扰。③trocar 1 从术野上方角度可以更方便精确地进行输尿管的劈开。④"四套管技术"给助手一个左手器械进行协助手术，方便进行对抗牵引，利于缝合重建操作。⑤利于培训助手。

可将该改良术式概述为"五步法"完成（图 10-7）：

1. 游离肾盂及输尿管；
2. 裁剪肾盂及输尿管（暂不离断）；
3. 缝合肾盂瓣下角和输尿管劈开最下端第一针，离断肾盂，吻合后壁；
4. 置入 D-J 管后吻合前壁；
5. 边裁剪多余肾盂边完成缝合。

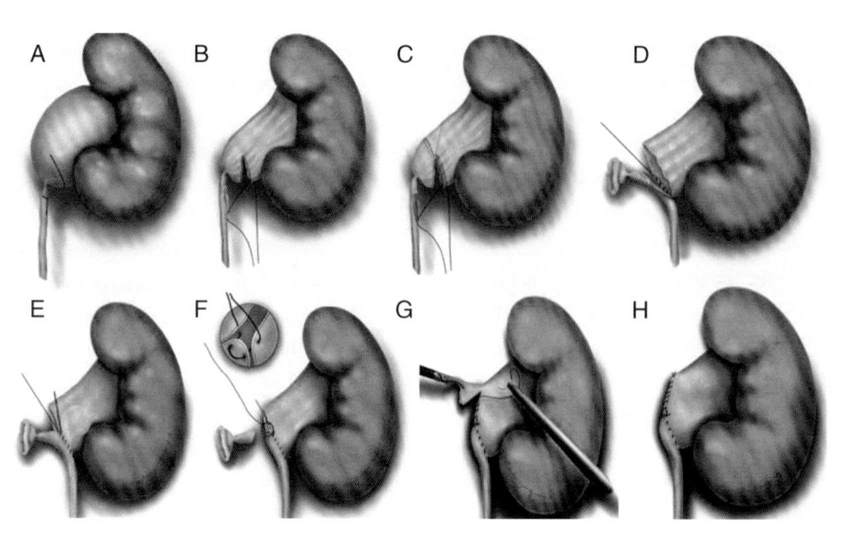

图 10-7 手术步骤模式图

第一步：游离肾盂及输尿管。

沿患侧结肠旁沟打开后腹膜及脂肪，显露扩张膨胀的肾盂。部分患者可直接经肠系膜入路显露肾盂，并进行肾盂成形术，但术中需注意避免损伤结肠的供应血管（图 10-8）。显露肾盂输尿管连接部，超声刀逐渐分离肾盂周围的组织（图 10-9）。

第二步：裁剪肾盂及输尿管。

在肾盂输尿管夹角的肾盂处裁剪肾盂2~4 cm，在肾盂输尿管连接处（ureteropelvic junction，UPJ）下方剪开部分输尿管壁，注意不要完全剪断输尿管，保持肾盂、输尿管部分连接，裁剪边缘尽量整齐，以方便后续吻合（图 10-10）。在输尿管背外侧纵行劈开输尿管 1.5~2 cm（图 10-11）。劈开输尿管时建议使用精细的腹腔镜剪刀。笔者近期定制了专用的四向可弯曲的腹腔镜剪刀，类似于机器人的内镜腕，可以轻松自如的在不离断状态下完成输尿管的纵向劈开。

第三步：缝合肾盂瓣下角和输尿管劈开最下端第一针，离断肾盂，吻合后壁。

应用 4-0 可吸收缝线缝合肾盂瓣下角与输尿管劈开处最下端，此缝合线作为吻合的第一针，更重要的是作为后续吻合的标记线，以防止离断后输尿管方向扭转，进而保证准确的吻合方向（图 10-12）。

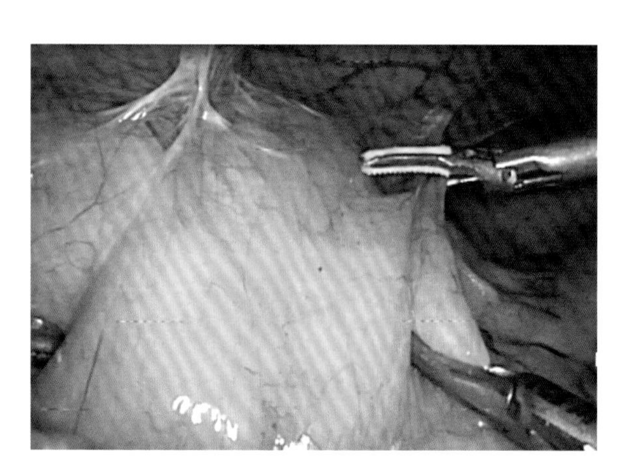

图 10-8 打开患侧结肠旁沟

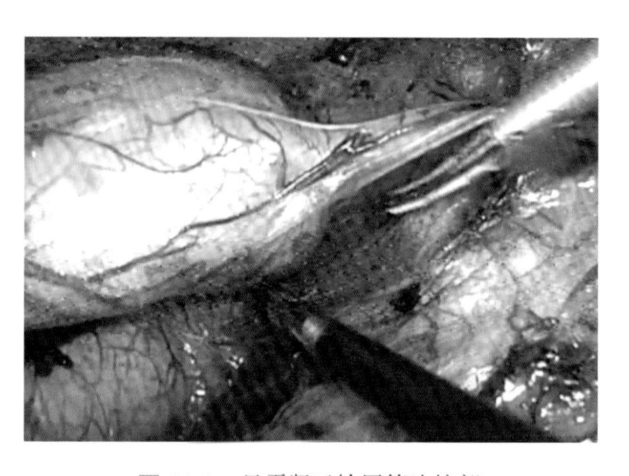

图 10-9 显露肾盂输尿管连接部

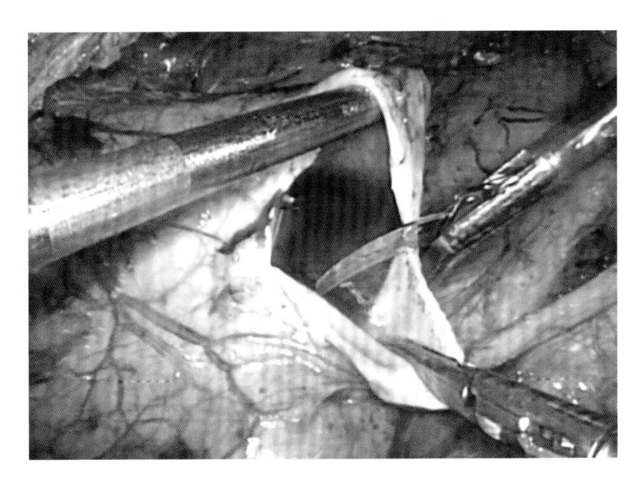

图 10-10 裁剪肾盂（肾盂和输尿管仍为非离断状态）

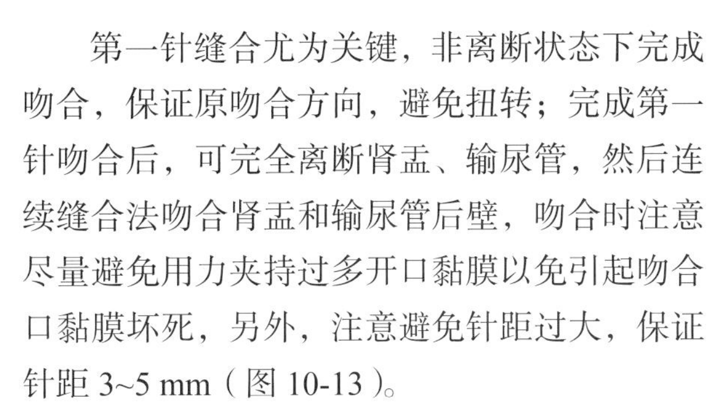

第一针缝合尤为关键，非离断状态下完成吻合，保证原吻合方向，避免扭转；完成第一针吻合后，可完全离断肾盂、输尿管，然后连续缝合法吻合肾盂和输尿管后壁，吻合时注意尽量避免用力夹持过多开口黏膜以免引起吻合口黏膜坏死，另外，注意避免针距过大，保证针距 3~5 mm（图 10-13）。

第四步：置入 D-J 管后吻合前壁。

D-J 管的置入可从其中一个 trocar 置入后用腹腔镜血管钳辅助夹持放入输尿管远端，也可采用特制的可弯吸引器引导置入。置入 D-J 管后，吻合肾盂和输尿管前壁（图 10-14）。

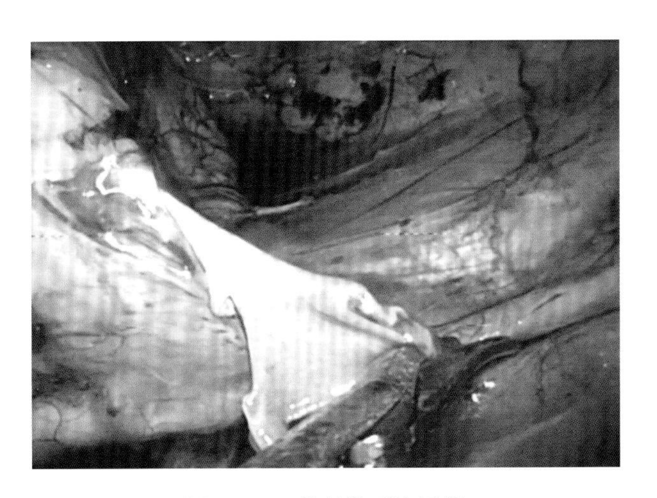

图 10-11 纵行剪开输尿管

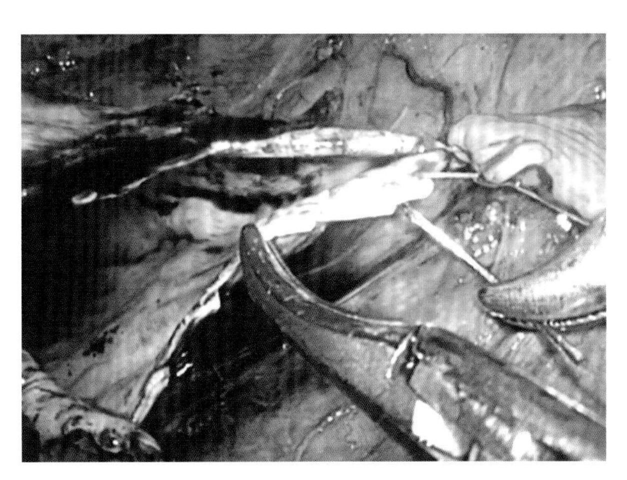

图 10-13 吻合肾盂、输尿管后壁

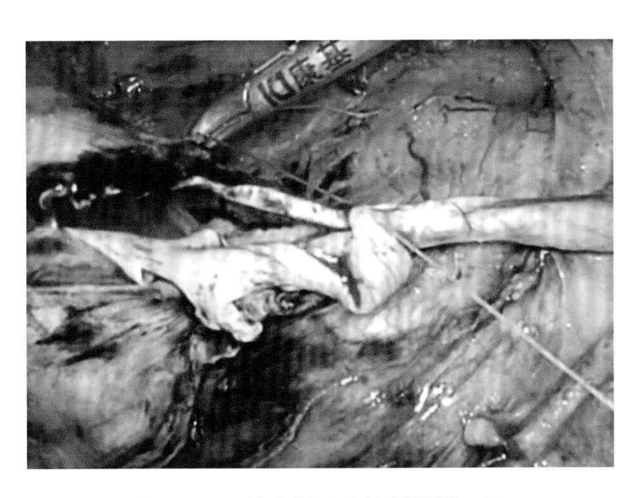

图 10-12 缝合肾盂和输尿管第一针

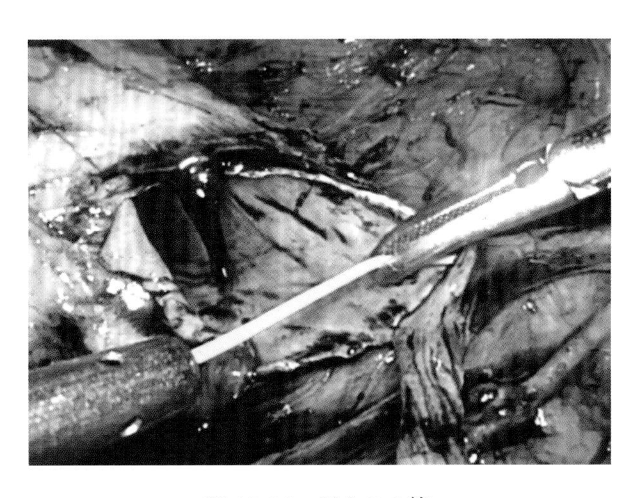

图 10-14 置入 D-J 管

笔者在国际上首次创新性的提出腹腔镜肾盂成形吻合的部位分区理念，对这些不同部位的保护可能会影响手术的效果。图 10-15 显示为肾盂成形手术中输尿管和肾盂瓣的关键吻合区域，手术中要尽量避免用分离钳夹持其黏膜部位，助手可以夹持对抗牵引，以利于显露和缝合。

第五步：边裁剪多余肾盂、边完成缝合。

边裁剪多余肾盂边缝合，最后连续缝合关闭切开的侧腹膜，使术野完全腹膜化，在患侧结肠旁沟处放置引流管 1 根，术毕（图 10-16，图 10-17）。

若术后患者腰疼症状较前明显改善或消失，无症状患者随访复查影像学及肾功能检查提示肾积水及肾功能较前好转，提示手术成功。图 10-18 显示手术后患者肾积水较术前明显缓解。

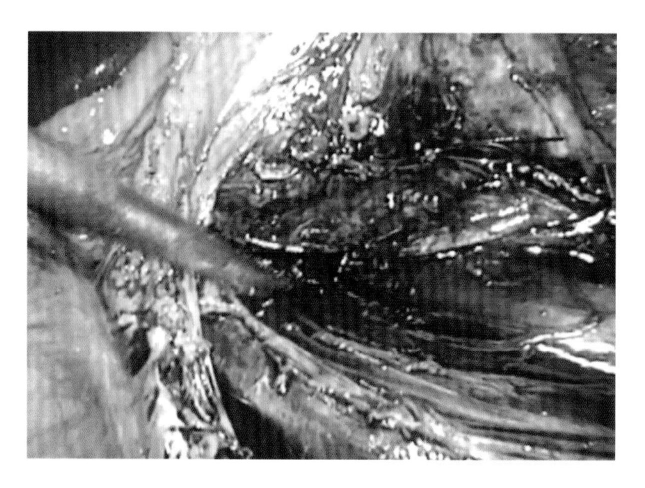

图 10-17 吻合完毕

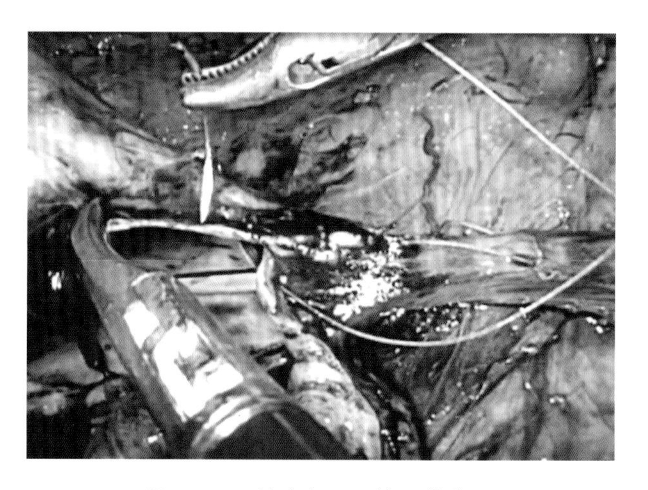

图 10-15 缝合肾盂、输尿管前壁

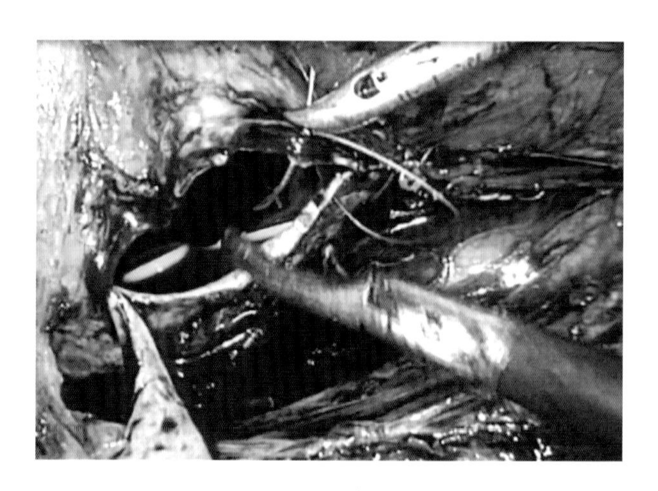

图 10-16 边缝合、边裁剪

三、并发症及常见问题

（一）并发症

1. 穿刺通道出血：拔出 trocar 前可用腹腔镜检查穿刺道有无出血，若有出血可予电凝或缝合止血。

2. 肠管损伤：放置 trocar 时应注意避免损伤肠管，术中发现肠管损伤应及时缝合；术后发现肠管损伤应开腹探查。

3. 周围脏器损伤：解剖结构认识不清或腹腔镜操作不熟练可能损伤肾周围器官组织，经腹入路肾盂成形术相对常见的损伤脏器包括结肠、肝及脾。

（二）常见问题

1. 术后出现吻合口瘘怎么办？

吻合口瘘常发生于术后早期，主要与吻合不确切，D-J 管放置不到位有关。所以术中尽量保证缝合牢靠，无论连续缝合还是间断缝

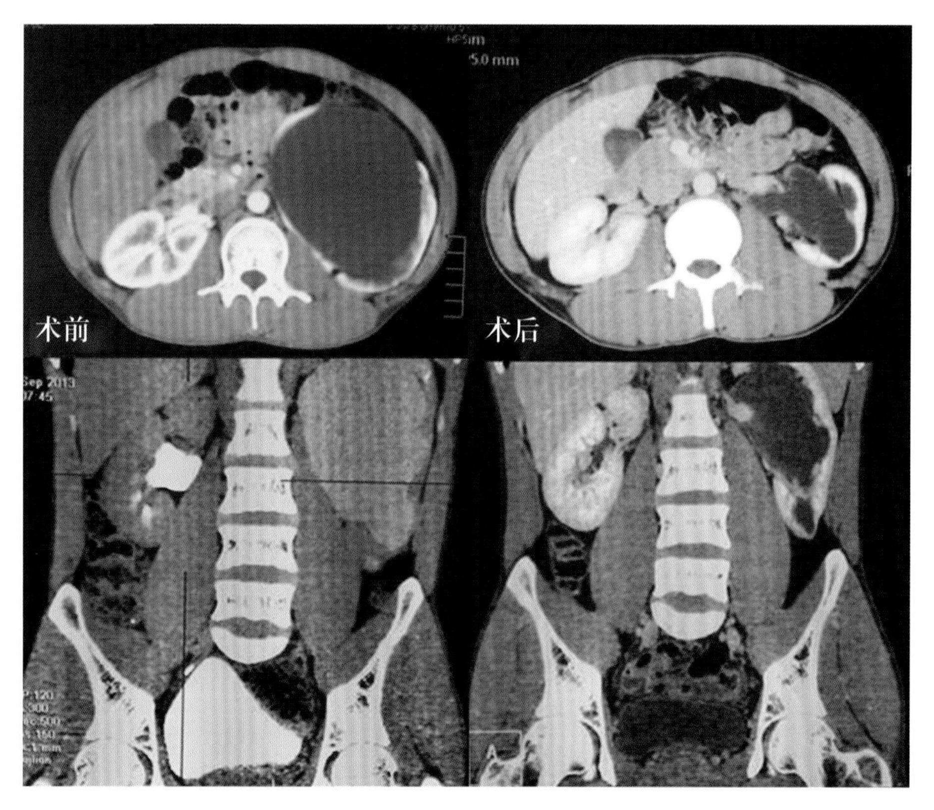

图 10-18 术前、术后 CT 增强扫描对比：左侧为术前肾积水情况，右侧为术后肾积水明显改善

合，都要保证“不漏水”（water tight）缝合；同时，也要注意避免张力性吻合，张力过大或者过多的钳夹吻合口的黏膜都会影响吻合口的愈合。一旦发生尿瘘，要保持留置 D-J 管的引流通畅和伤口引流管的引流通畅，同时，注意患者体温及腰腹部症状，及早发现因尿瘘引起的感染。通常尿瘘可以在数天内自行停止。

2. 术后复查出现输尿管再梗阻怎么办?

输尿管再梗阻常表现为拔除 D-J 管后原有腰部症状不缓解或随访复查时发现患侧肾积水较术前加重；首先应进行影像学检查明确吻合口是否狭窄，同时需要进行利尿肾动态显像明确患侧肾功能以及梗阻的严重情况。如果出现需要治疗的再梗阻需要综合多方面条件，选择相对适宜的治疗方法。比如球囊扩张、内镜下切开手术或者再次手术以解除梗阻。

（杨昆霖 李学松）

第十一章

扫码
访问本章视频

腹腔镜输尿管修复手术

第一节　腹腔镜下腔静脉后输尿管成形术

一、手术概述

下腔静脉后输尿管是一种由于下腔静脉发育异常所致的罕见的解剖畸形，主要因为胚胎发育过程中后主静脉持续存在不退化所致，最早于1893年被Hochstetter所报导。该畸形发病率约为1/1000，男性多发，右侧较为常见。患者早期常无症状，临床症状常于30~40岁之间出现，主要表现为因腰大肌和下腔静脉、主动脉的压迫导致的上尿路梗阻、积水，也可继发感染、结石等，表现为腰痛、血尿。对于该病的诊断主要依赖于特征性的影像学检查，最常用检查为静脉肾盂造影和（或）逆行肾盂输尿管造影。

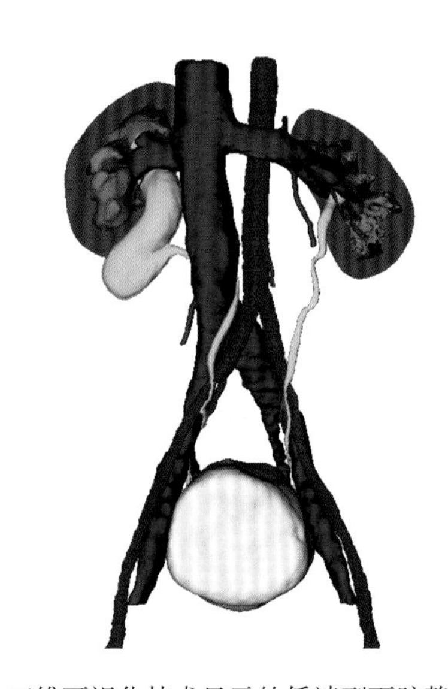
图11-1　三维可视化技术显示的低袢型下腔静脉后输尿管

Bateson和Atkinson根据输尿管穿入下腔静脉的位置可分为Ⅰ型（低袢型）和Ⅱ型（高袢型）两型。Ⅰ型（低袢型）临床较多见，扩张的近段输尿管向中线移位，在第3~4腰椎水平折回，形成S形或鱼钩形，常导致中重度肾积水（图11-1）；Ⅱ型（高袢型）临床较少见，肾盂和输尿管几乎呈水平位在肾盂输尿管连接部水平或之上呈镰刀状走向下腔静脉后，较少造成输尿管梗阻（图11-2）。对于泌尿系B超提示右肾积水，同时伴有静脉肾盂造影

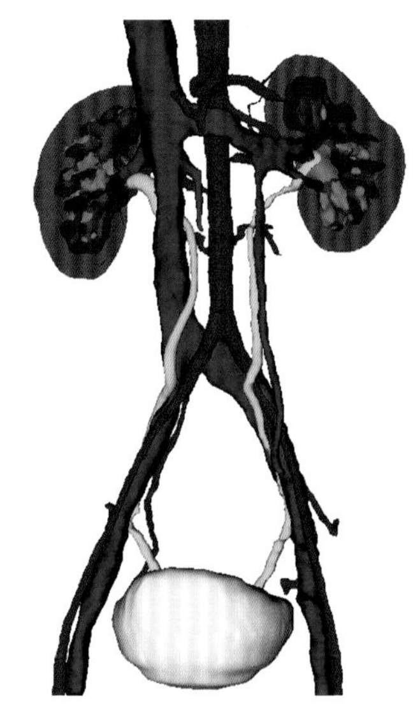
图11-2　三维可视化技术显示的高袢型下腔静脉后输尿管

（intravenous pyelography，IVP）显示部分输尿管呈 S 形或向中线移位明显时应高度怀疑为本病，对于该类患者，均建议行泌尿系 CT 增强扫描或 MRU 以明确诊断，辨析下腔静脉后输尿管周围解剖层次，同时发现或排除其余类型的先天畸形。开放手术是治疗下腔静脉后输尿管畸形的传统方法，其主要内容为离断扩张的肾盂或者输尿管，将位于下腔静脉后的输尿管前置，切除狭窄段后再吻合肾盂输尿管。但随着手术器械的进步，腹腔镜等微创技术逐渐成为主流方式，在各类文献报道中，腹腔镜手术的效果、并发症发生率也与开放手术不相上下。

适应证：对于因下腔静脉后输尿管而出现腰痛等明显临床症状，保守治疗无法缓解的患者；观察期间肾功能指标明显下降的患者；或者合并泌尿系感染或结石的患者，均建议手术治疗，避免导致肾功能进一步损害。

禁忌证：心、肺、肝、肾功能不全失代偿，出凝血功能障碍，存在麻醉禁忌。

二、手术步骤

患者气管插管全身麻醉，体位为左侧 60° 斜卧位，垫高腰部，常规消毒、铺巾，取四个穿刺点。于右腹直肌外缘肋缘下 1~3 cm（IUPU 点）取 1 cm 小切口，刺入气腹针，调节气腹压力至 14 mmHg，穿刺直径 12 mm 或 10 mm 的 trocar，置入 30° 观察镜，监视下于患侧脐上 3 cm 及脐旁腹直肌外缘，各留置 1 个 trocar，并于髂前上棘内上方 3 cm 再置入 1 个直径 5 mm 的 trocar。每个穿刺点之间的距离相距 6~8 cm。必要时可在剑突下增加直径 5 mm 的 trocar 方便操作。左侧手术的 trocar 布局与右侧对称，原则是助手位于术者的左侧（术者为右利手，减少对术者优势手的干扰），依据此原则布置 trocar。trocar 详细布局原则参照第六章。在肾前融合筋膜层内推开结肠，打开肾周筋膜及脂肪囊，可见扩张的肾盂，充分游离肾盂，可见肾盂输尿管移行部自下腔静脉后穿过，输尿管起始部狭窄，再游离下腔静脉后输尿管，于下腔静脉后钝性分离输尿管后（图 11-3，图 11-4），游离时注意保护输尿管供血血管。于输尿管上段扩张最下端离断输尿管（图 11-5），于下腔静脉后方拉出远侧输尿管断端（图 11-6），将两输尿管断端移至下腔静脉前（图 11-7）。去除狭窄段约 2 cm，切开输尿管约 1.5 cm（图 11-8），切口位置选择输尿管与肾盂相邻一侧，导丝引导下置入 F6 D-J 管，4-0 可吸收缝线分别将两侧输尿管切开缘与对应肾盂切开缘间断缝合，成形吻合口呈漏斗状，吻合严密无漏尿（图 11-9，图 11-10）。严密止血。放置肾盂旁引流管。患者术后第 1 天可见进食，术后 3 天拔除引流管。术后 2 个月拔除 D-J 管，复查泌尿系 CT。

步骤 1：“游离输尿管”。

步骤 2：“离断输尿管”。

步骤 3：“裁剪输尿管”。

步骤 4：“吻合输尿管”。

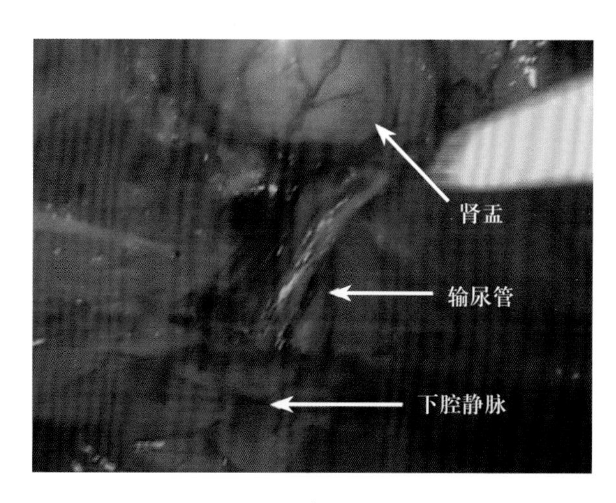

图 11-3 游离狭窄部位以上输尿管

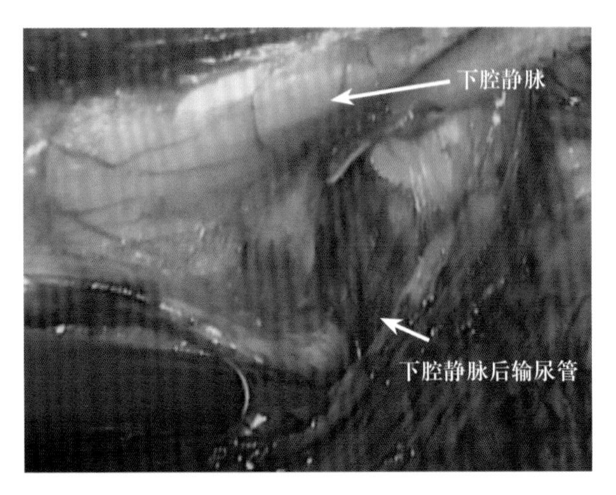

图 11-4 游离下腔静脉后输尿管

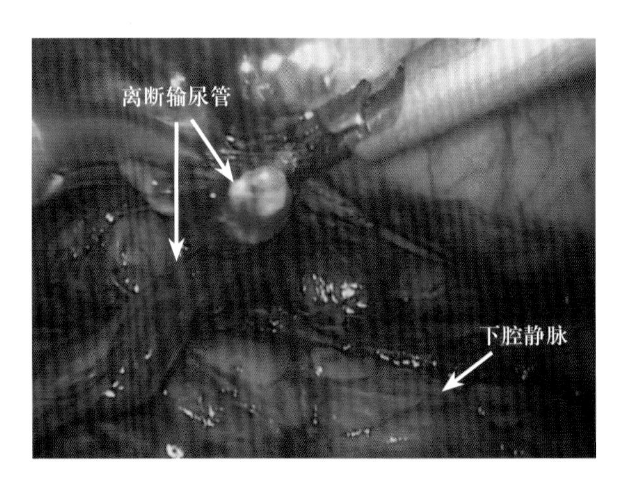

图 11-7 将输尿管断端置于下腔静脉前

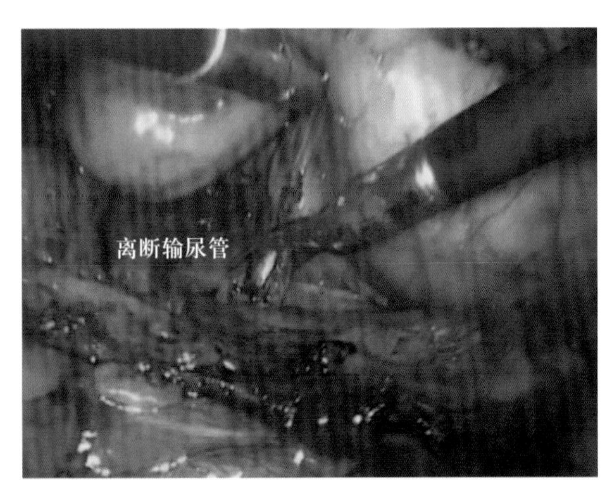

图 11-5 于狭窄部位以上离断输尿管

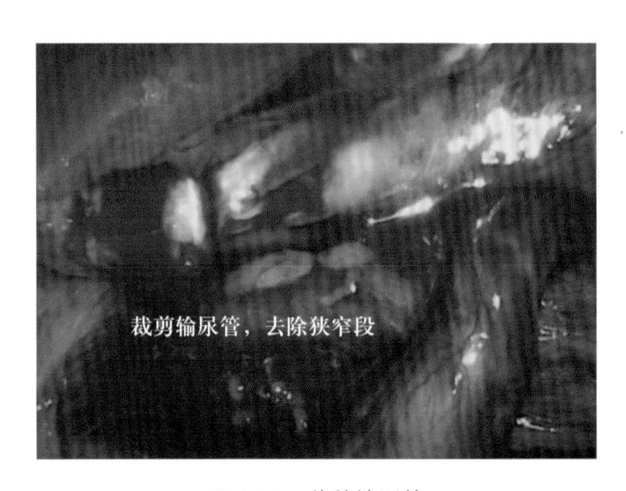

图 11-8 裁剪输尿管

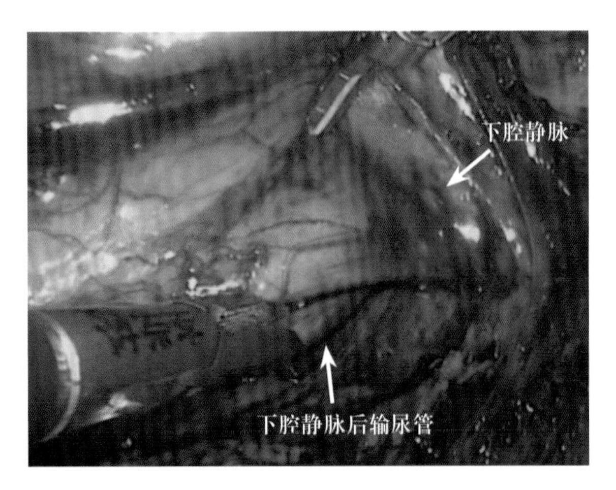

图 11-6 于下腔静脉后方拉出输尿管断端

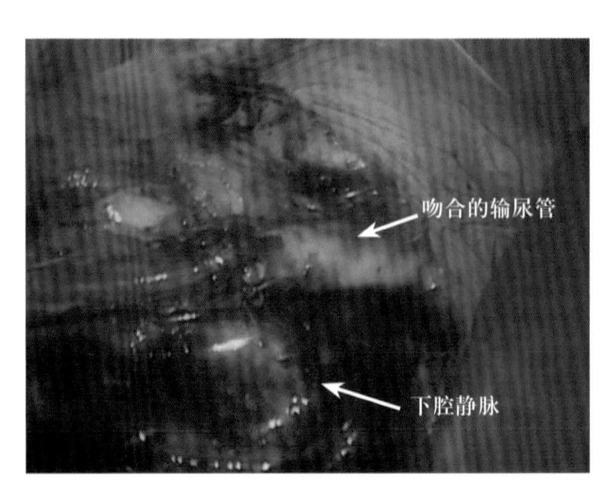

图 11-9 留置 D-J 管

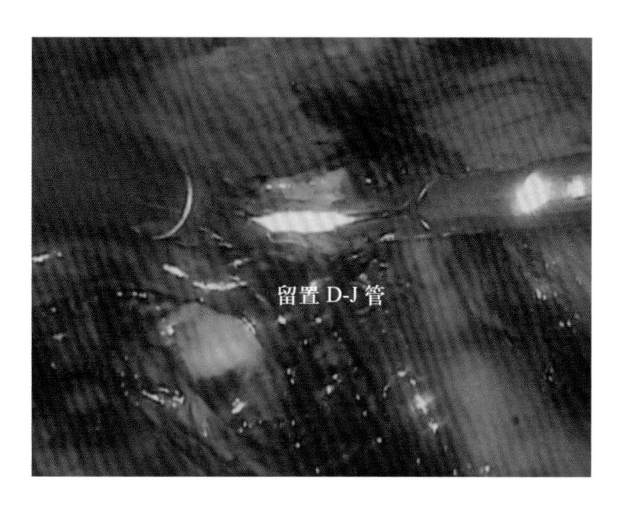

图 11-10 4-0 可吸收缝线吻合输尿管

三、手术经验

传统的手术方式为开放的下腔静脉后输尿管成形术。腹腔镜技术具有微创性、出血减少、手术时间缩短、可重复性强，术后并发症发生率低等优点。随着腹腔镜手术发展，腹腔镜下治疗下腔静脉后输尿管技术越来越成熟，逐渐成为治疗本病的金标准。经腹入路腹腔镜及腹膜外入路腹腔镜治疗下腔静脉各有优势，熟练掌握后手术时间无较大差别。总的来说经腹入路显露下腔静脉更容易，对于可能存在下腔静脉后段输尿管粘连时，选择经腹入路腹腔镜更为安全，而且经腹入路空间大，留置输尿管支架管及吻合输尿管更容易。腹膜外入路更为大家所熟悉，显露肾盂及输尿管更容易，可根据术者对两种腹腔镜技术掌握熟练度选择入路。我们认为对下腔静脉后段输尿管的处理，可根据输尿管长度，以及是否存在下腔静脉后输尿管狭窄等情况，再决定裁剪掉该段输尿管或修剪后保留。对于狭窄段较长，切除狭窄段后可能出现吻合口张力高时，可纵行劈开输尿管狭窄段，使狭窄段成为输尿管壁的一部分，这样可以增大吻合口面积，减轻吻合口张力，避免术后吻合漏及狭窄的发生。

（周亮亮 彭意吉 李学松）

第二节 腹腔镜舌黏膜输尿管成形修复术

一、手术概述

输尿管创伤约占尿路创伤的 2.5%。医源性创伤约占输尿管损伤的 80%。如果未得到合理治疗，输尿管损伤可引起输尿管狭窄，继而引起肾积水和肾功能损害。治疗方式的选择取决于损伤的性质、位置和严重程度。如果支架置入治疗失败，则需要进行手术修复。对于诊断延迟或病情不稳定的患者，建议待病情稳定，损伤局部水肿消退后进行修复。目前，近段长段输尿管损伤修复依然面临着巨大的挑战。常用的方法有多种，包括自体肾移植、回肠代输尿管等，但往往手术难度较大或术后并发症较多，这在一定程度上限制了其在临床上的推广应用。国内李兵教授首先成功地将舌黏膜用于输尿管成形修复术，2018 年，Decaestecker 等报道了机器人辅助腹腔镜下舌黏膜输尿管成形修复术，上述患者手术效果佳，未见明显围术期及术后并发症（Decaestecker et al.，2018）。这均说明舌黏膜用于治疗近端输尿管狭窄安全有效。北京大学第一医院李学松教授在多例舌黏膜输尿管成形术的基础上进行了总结，以下详细介绍该术式。

适应证：输尿管上段较长狭窄，无法行输尿管切除吻合术。一般认为狭窄长度大于2 cm，无法端端吻合，无法行肾盂瓣等修复则可选用本术式。

禁忌证：

1. 心、肺、肝、肾功能不全失代偿，凝血功能障碍，存在麻醉禁忌。
2. 急性泌尿系感染未控制。
3. 膀胱功能障碍或膀胱出口梗阻。
4. 可供选择舌黏膜不足。
5. 舌黏膜感染等病变。

二、手术步骤

（一）麻醉、体位及 trocar 位置

经鼻气管插管，全身麻醉，留置尿管、胃管。如术前患侧未放置输尿管 D-J 管，需截石位膀胱镜下放置输尿管 D-J 管，有助于术中寻找、分离输尿管。患侧 70° 斜卧位（以左患侧为例），可将患侧适当垫高（图 11-11），trocar 标记可参看图 11-12，取右侧锁骨中线肋缘下1.0 cm 小切口，切开腹壁各层，置入气腹针，注气压力至 14 mmg。脐下 3 cm 右侧腹直肌旁1 cm 小切口，穿刺直径 12 mm 的 trocar（trocar 3），引入腹腔镜。监视下分别于脐上 3 cm 右侧腹直肌旁，麦氏点取 1.0 cm（trocar 2）和0.5 cm 小切口（trocar 4），另置入 2 个 trocar。右侧锁骨中线肋缘下置入 1 个直径 10 mm 的 trocar（trocar 1）。由助手持镜，trocar 1 处可置入超声刀，由术者右手操作，trocar 2 处置入辅助器械，术者左手操作。

（二）关键步骤

1. 分离并显露输尿管狭窄段

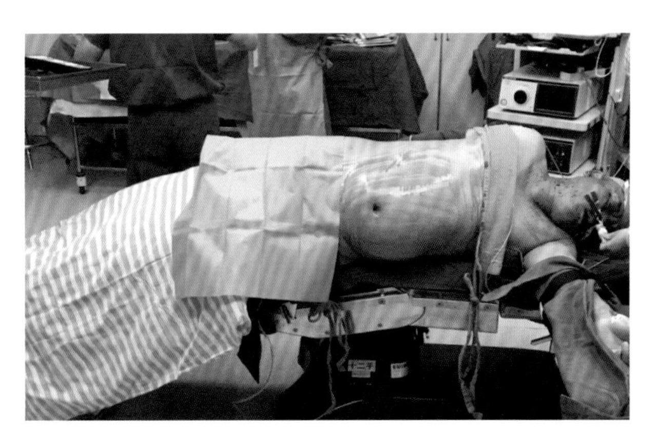

图 11-11　患者体位，患侧 70° 斜卧位

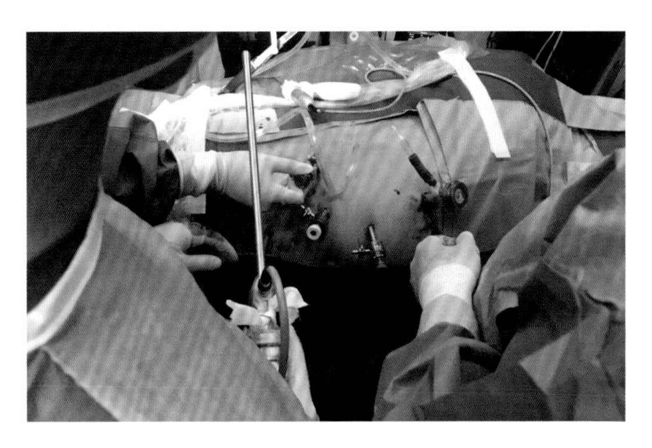

图 11-12　trocar 布局

小心分离肠管粘连。在肾下极水平游离结肠，并从结肠旁沟向上游离至肝结肠韧带处，将结肠翻至内侧。在肾下极水平游离显露输尿管及肾盂。如肾周组织影响操作可应用 Hem-o-lok 将肾周组织与后腹膜钳夹悬吊固定，以更好暴露肾门周围结构（图 11-13）。输尿管上段周围瘢痕增厚粘连较重处往往提示狭窄部位所在，需完全游离狭窄段及上下 2 cm 正常输尿管，注意保留滋养血管及输尿管鞘。纵行剪开僵硬狭窄输尿管管壁，使用笔者定制的专用可弯剪刀可为该操作带来极大便利（图 11-14）。通过观察狭窄段弹性及血运情况有助于判断输尿管活性，如遇到狭窄处管腔闭锁，预计长度在 2 cm 以内可予以离断，切除闭锁管腔段，将输尿管后壁予以 4-0 可吸收缝线间断或者连续

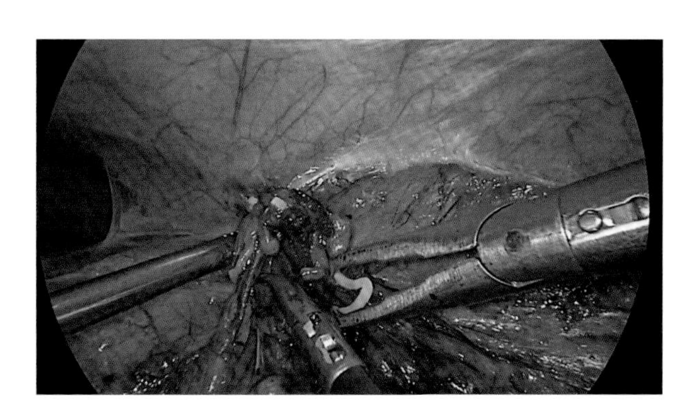

图 11-13 组织悬吊技术

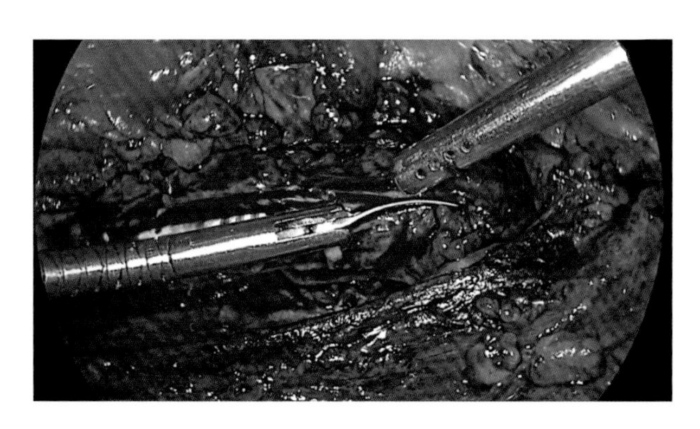

图 11-14 可弯剪刀纵行剪开病变输尿管

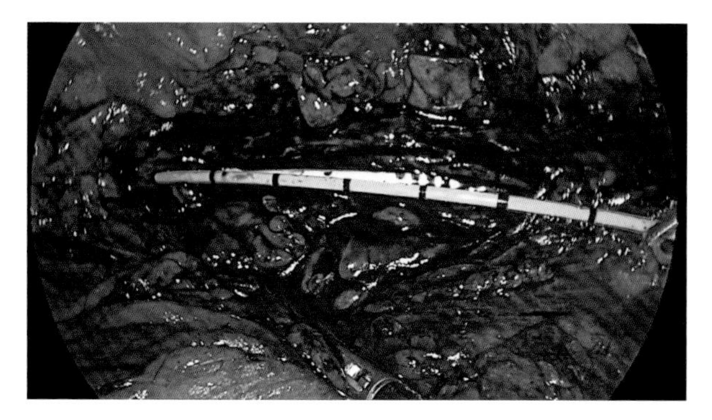

图 11-15 测量输尿管缺损范围

缝合，形成输尿管板。在腹腔镜监视下在输尿管内置入 F7 D-J 管，用带刻度的输尿管导管或者尺子测量缺损输尿管长度，以此判断所需舌黏膜取材长度（图 11-15）。

2. 取材并修剪自体舌黏膜组织

开口器撑开口腔，做好眼部保护，以 0.5% 聚维酮碘（活力碘）消毒面部及口腔，3-0 可吸收缝线在舌尖及舌两侧牵引，根据实际情况以记号笔标记所需取材范围，注意两端呈卵圆形取材，以 1∶100 000 肾上腺素沿切除边缘注入舌黏膜下，以小圆刀沿标记线切开舌黏膜深达黏膜下组织，可应用丝线牵拉分离的舌黏膜组织，避免用力，仔细沿黏膜下分离，避免取材过厚或离断，所取材新鲜舌黏膜组织需置入生理盐水中保存，以 3-0 可吸收缝线缝合舌部创面，眼科剪小心修剪取材舌黏膜上多余的肌肉组织后备用（图 11-16）。

3. 补片式重建输尿管

将舌黏膜经 12 mm trocar 引入体内，以 4-0 可吸收缝线将舌黏膜两端与劈开的输尿管开口上下两顶点缝合固定，注意将黏膜面面向管腔。舌黏膜未充分固定期间避免使用吸引器，以防误将舌黏膜吸入吸引器内。5-0 可吸收缝线连续全层缝合舌黏膜和输尿管管壁，确保无张力修补输尿管前壁（图 11-17）。

4. 网膜包裹技术在上尿路修复中的应用

近术侧横结肠下方找到大网膜，通常不用游离裁剪，取张力和厚度合适（根据修复段长度，要求完全覆盖修复的输尿管）、血供良好的带蒂大网膜，将大网膜从成形段输尿管后方穿过，继而向前方环绕包裹该段输尿管，并用 4-0 可吸收缝线缝合固定游离大网膜远、近端（图 11-18），后将该部分网膜外侧与腰大肌缝合固定，远、近心端与输尿管外膜缝合固定，缝合过程中应避免损伤网膜血管，固定后观察大网膜有无局部出血、缺血改变。生理盐水冲洗创面，于吻合口附近留置 F20 腹膜后引流管 1 根。

三、并发症、常见问题及手术经验

（一）并发症

1. 吻合口瘘及感染：常见于术后早期，主

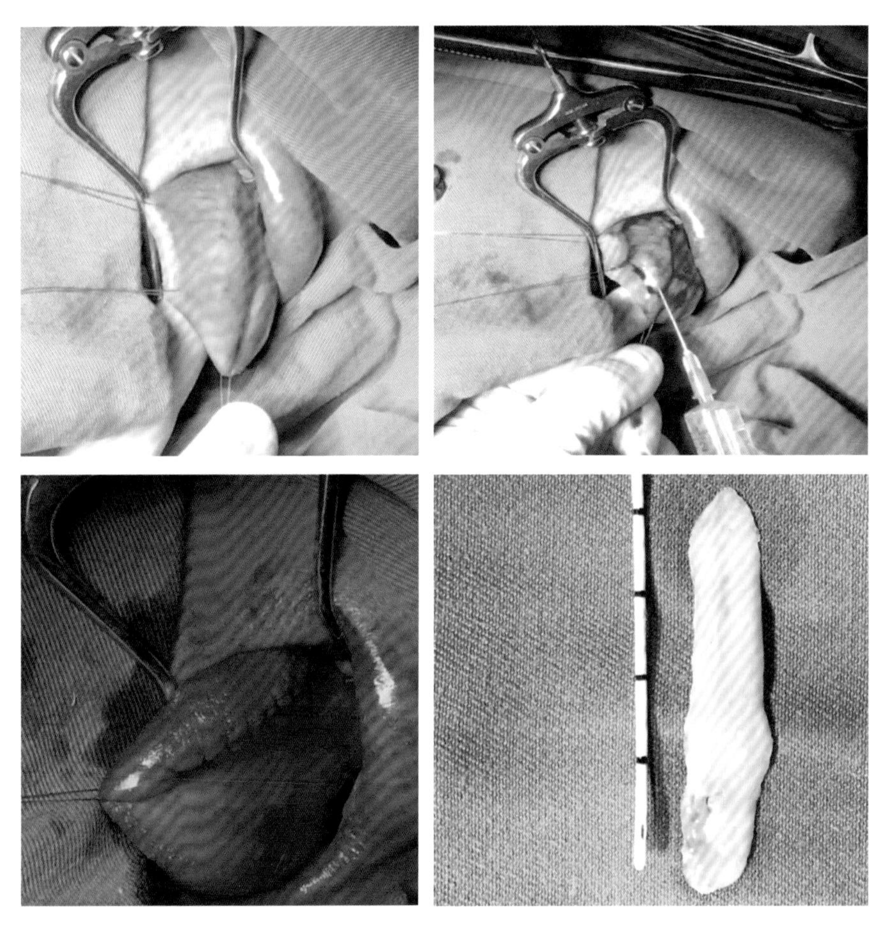

图 11-16 取材舌黏膜组织

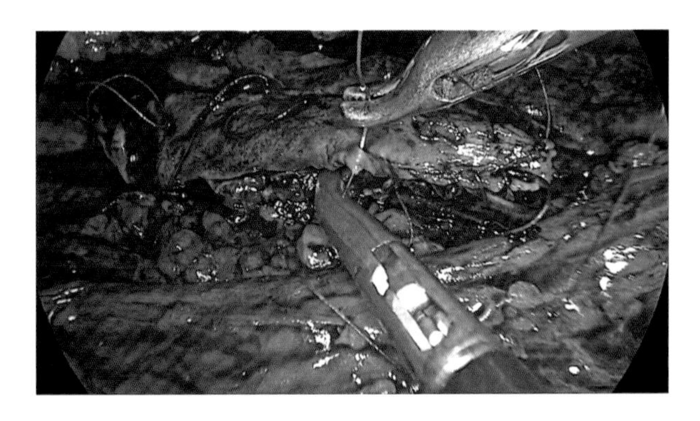

图 11-17 补片式舌黏膜输尿管成形

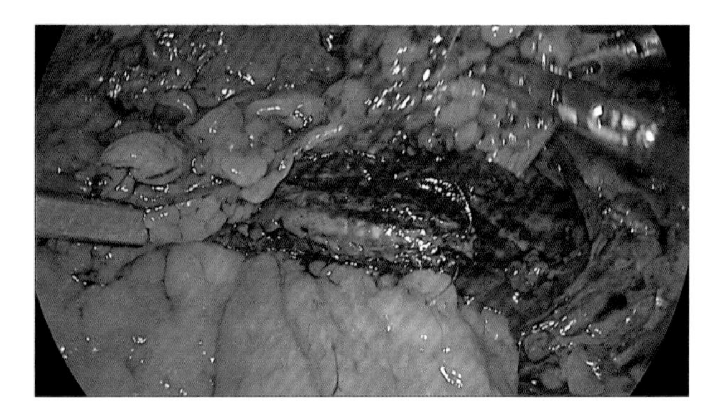

图 11-18 网膜包裹技术在上尿路重建手术中的应用

要与吻合不确切，吻合口张力大，吻合口远端梗阻或者 D-J 管不通畅有关。注意观察患者体温，腰腹部症状，伤口引流，血常规和尿常规，及早发现因尿瘘及其引起的感染。尿瘘发生后，注意观察留置 D-J 管的引流情况和伤口引流管的引流量，并及时结合足量足疗程抗生素控制尿瘘引起的感染，以避免因尿瘘、感染而导致局部愈合不佳。

2. 口腔局部并发症：术后 6 个月内发生的舌黏膜取材部位并发症包括麻木（17.27%）、味觉异常（5.45%）、言语不清（8.18%）等。这些口腔并发症与患者的年龄、舌黏膜取材长度相关。大多数口腔并发症在 1 年内逐渐消退（Xu et al.，2011）。术后取材部位水肿疼痛，应从流食逐渐过渡到普通饮食，注意口腔卫生，可选用口腔含漱液清洁口腔、改善水肿、减轻疼痛和口腔异味，从而减少局部感染风险。

（二）常见问题

1. 舌黏膜与颊黏膜应用于尿路修复的比较。

目前颊黏膜已经成功用于输尿管成形术。然而，该项技术存在取材部位相关并发症的风险，包括口腔麻木（16%）、口腔紧张（32%）和唾液功能改变等。在尿道成形术中，颊黏膜具有丰富的血管分布，与潮湿环境相容性好且具有较强的抗感染能力，所以应用比较广泛。与颊黏膜相比，舌黏膜是一种很好的替代品，手术结果效果与颊黏膜相当，但取材部位并发症发生率较低。舌黏膜除了具有上述优势之外，还因舌可牵拉出口腔而更容易获取。

2. 多少长度的狭窄适合采用舌黏膜修复？

当术中发现狭窄长度不能满足输尿管狭窄段切除无张力吻合时，可考虑使用舌黏膜修复。目前很难给出一个确切数值来确定多少长度的狭窄适合选择舌黏膜修复。它受输尿管弹性，近端和远端输尿管活动程度的影响。根据目前经验来看，一般认为狭窄长度大于 2 cm 可考虑选用本术式。

3. 舌黏膜输尿管成形术选用补片式还是管状替代？

一般而言，颊黏膜管状替代手术治疗尿道狭窄有更高的狭窄复发率，目前考虑和管状替代时舌黏膜血供形成较差有关，因此推荐选用补片式修复，其在手术成功率上更具有优势。

4. 大网膜包裹在本手术中有何作用？

带蒂大网膜具有强大的再生能力，包绕于输尿管周围以代替部分缺损，可以减少尿瘘风险；为舌黏膜及局部输尿管提供丰富血供，同时具有吸收渗出、抗感染功能，当糖尿病、尿瘘等因素影响组织愈合时有利于局部组织修复；大网膜可使覆盖部位不致形成坚硬的纤维组织，隔离周围的瘢痕粘连，避免瘢痕粘连影响输尿管术后恢复。此外，若术后狭窄复发需要手术时相对容易游离。

（三）手术经验

近段长段输尿管狭窄重建是泌尿外科一项严峻的挑战。目前国内外相关修复重建尚无统一治疗方法。腹腔镜下舌黏膜输尿管成形术是近年来提出的修复方法，虽然目前报道例数较少，但手术效果满意，围术期及术后并发症较少。目前来看初步效果良好，其远期效果以及相较于其他术式的优劣需要更多的临床实践进一步探索。

近期国内上尿路修复领域的多家中心准备在学会领导下开展口腔黏膜补片修复输尿管的多中心研究，希望将来能在本领域总结更多的经验。

（樊书菠　张 磊　李学松）

第三节　腹腔镜回肠代输尿管术

一、手术概述

对于长段输尿管不可逆病变，回肠代输尿管手术被认为是输尿管损伤修复的最终解决手段。因其存在潜在的代谢性酸中毒、电解质紊乱等风险，所以对于输尿管病变治疗时，首选自体尿路上皮组织进行重建修复。根据输尿管病变长度和部位的不同，可采用的治疗方案各有差异：狭窄部位在输尿管上段，可以采用肾盂成形术或肾盂瓣；狭窄部位在输尿管中段，可以采用输尿管端端吻合术；狭窄部位在输尿管下段，可以采用膀胱输尿管再植术或膀胱瓣及腰大肌悬吊技术。对于长段输尿管狭窄，当自身尿路组织无法替代修复时，亦可采用自体口腔黏膜（舌黏膜或颊黏膜）或阑尾组织进行尿路修复，但当上述技术均无法对尿路进行修复或修复效果不满意时，回肠代输尿管术成为最终的解决办法。因其远期并发症发生率较其他术式高，故对于该术式的适应证及禁忌证相对比较严格。

1906 年 Shoemaker 首次报道回肠代输尿管术在结核病患者中的应用，1959 年 Goodwin 成功将这一术式推广。随着微创外科技术的逐渐普及，2000 年 Gill 等首次成功应用腹腔镜进行回肠代输尿管术，并于此后证实腹腔镜回肠代输尿管术较开放手术在术后恢复有明显优势，在术后并发症率上无显著差异（Gill et al., 2000）。此后，腹腔镜回肠代输尿管手术逐渐被接受，并取得了满意的手术效果。近年来，机器人辅助下回肠代输尿管术亦开始应用于临床。由作者所在单位为主的上尿路修复团队自 2009 年开始，截至目前已经完成了 98 例回肠代输尿管手术，其中腹腔镜回肠代输尿管手术 10 余例，积累了较为丰富的经验。

【手术适应证】

1. 长段输尿管病变；

2. 多发输尿管病变；

3. 无法行其他手术予以修复，如膀胱瓣、肾盂瓣、输尿管 - 输尿管吻合及口腔黏膜替代等；

4. 患侧肾功能尚好，GFR 大于 15 ml/min 或患侧尿量大于 500 ml/d。

【手术禁忌证】

1. 肠道自身疾病，如炎性肠病或者放射性小肠炎；

2. 基础肾功能不全，血肌酐 >2.0 mg/dl（176.8 μmol/L），还包括患侧肾小球滤过率小于 15 ml/min 或患侧尿量小于 500 ml/d；

3. 自身基础疾病不能耐受麻醉和手术等。

二、手术步骤

1. 体位：患侧 60° 斜卧位，可将患侧适当垫高。

2. 建立气腹，置入 trocar 进入腹腔。

3. 以右侧手术为例，首先游离升结肠（图 11-19），打开肾周筋膜（图 11-20），找到输尿管或肾盂（图 11-21，图 11-22），确认病变位置，于病变上方剪开输尿管或肾盂，确认尿液可自行流出（图 11-23，图 11-24）。

4. 充盈膀胱（图 11-25），测量正常输尿管至膀胱顶部距离（图 11-26）。

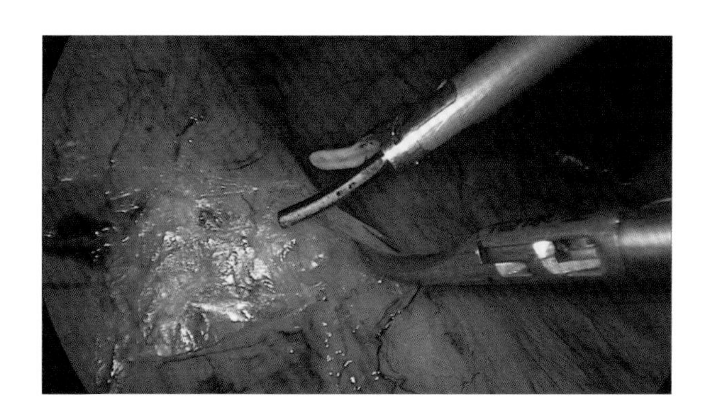
图 11-19 游离升结肠

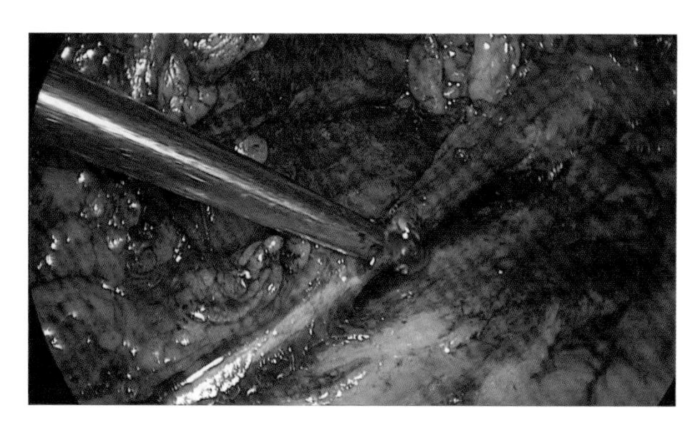
图 11-23 在狭窄部位近端切开输尿管

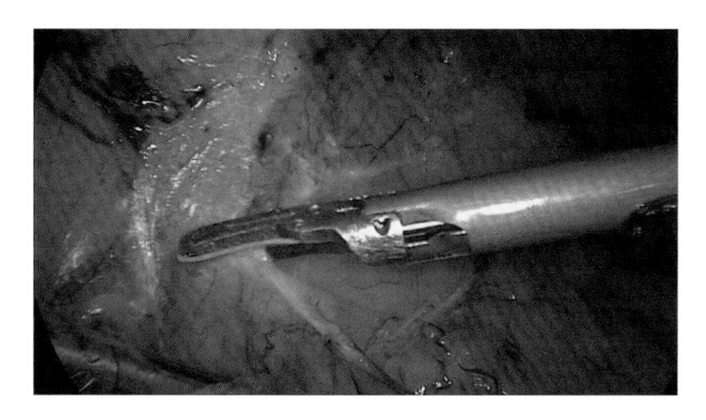
图 11-20 打开肾周筋膜

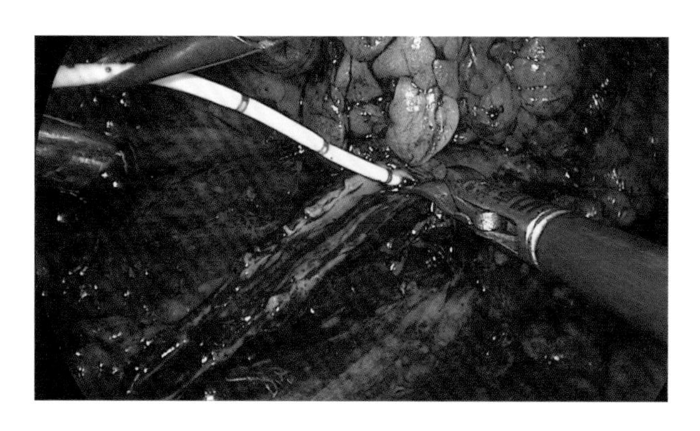
图 11-24 确认尿液可无阻力的流出

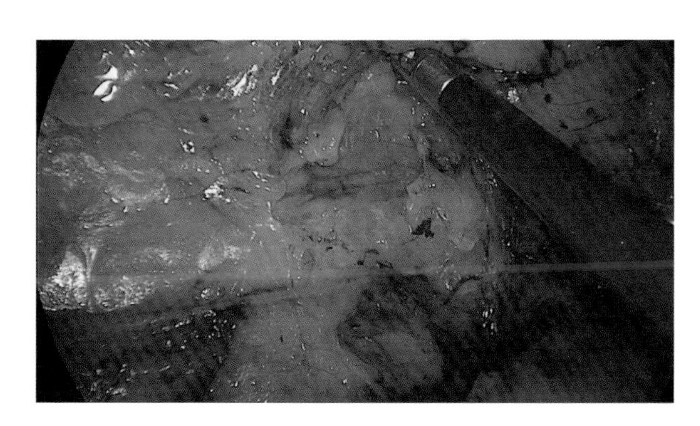
图 11-21 寻找输尿管或肾盂

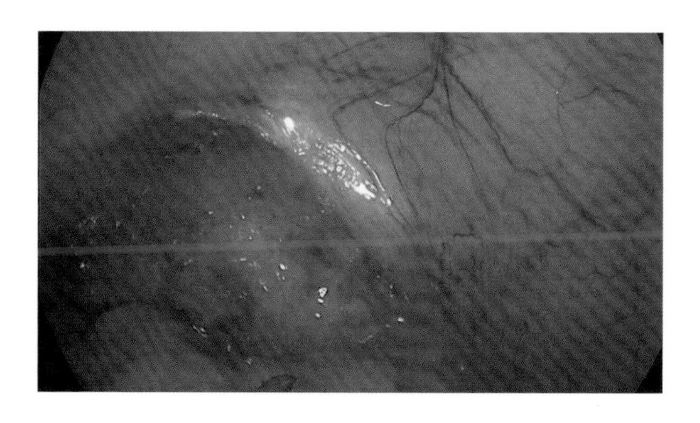
图 11-25 充盈膀胱

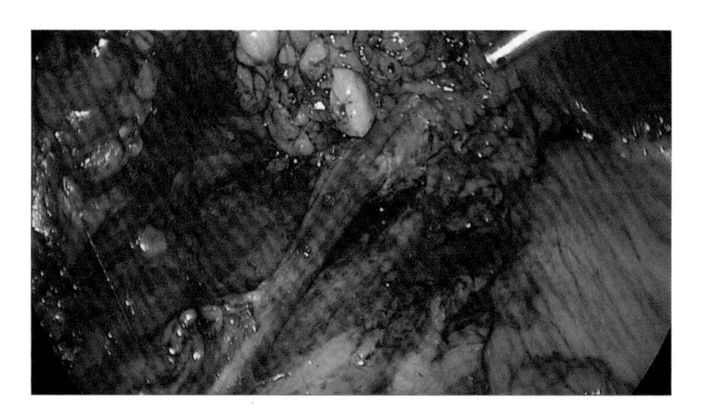
图 11-22 确定输尿管或肾盂

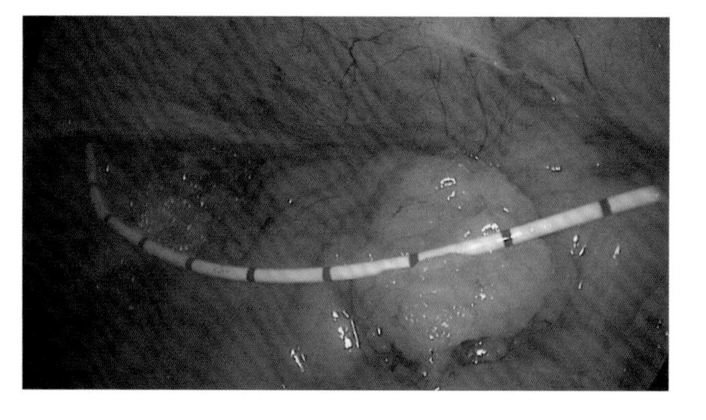
图 11-26 测量正常输尿管至膀胱顶部距离

5. 切开 2、3 trocar 小切口间皮肤，将第 2、3 trocar 小切口相连（图 11-27），进入腹腔（图 11-28）。

6. 找到回盲部（图 11-29）。距回盲部 20 cm（图 11-30），取远端回肠组织，长度约为测量缺损长度 +5 cm（图 11-31），保留肠管血供，离断肠管（图 11-32），断端回肠以吻合器行侧侧吻合（图 11-33），恢复肠道连续性（图 11-34）。

7. 截取的肠管以 10% 聚维酮碘反复冲洗至清洁（图 11-35），测量截取肠管延展长度（图 11-36），截取回肠远端外翻缝合形成末端乳头（图 11-37），肠管内放置 F8 D-J 管 1 根，并将两端固定于肠管上（图 11-38）。

8. 关闭回肠系膜（图 11-39），还纳截取肠管入腹腔（图 11-40），置入升结肠外侧，关闭腹部切口。

9. 重新置入 trocar 建立气腹（图 11-41），近端回肠内 D-J 管放置至肾盂或输尿管内，病变近端与回肠行端端吻合（图 11-42，图 11-43），将截取的回肠吻合口附近缝合几针固定于侧腹壁。

10. 将截取回肠向下延展至膀胱顶部（图 11-44），于膀胱顶壁切开膀胱（图 11-45），D-J 管尾端放置膀胱内，将回肠乳头置入膀胱内并与膀胱壁吻合（图 11-46）。

11. 膀胱及肾造瘘注水，观察有无上、下吻合口漏尿。

12. 留置输尿管回肠吻合口处及盆腔引流管。

（注：病变位于左侧输尿管：除第 8 点有差异，其余与上述相同；8. 于降结肠系膜上开口，将截取肠管自系膜开口处穿出至结肠外侧，适当关闭系膜开口，关闭腹部切口。）

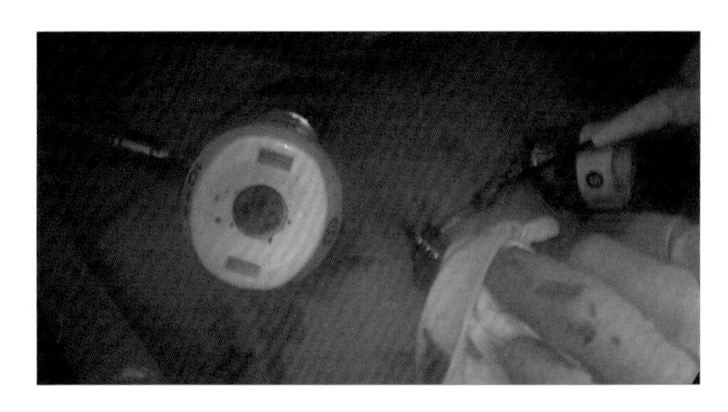

图 11-27 切开第 2、3 trocar 小切口间皮肤，将第 2、3 trocar 小切口相连

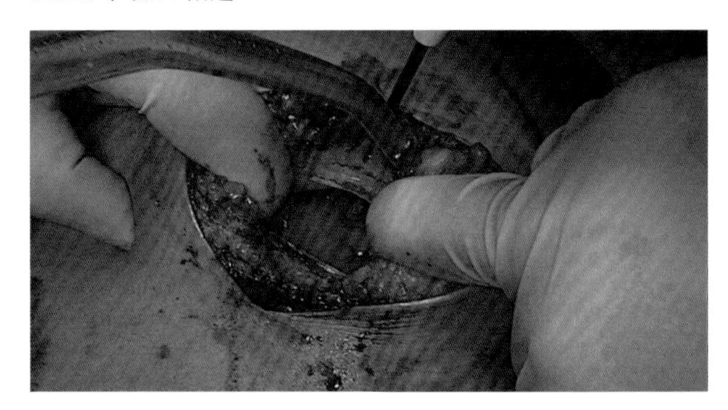

图 11-28 逐层切开，进入腹腔

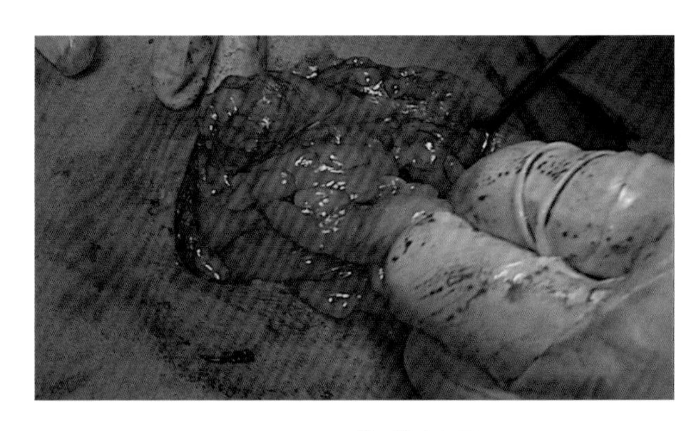

图 11-29 找到回盲部

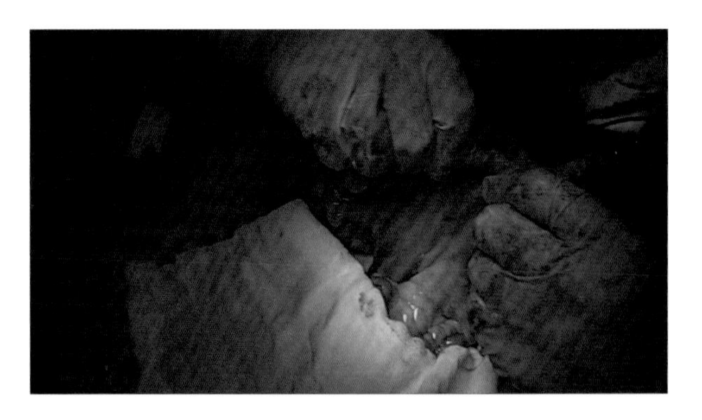

图 11-30 选取距回盲部 20 cm 的回肠

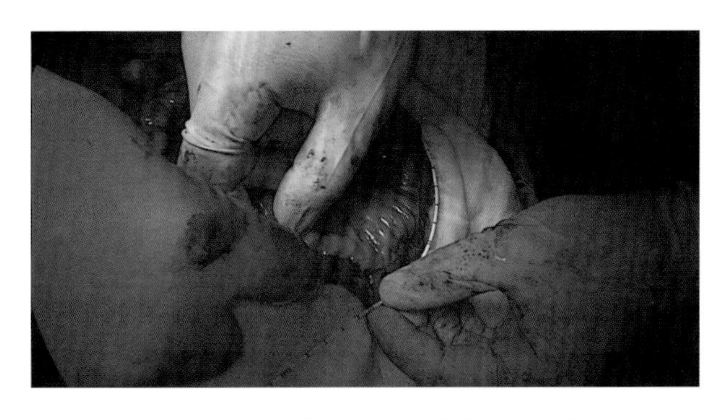

图 11-31 测量并标记长于缺损约 5 cm 的肠管

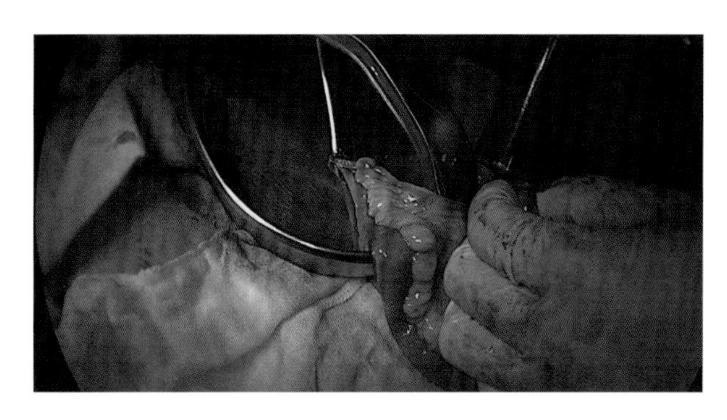

图 11-35 截取的肠管以 10% 聚维酮碘反复冲洗至清洁

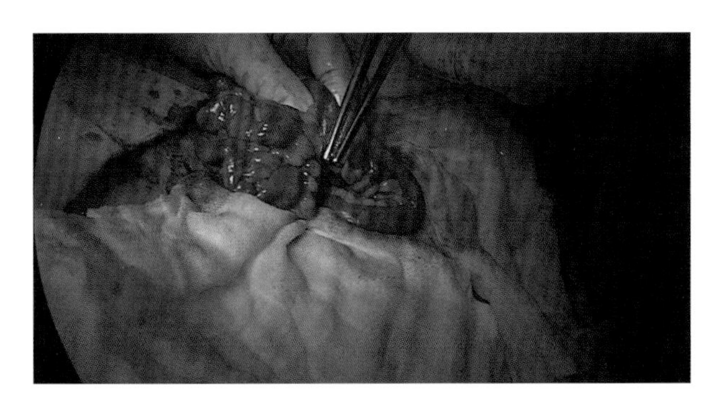

图 11-32 保留系膜血供，离断肠管

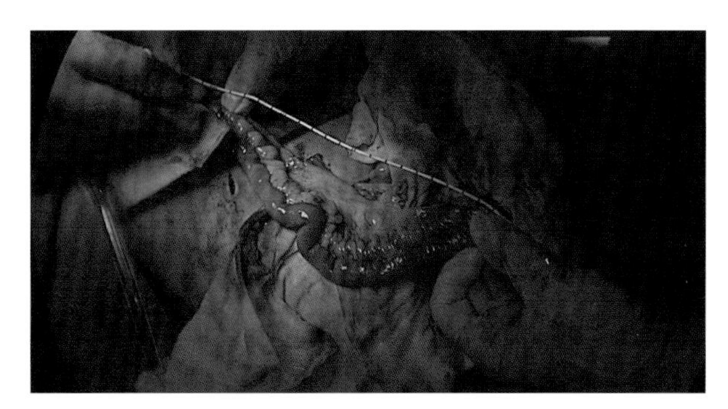

图 11-36 测量截取肠管延展长度

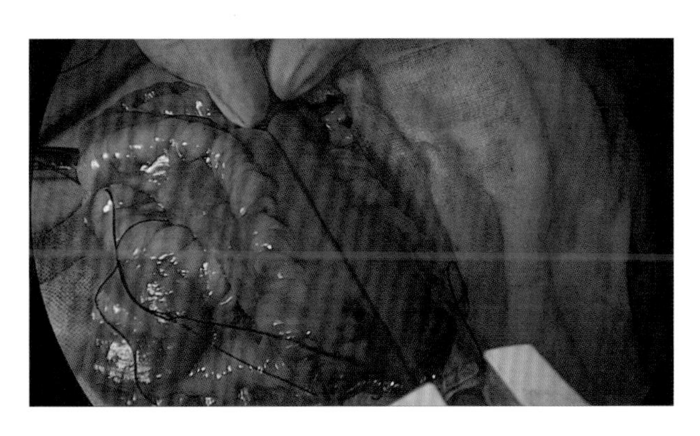

图 11-33 吻合器侧侧吻合恢复肠管连续性

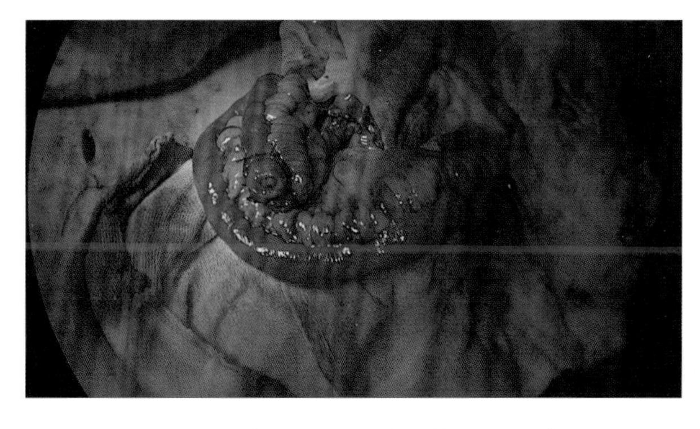

图 11-37 截取回肠远端行外翻形成乳头

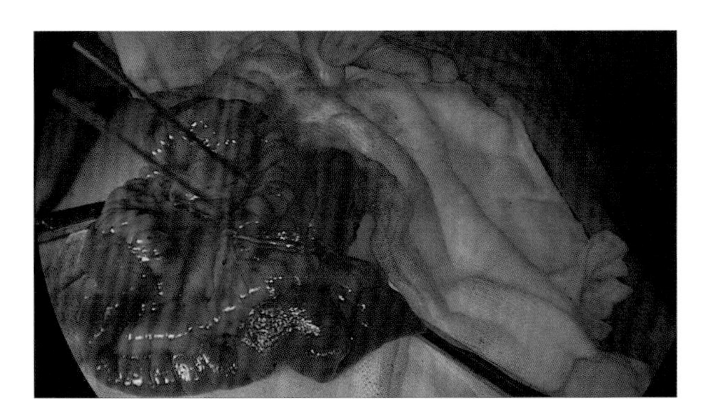

图 11-34 恢复肠道连续性

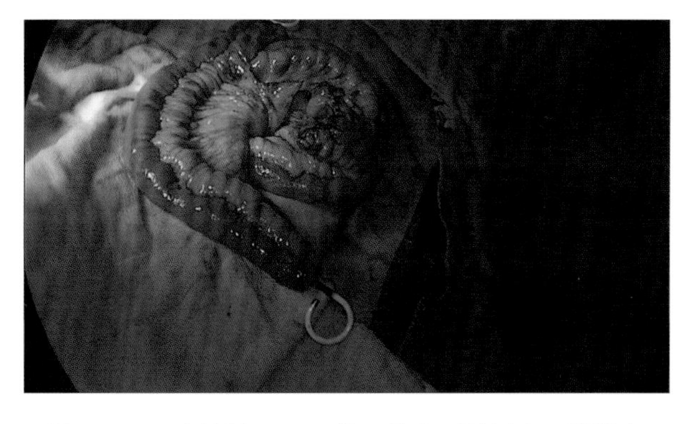

图 11-38 内放置 8F D-J 管，并将两端固定于肠管上

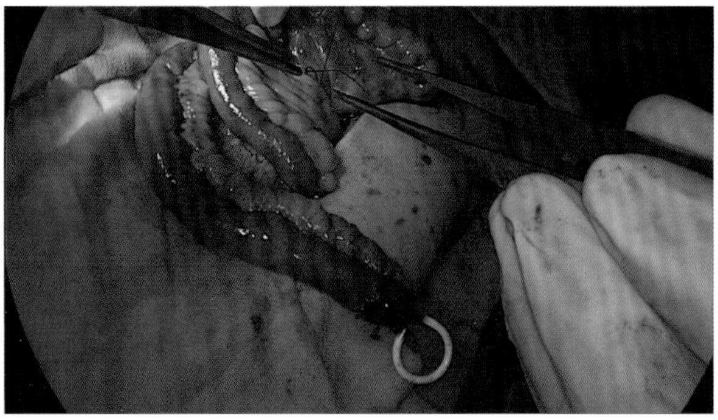

图 11-39　关闭回肠系膜

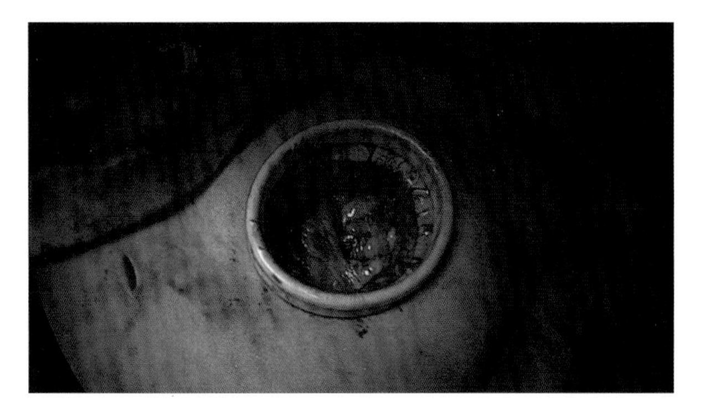

图 11-40　还纳截取肠管入腹腔

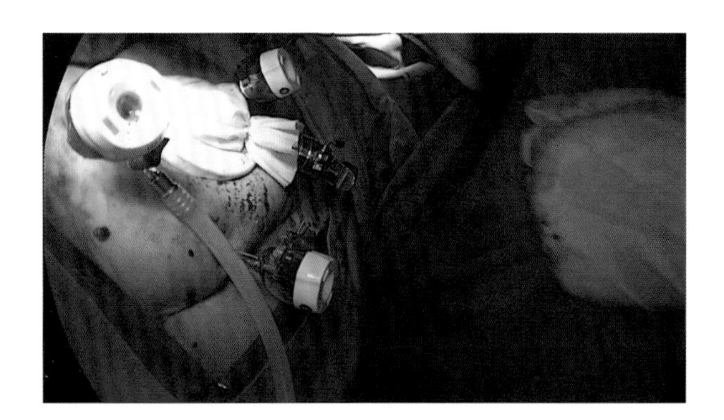

图 11-41　重新置入 trocar 建立气腹

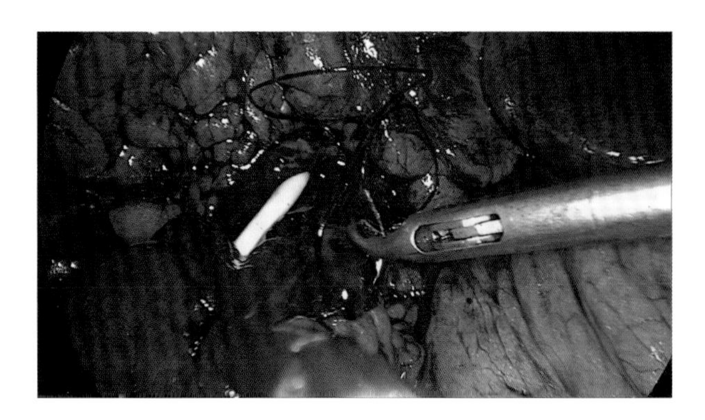

图 11-42　近端回肠内 D-J 管放置至肾盂或输尿管内

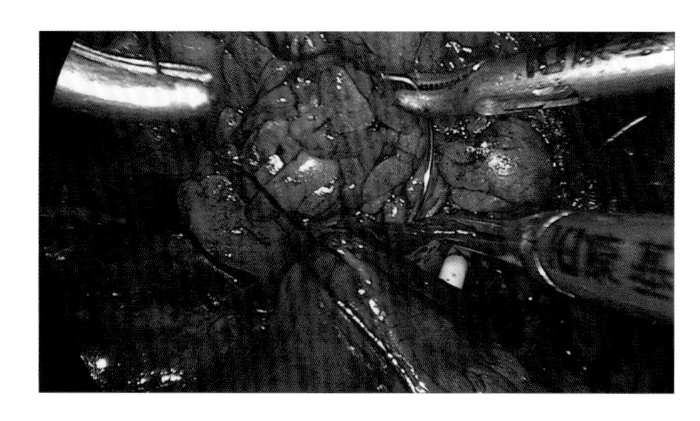

图 11-43　病变近端与回肠近端行端端吻合

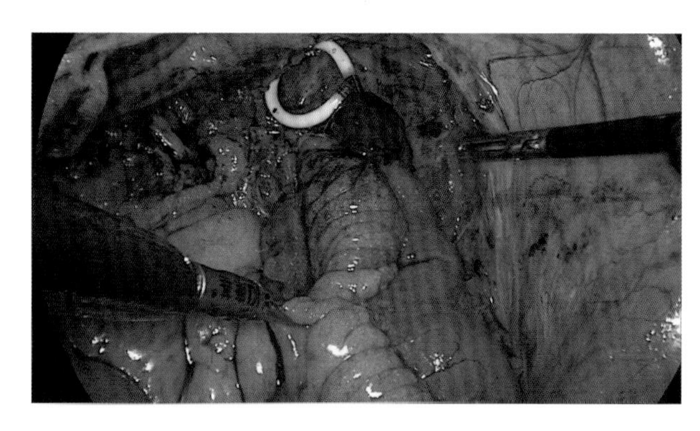

图 11-44　将截取回肠向下延展至膀胱顶部

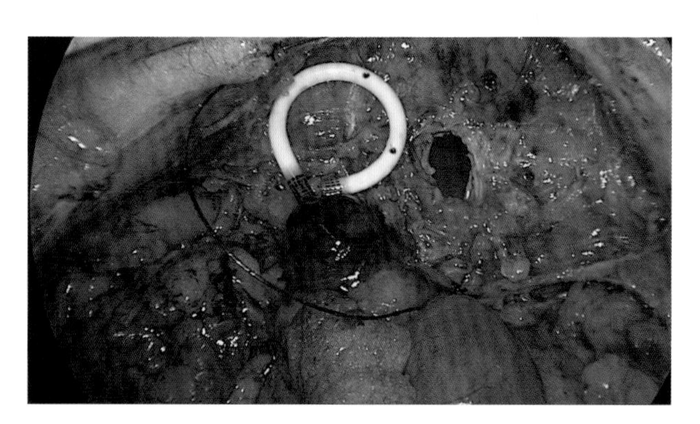

图 11-45　于膀胱顶壁切开膀胱

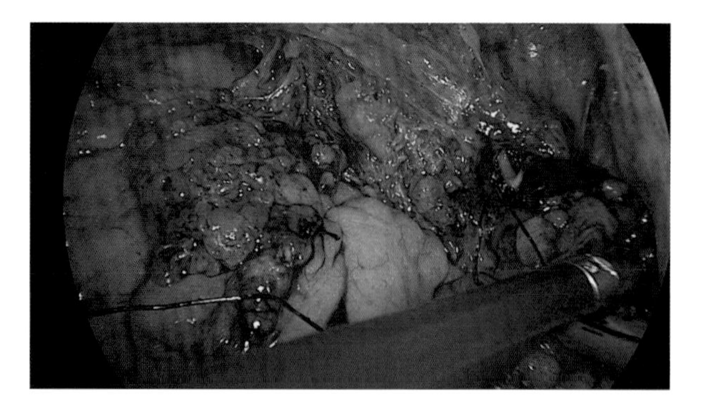

图 11-46　D-J 管尾端放置膀胱内，将回肠乳头置入膀胱内并与膀胱壁吻合

三、术后并发症、常见问题及手术经验

（一）术后并发症

回肠代输尿管术常见术后并发症包括反复泌尿系感染、回肠膀胱吻合口狭窄、代谢性酸中毒、肾盂或输尿管回肠吻合口瘘等。术后并发症的发生率在不同文献报道中并不一致，这与输尿管病变的病因、术前肾功能、术者经验和手术方式有关。新近文献报告，在术前对患者手术指征及禁忌证严格筛选前提下，回肠代输尿管术取得了良好的疗效。

笔者所在单位报告了 23 例回肠代输尿管的术后长期随访结果，其中 22 例患者术后肾功能保持稳定或有改善，另 1 例患者为孤立肾，术后血肌酐略有升高，随访血肌酐水平趋于稳定，早期并发症 6 例，包括 3 例泌尿系感染，2 例输尿管回肠吻合口瘘，1 例不完全性肠梗阻；晚期并发症 6 例，包括 2 例反复泌尿系感染，2 例切口疝，1 例代谢性酸中毒，1 例结石形成。Zhong 等报告了 21 例回肠代输尿管手术，术后血肌酐均恢复正常，2 例发生代谢性酸中毒，1 例发生尿路感染，均经药物对症治疗后痊愈，1 例术后发生轻度膀胱回肠反流（Zhong et al.，2019）。Matlaga 等报告了 16 例患者行回肠代输尿管手术，术后肾功能均稳定或改善，仅 2 例出现泌尿系感染（Matlaga et al.，2003）。Verduyckt 等报告的 18 例回肠代输尿管手术患者中，短期并发症包括输尿管回肠吻合口瘘 2 例；长期并发症包括代谢性酸中毒 2 例，反复泌尿系感染 6 例，回肠输尿管吻合口纤维化 4 例。术后随访 65 个月，15 例患者肾功能得到改善，2 例患者分别因反复血尿和多发动静脉畸形行患侧肾切除（Verduyckt et al.，2002）。Armatys 等随访了 91 例回肠代输尿管病例，平均随访 36 个月，39 例患者术后短期内出现 76 项并发症，以泌尿系感染和伤口感染最为常见，远期并发症包括吻合口狭窄 3 例，吻合口瘘 6 例，均接受再次手术。另有代谢性酸中毒 3 例，予口服碳酸氢钠纠正（Armatys et al.，2009）。

Stein 等比较了 7 例腹腔镜和 7 例开腹回肠代输尿管术的疗效差异，所有患者肾功能均有所好转，相对于开腹手术，腹腔镜手术患者术后恢复时间明显缩短（4 周 v.s. 5.5 周）、麻醉性镇痛药使用剂量明显减少（38.9 mg v.s. 322.2 mg）。此外，腹腔镜组平均住院时间较短（5 天 v.s. 8 天），但平均手术时间延长（470 min v.s. 383 min），但没有达到统计学差异。两组术后并发症无明显差异（Stein et al.，2009）。

以上研究结果可以证实回肠代输尿管术的远期效果良好，大部分患者肾功能有改善，并发症发生率不高。腹腔镜手术可以取得与开放式手术类似良好的治疗效果，且具有术后恢复快的优点。

需要强调的是，回肠代输尿管术是一个需要医患双方共同坚持的长期工程，术后严格管理与定期随访十分必要，这有助于术后恢复及并发症的发现，术后常见并发症及处理如下。

1. 代谢性酸中毒：由于肠黏膜对尿液的重吸收作用及尿路结构的改变，常出现高氯性酸中毒。患者可能出现乏力、疲倦等症状，术后需定期进行血气分析检查，监测酸碱、水电解质平衡，可口服碳酸氢钠片碱化尿液，纠正酸中毒。

2. 泌尿系感染：由于尿路结构的改变，尿液在上尿路停留时间延长可增加泌尿系感染的风险，患者可表现为发热、腰痛，伴或不伴尿频、尿急、尿痛等尿路刺激症状，术后需嘱咐患者多饮水、勤排尿，口服抗生素治疗。

3. 吻合口瘘：吻合口瘘可引起尿囊肿或瘘管形成，通过肾造瘘造影可诊断，大多数病例可通过延长肾造瘘的留置时间而自行愈合，只有极少病例保守治疗效果不佳需再次手术治疗。

4. 回肠输尿管梗阻：梗阻常由于水肿或肠管黏液产生过多引起，但需排除回肠的扭曲，留置造瘘管或支架管缓慢低压冲洗可解决此问题。

5. 肠梗阻：由于手术对小肠组织行切除、吻合，故部分患者存在肠梗阻可能性，这些患者均可通过保守治疗方式缓解，极少需要外科干预处理。

6. 系膜血管受压：可致肠段缺血坏死，应立即手术。

（二）常见问题

1. 什么样的患者需要做回肠代输尿管术？

对于各种原因引起的长段输尿管狭窄，包括手术、结石、感染、放疗、化疗、自身免疫疾病等，无法采取其他方法修复的患者，在基础肾功能允许（血肌酐小于 2 mg/dl），患侧肾功能有保留价值，患者意愿强烈且依从性很好的前提下（术后可能出现各种并发症，且需要长期按要求随访），我们选择为患者实施回肠代输尿管术。

2. 回肠代输尿管术后的怎么管理？

回肠代输尿管术患者术后需要按照特定标准进行康复治疗，并建立规范的随访制度，随访间隔为 3 个月，每次随访需明确患者症状，详细的体格检查，完善血常规、尿常规、血生化、血气分析、泌尿系 B 超。若患者术后仍留置肾造瘘管，通常于术后 3 个月拔除，拔管前行上尿路影像尿流动力学检查，术后 6 个月完善泌尿系 CT 增强扫描与动态磁共振成像检查。

回肠代输尿管远期的并发症主要是代谢性酸中毒。肠管的腺上皮具有一定的吸收功能，会吸收一部分经过回肠排泄的尿液中的毒素成分，造成机体内环境的紊乱，可表现为代谢性酸中毒的相关临床症状；如果出现酸中毒时，可能表现为嗜睡、疲劳、恶心、呕吐、厌食和腹部烧灼感等症状，通过血气分析监测血 pH、HCO_3^-、碱剩余可以了解酸中毒情况，有些患者需要一段时间服用碳酸氢钠治疗（2~6 g/d）进行纠正；如果酸中毒不能及时纠正，机体的内环境会进行性恶化，出现肾损伤甚至肾衰竭，并可出现尿路梗阻、结石等严重并发症。

故对于回肠代输尿管患者，我们建议建立长期随访机制，这样可以减少远期并发症的发生，一旦出现并发症可以及时接受相应治疗，避免因就诊不及时造成的严重后果。

3. 回肠代输尿管末端是否需要抗反流设计？

对于是否需要抗反流设计，仍然存在争议，笔者所在单位目前采用近端直接吻合，保证吻合口宽大，远端制作抗反流乳头，取得满意的手术效果，随访期间未见吻合口狭窄。

（三）手术经验

在术前对患者手术指征及禁忌证严格筛选前提下，目前回肠代输尿管术均有较好疗效，结合笔者所在单位既往回肠代输尿管术治疗经验，对于整个手术过程，笔者认为手术要点包括以下几点。

1. 手术时机需选择恰当，输尿管损伤需及时发现，及时处理。Ⅰ期手术有其优点。无水肿及粘连、解剖清楚，组织血运好。Ⅱ期手术难度增加且并发症发生的可能性明显增加。

2. 没有条件行Ⅰ期手术，建议行经皮肾或开放肾造瘘，以保护肾盂或输尿管残端，有利于保护肾功能，减少局部粘连以利于Ⅱ期手术。

3. 严格把握手术禁忌证，包括肾功能不全、肝功能不全、可供选择的肠管长度不足、膀胱功能障碍或膀胱出口梗阻、炎症性肠病及放射性小肠炎等。对于术前肾功能不全的患者，可先留置 D-J 管或肾造瘘解除梗阻，待肾功能改善后再行手术治疗。

4. 手术中建议参照上尿路重建 IUPU "4TB" 原则，即吻合口无张力（tension free）、不漏水的宽大吻合口（water tight）、尽量避免钳夹吻合部位（no touch）、尽量细的可吸收缝线（thin suture）、保护输尿管血供（blood supply）。

5. 截取回肠段长度要适当，过短会导致吻合困难，过长则易发生扭曲、梗阻；肠段要顺着蠕动的方向放置。

6. 对于抗反流设计，我们推荐近端可直接进行吻合，不做抗反流设计，远端回肠向上翻转制作抗反流乳头后与膀胱吻合。

7. 拔除体内 D-J 管后行肾造瘘管造影或上尿路影像尿流动力学检查，评估回肠代输尿管引流通畅情况及尿液排出功能情况，证实无外漏、引流通畅后，夹闭引流管观察，无异常后拔除引流管。

8. 所有的病例术后尿液中都会有黏液，一般会逐渐减少，术中用 10% 聚维酮碘冲洗回肠，术后用抑酸剂可以减少肠黏液的产生。术后应细心告知患者，避免顾虑和紧张，大宗的临床研究资料表明，回肠代输尿管术有较好的长期效果。

9. 术后严格管理，规律随访。

（张　鹏　朱伟杰　李学松）

第四节　腹腔镜膀胱瓣术

一、手术概述

输尿管狭窄可由多种病因导致，包括医源性损伤、泌尿系统肿瘤、结石以及先天畸形等。在众多病因中，医源性损伤是造成输尿管狭窄的最常见病因。在医源性损伤中，下段输尿管最易受损。输尿管狭窄常导致肾盂积水，患者常以腰痛或影像学发现肾积水就诊。及时、有效的处理有助于最大限度地保护患者的肾功能。

根据输尿管狭窄的位置、长度、病因不同，泌尿外科医生需要选择不同的手术方式。对于小于 4 cm 的输尿管下段狭窄，输尿管吻合术、输尿管膀胱再植术可以取得良好的手术效果。然而对于长段、复杂的输尿管中下段狭窄，临床医生需要选择膀胱腰肌悬吊术、膀胱瓣术、回肠代输尿管术以及自体肾移植等复杂术式进行修复。

1894 年，Boari 第一次在动物身上完成了膀胱瓣手术，但是由于尿瘘及术后输尿管狭窄等问题直到 1936 年膀胱瓣术才用于人体。根据患者术前膀胱容量，膀胱瓣可以修复相应长度的输尿管狭窄，一般膀胱瓣可以修复长达 12~15 cm 的输尿管下段狭窄。Li 等报道了 S 型膀胱瓣（spiral bladder muscle flap）替代输尿管全长的手术经验（Li et al.，2014）。相较于回肠代输尿管术，膀胱瓣术采用患者自身尿路组织完成修复重建，避免了回肠代输尿管术后代谢性酸中毒等一系列并发症的发生。

随着手术技术的进步，腹腔镜手术在泌尿外科领域广泛开展。2001 年，Fergany 等第一次报道了腹腔镜膀胱瓣手术（Fergany et al.，2001）。相较于开放手术方式，腹腔镜膀胱瓣术在达到相似手术成功率的同时，术中出血量、术后恢复有显著的优势。但腹腔镜术中制作膀胱瓣的操作复杂，学习曲线较长，对术者要求较高。

基于北京大学泌尿外科研究所长期积累的手术经验，我们总结出术中精准测量的腹腔镜膀胱瓣术。通过术中的精准测量制作膀胱瓣达到无张力、不漏水、具有良好血供的膀胱输尿管吻合。

二、手术适应证与禁忌证

1. 手术适应证

腹腔镜膀胱瓣术是一种灵活的手术方式，多用于治疗多种类型的中下段输尿管狭窄。也可用于治疗输尿管全长缺失以及自体肾移植术后输尿管吻合处的狭窄。此外，根据泌尿外科医师的手术经验，腹腔镜膀胱瓣术也可用于联合多种术式进行长段输尿管重建。

2. 手术禁忌证

（1）绝对禁忌证：膀胱挛缩患者；

（2）相对禁忌证：高龄患者、合并多种慢性疾病，手术风险较高的患者。

三、手术步骤及术后处理

1. 体位及 trocar 布局

麻醉后留置尿管。患者平卧位，患侧垫高（以左侧为例），取肚脐 1 cm 小切口切开腹壁各层，置入气腹针建立气腹。待气腹压升至 14 mmHg 后置入直径 12 mm 的 trocar，引入腹腔镜，腹腔镜监视下于脐下 3 cm 与左腹直肌旁置入直径 12 mm 的 trocar，再于肚脐下 6~8 cm 处置入直径 12 mm 的 trocar，在左侧髂前上棘内另置入直径 5 mm 的 trocar。

在手术入路上，我们选择经腹腔入路，相较于腹膜外入路，其好处在于有充分的空间进行膀胱瓣测量、制作，并可以进行大网膜包裹等操作。

2. 腹腔镜膀胱瓣术的关键步骤

为了便于读者们记忆、学习这项手术技术，笔者将腹腔镜膀胱瓣术总结归纳为六个关键步骤。具体的“六步法”详见表 11-1。

第一，寻找狭窄段。通常在髂血管水平游离结肠，将结肠向内游离，在输尿管表面切开后腹膜，显露输尿管，游离输尿管下段，寻找输尿管狭窄位置（图 11-47）。若是二次或者多次手术的患者，输尿管周围瘢痕粘连较重，可以应用荧光腹腔镜技术或者三维可视化技术进行术中导航，提高寻找输尿管的准确性。同时还要避开粘连最严重的地方，避免造成损伤。

第二，离断输尿管。纵向剪开输尿管 1.5~2.0 cm 用于吻合，根据具体的吻合技术要求，选择在腹侧还是在背侧剪开输尿管。4-0 可吸收缝线一针固定在输尿管断端用于标记，同时

表 11-1 腹腔镜膀胱瓣术“六步法”

	步骤	手术器械	其他器具
1	寻找狭窄段	分离钳、超声刀、吸引器	
2	离断输尿管	分离钳、超声刀、吸引器、剪刀	4-0 可吸收缝线
3	游离膀胱	分离钳、超声刀、吸引器	
4	精确制瓣	分离钳、超声刀、吸引器、剪刀、持针器	4-0 可吸收缝线、测量工具（如带刻度的输尿管导管）
5	膀胱输尿管吻合	分离钳、持针器、吸引器、剪刀	4-0 可吸收缝线、D-J 管
6	关闭膀胱	分离钳、持针器、吸引器、剪刀	3-0 倒刺线、3-0 可吸收缝线

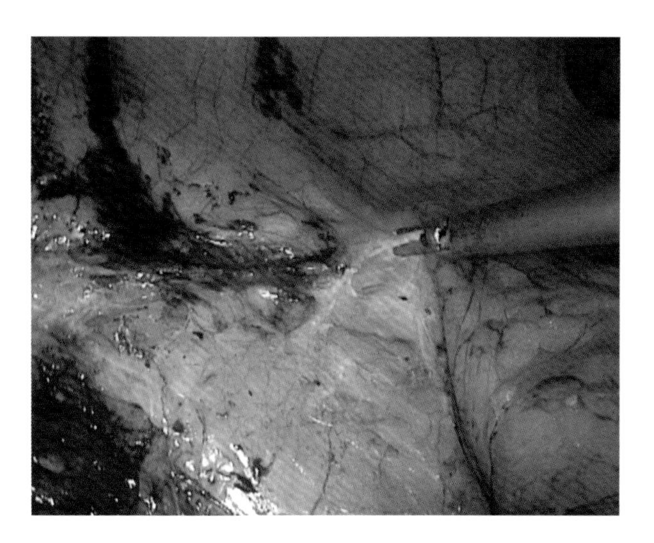

图 11-47 寻找输尿管狭窄段

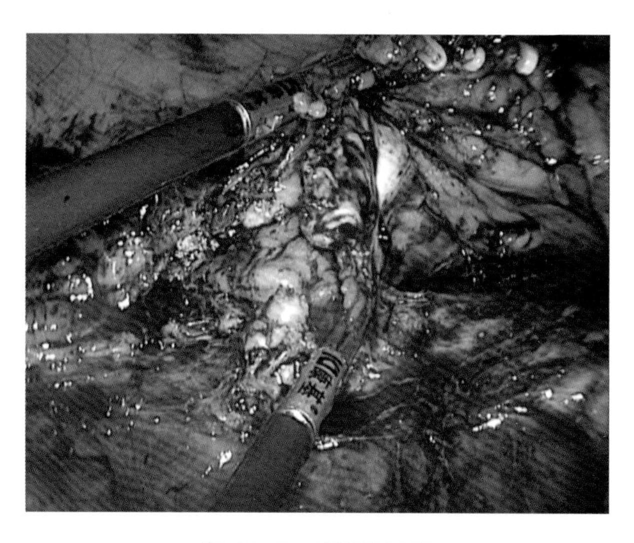

图 11-48 离断输尿管

以备膀胱输尿管吻合（图 11-48）。

第三，游离膀胱。膀胱中注入 300 ml 生理盐水，充分游离膀胱的对侧壁与前壁，减少吻合张力（图 11-49）。必要时患侧膀胱也要充分游离。测试膀胱游离度，寻找膀胱的最佳悬吊部位。

第四，精确制瓣。为了达到无张力的吻合，精确地测量可以在避免过多使用膀胱组织的前提下达到良好的手术效果。于膀胱患侧前壁选取 4~5 cm 膀胱瓣的底部，并用缝线标记。测量膀胱瓣底部中点到输尿管近端的距离，根据我们的经验，膀胱瓣的长度应比此距离长 2~3 cm（这里可以使用带刻度的输尿管导管进行测量）。最终膀胱瓣为一个上底长 2~3 cm，下底长 4~5 cm 的梯形瓣，膀胱瓣上底与下底的比例不小于 1∶3，以保护膀胱瓣的血供，减少膀胱输尿管吻合后并发症的发生（图 11-50）。若输尿管下段缺损长度较长，可制作一个 S 型膀胱瓣，以延长膀胱瓣的长度。注意：膀胱瓣制作过程中应保护对侧输尿管开口，可于对侧留置 D-J 管避免损伤。切取膀胱瓣的上底时应该应用冷剪刀，以避免能量器械影响膀胱瓣尤其是上底的血供。

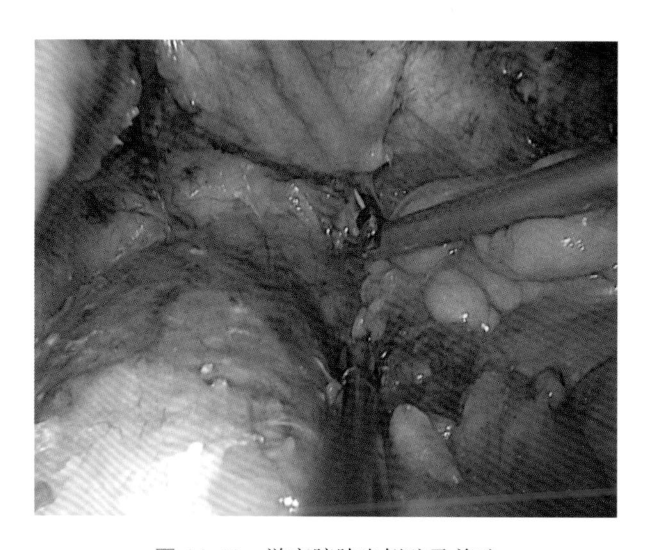

图 11-49 游离膀胱患侧壁及前壁

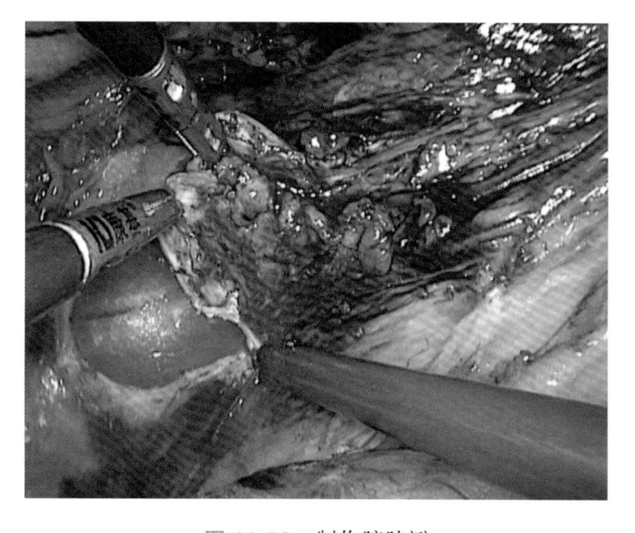

图 11-50 制作膀胱瓣

第五，膀胱输尿管吻合。膀胱输尿管吻合的方式较多，常见的方式包括：输尿管黏膜下隧道再植术、输尿管乳头再植术等抗反流术式，以及膀胱输尿管直接斜面吻合的非抗反流术式。可根据吻合张力，同时结合不同中心的手术经验选择合适的膀胱输尿管吻合方式。在组织条件和技术条件允许下，推荐做适度抗反流的吻合术，但对于复杂的长段输尿管下段狭窄，首要考虑的是避免术后膀胱输尿管吻合口狭窄的发生。因此对于长段缺损的膀胱瓣手术我们推荐将膀胱瓣与事先制作的输尿管断端进行斜面吻合，吻合可用4-0可吸收缝线间断缝合，斜面吻合使得吻合口变得更加宽大，有效避免了膀胱输尿管吻合口狭窄的发生。在这里我们就利用到前面固定于输尿管断端的缝线做临时的牵拉减张，先将输尿管断端劈开最高点与膀胱瓣尖端进行第一针吻合，然后完成显露相对困难的对侧壁的吻合，置入D-J管后，连续缝合关闭吻合口另一侧（图 11-51）。

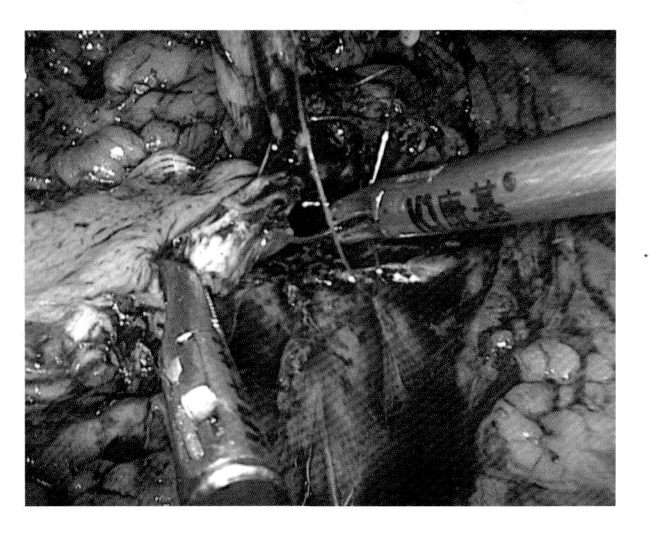

图 11-51　膀胱输尿管吻合

第六，关闭膀胱。我们推荐用3-0可吸收倒刺线连续全层缝合关闭膀胱2遍。最后可用大网膜包裹吻合口，此做法在保护吻合口血供同时避免严重瘢痕形成，减少尿瘘等并发症发生（图 11-52）。

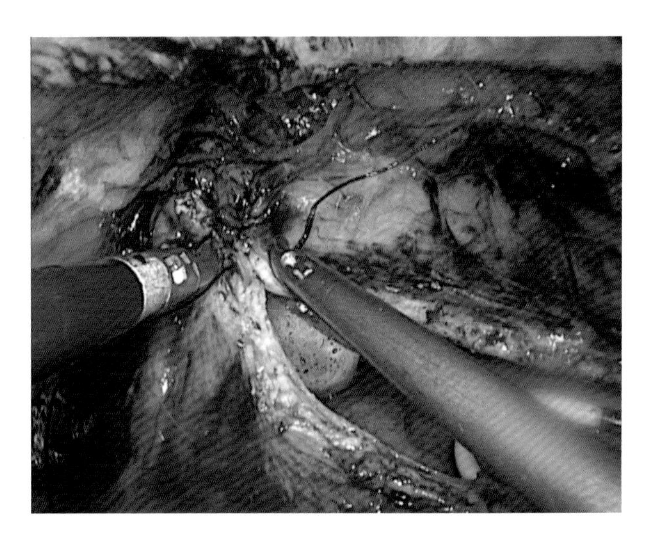

图 11-52　关闭膀胱

3. 术后处理及注意事项

患者术后第1天即可开始流食，并逐渐过渡到正常饮食。围术期观察患者有无发热、腹痛等症状发生，监测引流管量及颜色，术后第1天复查KUB明确D-J管的位置。术后2周拔除尿管，术后1~3个月拔除体内D-J管。

4. 术后随访

术后3个月复查泌尿系超声、血生化，术后半年复查泌尿系CT增强扫描、利尿肾动态显像、血生化等检查，术后1年后定期复查泌尿系超声、血生化。

四、手术注意事项及术后并发症

（一）手术注意事项

1. 手术重建原则

为了减少术后输尿管狭窄、尿瘘等并发症，基于北京大学泌尿外科研究所（IUPU）上尿路修复的经验，我们总结出输尿管重建的“4TB”原则，即吻合口无张力（tension free）、不漏水的宽大吻合口（water tight）、尽量避免钳夹吻合部位（no touch）、尽量细的可吸收缝线（thin suture）、保护输尿管血供（blood supply）。在腹腔镜膀胱瓣术中应注意充分游离膀胱、精确制作膀胱瓣以减少吻合口张力；制作膀胱瓣的过程中注意膀胱底部（下底）与尖部（上底）的长度，以保证膀胱瓣的血运；吻合输尿管与关闭膀胱过程中注意不夹持关键吻合区域，使用细线缝合减少了吻合口瘘的发生；最后大网膜包裹进一步保护了吻合口的血运，减少术后尿瘘发生的风险。

2. 术前、术中选择合适的手术方式

在实施腹腔镜膀胱瓣术前需要对患者狭窄部位、长度以及膀胱容量进行评估。由于医源性损伤常造成下段输尿管的狭窄，狭窄部位周围的炎性粘连较重，术中发现狭窄段长度可能会比术前预估较长。手术方式可能发生转变。腹腔镜膀胱瓣术是一种较为灵活的手术方式，若发现术中吻合张力较高，可将膀胱瓣的底边固定在髂血管分叉部上方 2~3 cm 的腰肌表面减少吻合张力。若术中发现输尿管长段缺损，可转行回肠代输尿管术或膀胱瓣 - 腰肌悬吊联合回肠代输尿管术。若术中发现狭窄段周围组织粘连较重，视野暴露不清晰，可改行开放手术。

3. 判断输尿管下段狭窄的部位与长度

第一，通过患者的病史来判断输尿管狭窄的部位。这点也是经常被忽略的地方。输尿管下段狭窄的病因多种多样，很大一部分原因是医源性损伤，根据患者病史得知具体病因，对输尿管狭窄的部位及长度有初步的认识。

第二，通过术前影像学检查判断输尿管下段狭窄的长度。通过静脉肾盂造影判断输尿管狭窄部位的上段，通过逆行造影判断狭窄部位的远端，复杂的狭窄患者，还可以术前进行肾造瘘，通过顺行造影明确梗阻位置。术前泌尿系 CT 增强扫描可以对输尿管狭窄部位及周围组织有清晰的认识，对于复杂的输尿管下段狭窄，可利用术前 CT 影像学行三维重建更全面地认识狭窄。

第三，术中可以通过观察输尿管的走行及其触感判断狭窄部位，尤其需要注意的是输尿管周围粘连也是至关重要的一部分。

第四，可以采用吲哚菁绿静脉注射后，通过腹腔镜的荧光模式帮助寻找输尿管，同时可以协助判断输尿管狭窄部位的血供、位置与长度。

4. 膀胱输尿管吻合目前是否强调抗反流设计

目前大多数学者认为在组织条件和技术条件允许下，推荐做适度的抗反流的吻合术。但不强调一定要做抗反流设计。膀胱输尿管吻合术后常见并发症包括膀胱输尿管反流和输尿管梗阻，两者之中，输尿管梗阻会带来上尿路积水等严重的后果。此外在复杂的输尿管下段修复手术中，由于病因复杂，输尿管周围粘连较重，通常输尿管狭窄长度较长，导致没有足够长度的输尿管可行抗反流再植，直接行输尿管膀胱的斜面吻合，保证了无张力、不漏水、良好血供的输尿管膀胱吻合。

膀胱瓣手术是一种复杂的输尿管下段修复手术，腹腔镜下的操作更是对临床医生的手术技术的考验。对于有经验的泌尿外科医生，术前术中需要对患者进行综合的评估，选择适合的患者才能使得腹腔镜膀胱手术达到最好的手术效果。

（二）术后并发症

1. 吻合口瘘

常发生于术后早期，主要与吻合口缺血，吻合口张力过大以及缝合不确切相关，术中应该遵循“4TB”原则，即无张力、不漏水，细线吻合，不加持吻合区域，保护血供。

一旦发生尿瘘，要保持 D-J 管、尿管、伤口引流管的引流通畅，同时，注意患者体温及腰腹部症状，及早处理因尿瘘引起的感染。

2. 周围脏器损伤

由于本术式采用经腹入路，在游离输尿管的过程中应避免损伤结肠以及髂血管等周围组织，一旦损伤应立即予以修复处理，应及时邀请相关科室辅助完成手术，必要时应转为开放手术。

在制作膀胱瓣的过程中应该避免损伤对侧输尿管开口，可预先在对侧输尿管开口留置D-J管。

若改行膀胱瓣-腰肌悬吊术应注意保护腰大肌表面的生殖股神经，可将膀胱瓣悬吊至腰小肌表面，术后早期识别生殖股神经的损伤，其表现为会阴区的疼痛，可予以营养神经治疗，部分患者可自行恢复。

3. 膀胱输尿管吻合口狭窄

作为腹腔镜膀胱瓣术的远期并发症，膀胱输尿管吻合口狭窄往往表现为患者拔除D-J管后肾积水进一步加重，可出现腰痛等肾积水症状。膀胱输尿管吻合口狭窄一旦发生，应先保护患者肾功能，可以先留置D-J管或肾造瘘。待患者肾积水缓解，肾功能稳定后，对患者进行进一步评估后再行进一步的手术治疗，如经尿道输尿管球囊扩张术、二次膀胱瓣术等。定期的术后复查有助于早期发现膀胱输尿管吻合口狭窄，尽早进行处理。

（丁光璞　彭意吉　李学松）

第五节　腹腔镜巨输尿管重建术

一、手术概述

巨输尿管症是由多种原因引起的以输尿管扩张、迂曲为主要表现的相对少见的输尿管疾病，详细病因不清，现在多认为与输尿管末端管壁肌肉过度发育、胶原积聚以及Cajal间质细胞（interstitial cells of Cajal，ICC）缺乏等有关。其中，梗阻性巨输尿管类型最为多见，儿童发病多于成人，但成人起病隐匿，发现时多伴有部分肾功能损害。本病症状和体征缺乏特异性，临床上主要因腰痛、血尿，反复继发的尿路感染，或肾盂、输尿管结石等就诊而发现，少部分表现为腹部包块或肾功能进行性恶化，也有一部分无症状患者因体检发现。

疾病早期发现、及时治疗对于避免因梗阻及反复感染导致的患侧肾功能损害尤为重要。对于输尿管多发结石合并反复不愈的尿路感染或腰痛的患者，要考虑本病的可能。泌尿系B超、静脉尿路造影（intravenous urography，IVU）、尿路逆行造影、CT增强扫描、磁共振成像尿路造影（MRU）都是诊断本病的主要手段。其中，泌尿系B超和IVU是必备的首选检查，超声检查可以显示输尿管扩张情况及肾积水的程度，实时观察输尿管的蠕动情况，兼具除外输尿管末端结石、肿瘤等机械性梗阻的功能，文献报道超声诊断符合率为92.3%。本病IVU检查的典型表现为：患侧不同程度积水，输尿管上段明显扩张，下段狭窄处呈“鸟嘴状”或“漏斗状”改变。由于本病呈上行渐进性发展，所以盆腔段输尿管扩张最为显著，可表现为纺锤形或者蛇头形（图11-53）。IVU（图11-54）与增强CT尿路重建（图11-55）有同样的表现，同时后者还能提供更多的信息。

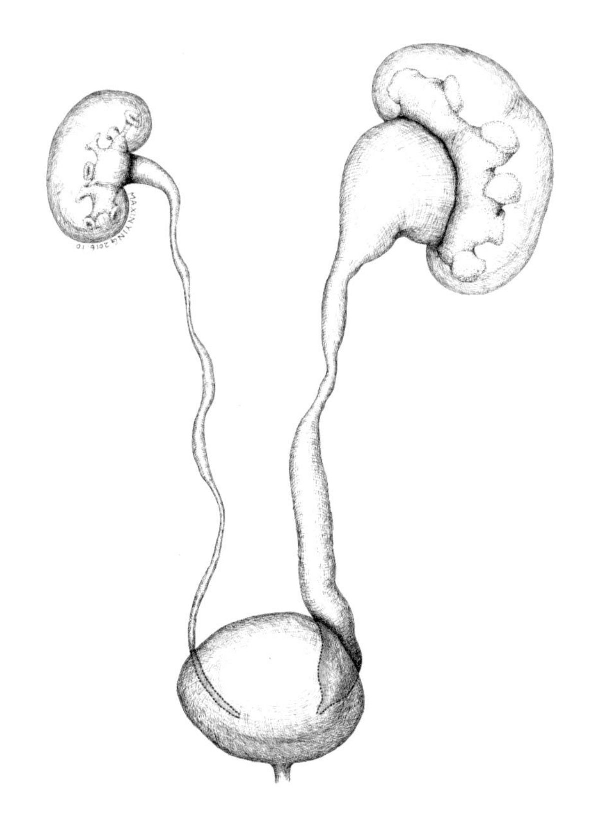

图 11-53 巨输尿管模式图

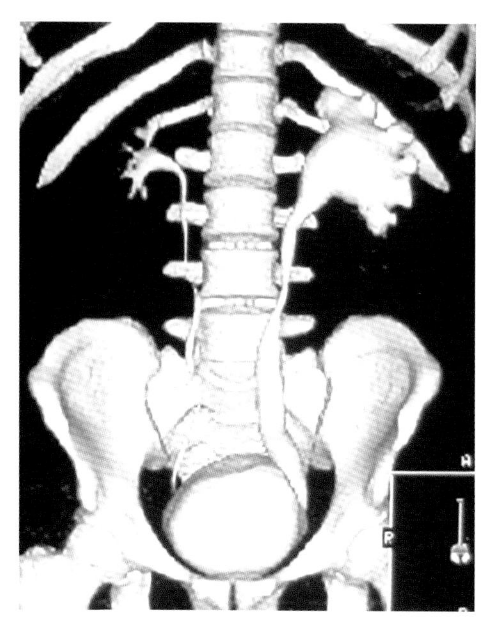

图 11-55 CT 增强扫描，输尿管影像学 3D 重建，显示左肾积水，左输尿管全长扩张，末端梗阻成“鸟嘴状”

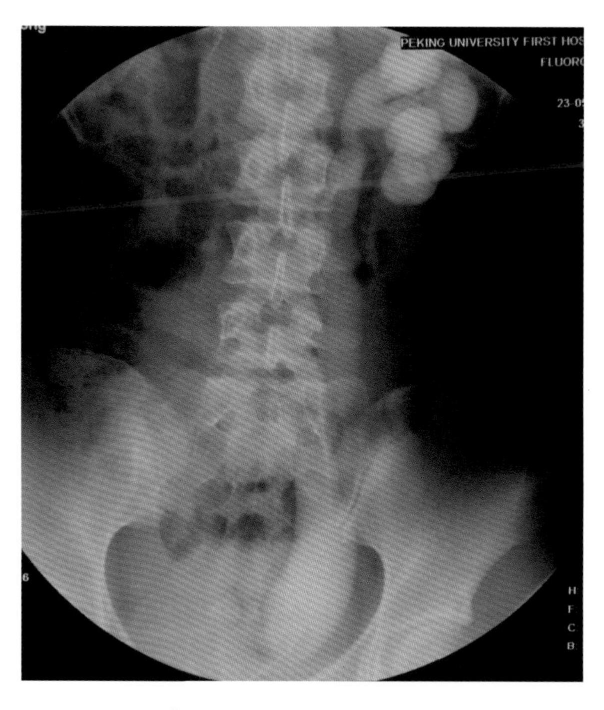

图 11-54 IVU 提示左肾积水，左输尿管全长扩张，盆段输尿管扩张最为明显，呈纺锤状

成人巨输尿管症因起病隐匿，病程及亚临床损害时间长，继发结石和肾衰竭的比率较儿童高，因此成人巨输尿管症多建议积极手术治疗。目前的治疗手段包括临时输尿管支架管植入术、内镜下球囊扩张术、输尿管内切开术、输尿管皮肤造瘘术、输尿管再植术。其中，输尿管再植术不仅可以切除不能蠕动的输尿管狭窄段，同时还能进行输尿管断端的抗反流膀胱再植，该方法已成为治疗成人巨输尿管症有效的标准术式。

近年来，作者在总结国内外治疗成人梗阻性巨输尿管症的多项手术技术基础上，对巨输尿管手术进行了技术改良，主要操作为经腹入路腹腔镜巨输尿管游离，体外裁剪，乳头成形后进行膀胱再植术，我们称之为 IUPU 技术。此改良手术集中了开放和腹腔镜技术的优势，简化了腹腔镜输尿管膀胱再植术的步骤，从而缩短了手术时间，提高了手术效率。我们对在本中心接受此改良术式的 10 例患者病例进行总结，经过长期的随访显示手术治疗成功率达到90%，相关成果已发表在*Urology*杂志2013年11月的手术技术栏目（He et al.，2013）。此项技术目前已在国内多家中心进行推广应用。以下结合国内外文献和已发表的该手术相关文章详细介绍该改良术式。

二、手术步骤

“三步法”完成经腹入路腹腔镜巨输尿管体外裁剪、乳头再植术。

1. 体位及trocar位置

患侧15°~30°斜卧位（以左患侧为例），可将患侧适当垫高（图11-56）。建议麻醉后放置三腔尿管。

trocar位置的设置在学习初期可采用类似“四套管技术”，熟练后可采用“三套管技术”，目前该方式运用较多。取肚脐小切口置入气腹针，待气腹压升至14 mmHg后置入直径12 mm的trocar（trocar 1），引入腹腔镜，腹腔镜监视下于脐与髂前上棘连线和左腹直肌外缘交点处置入直径12 mm的trocar（trocar 2），再于肚脐下6~8 cm处置入直径12 mm的trocar（trocar 3），将腹腔镜调整至trocar 2位置，由助手持镜，trocar 3处可置入超声刀，由术者右手操作，trocar 1处置入辅助器械，术者左手操作。

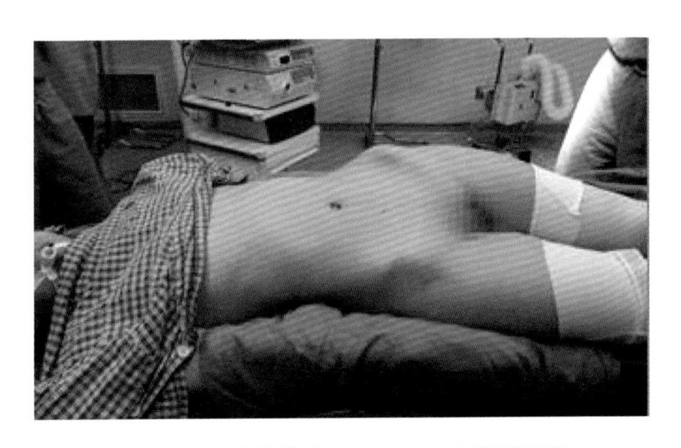

图11-56 患者体位，15°~30°患侧斜卧位

2. “三步法”的关键环节

“三步法”完成经腹腹腔镜巨输尿管体内游离、体外裁剪并乳头成形、腹腔镜下体内输尿管膀胱再植术三个关键步骤可概述为：①腹腔镜游离巨输尿管；②体外裁剪输尿管，制作输尿管乳头；③腹腔镜完成输尿管乳头膀胱再植。

第一，腹腔镜游离巨输尿管。打开乙状结肠悬韧带，在乙状结肠后方找到扩张的巨输尿管。可以看到明显扩张并蠕动的输尿管。仔细游离巨输尿管，通常在输尿管的偏上方打开输尿管表面的腹膜，以方便输尿管膀胱吻合后关闭盆腔的腹膜，使手术创面完全腹膜化。注意游离输尿管水平不要过高，在髂血管下方就已经足够，过多游离导致输尿管缺血是手术失败的重要原因。游离输尿管时不要太贴近输尿管（女性），注意保留输尿管血供（图11-57）。为了方便游离输尿管及后续完成吻合，可将附件用Hem-o-lok悬吊（图11-58），待手术结束后再去除悬吊，注意不可夹闭过多组织，避免损伤卵巢和输卵管。继续向盆腔游离下段输尿管至末端，注意避免损伤子宫动脉（女性）或者输精管（男性）（图11-59），于输尿管外侧缝线标记（图11-60），以便将输尿管提出体外后辨认裁剪方向；Hem-o-lok夹闭远端输尿管后剪断输尿管（图11-61），将腹腔镜转换至trocar 1，放空气腹后直视下将输尿管断端从trocar 2中拉至体外（图11-62）。通常在放空气腹下可将输尿管末端提出体外4~5 cm即可。

第二，按照IUPU标准进行体外裁剪输尿管，制作输尿管乳头。在输尿管内插入F16尿管，于巨输尿管纵轴方向标记的外侧缘约1/3处行连续水平褥式缝合（图11-63），沿缝线裁剪外侧缘（图11-64），连续缝合加固外侧缘（图11-65）。外翻输尿管末端制作乳头（图11-66）。IUPU技术要求理想的裁剪和乳头成形标

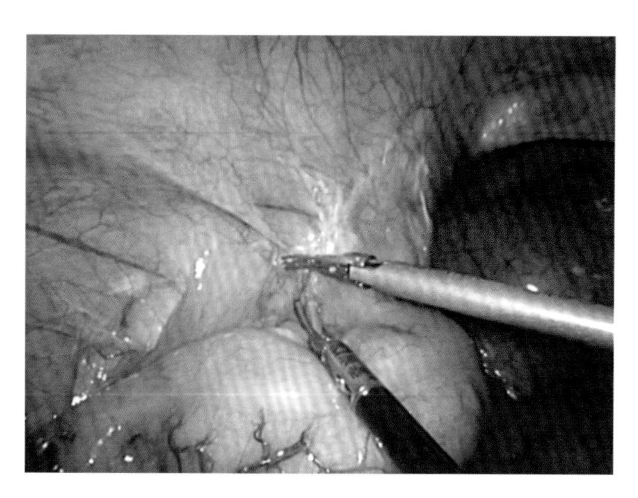

图 11-57 打开乙状结肠悬韧带，游离乙状结肠，寻找输尿管

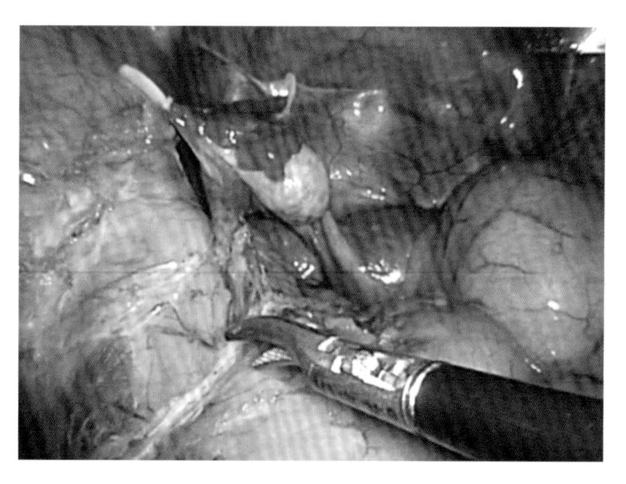

图 11-58 Hem-o-lok 可夹持悬吊患侧附件，改善显露。手术结束时去除

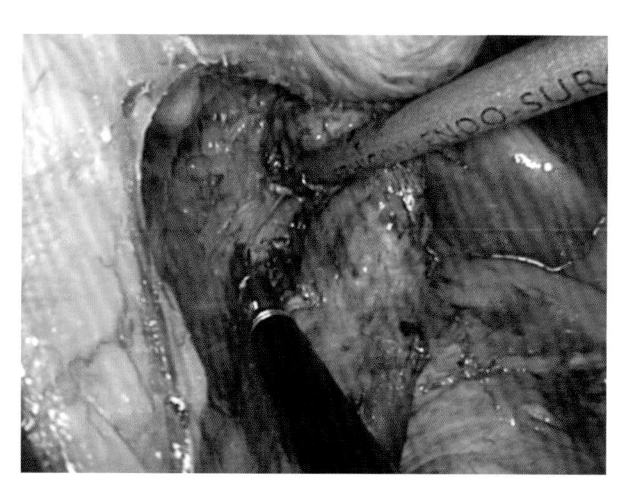

图 11-59 向盆腔方向游离下段输尿管

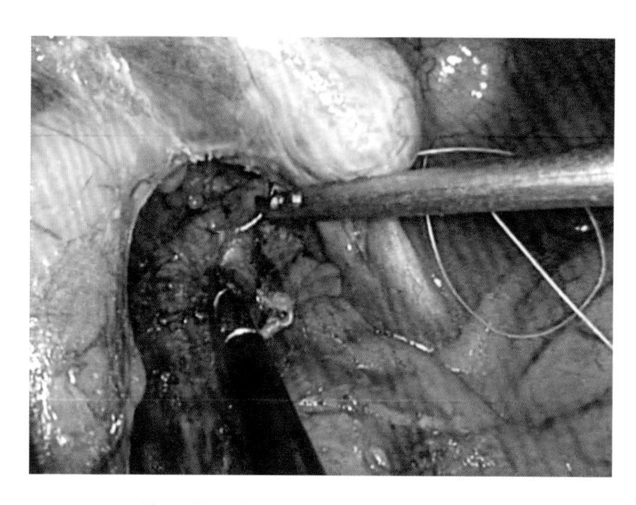

图 11-60 输尿管外侧缘缝线标记，以便裁剪时辨认方向

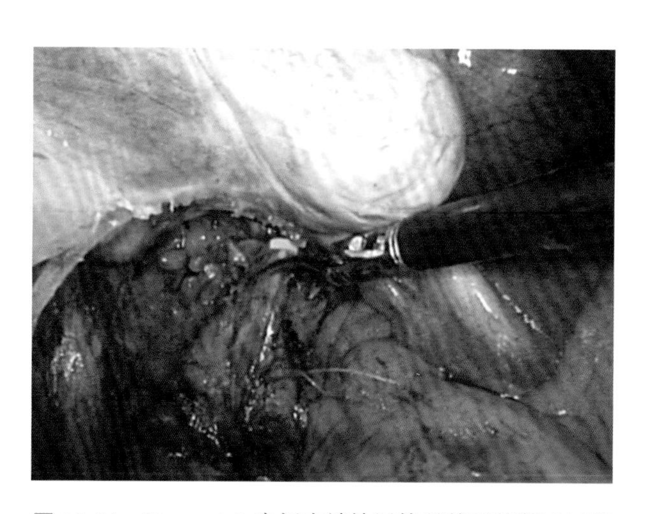

图 11-61 Hem-o-lok 夹闭末端输尿管后剪刀剪断输尿管

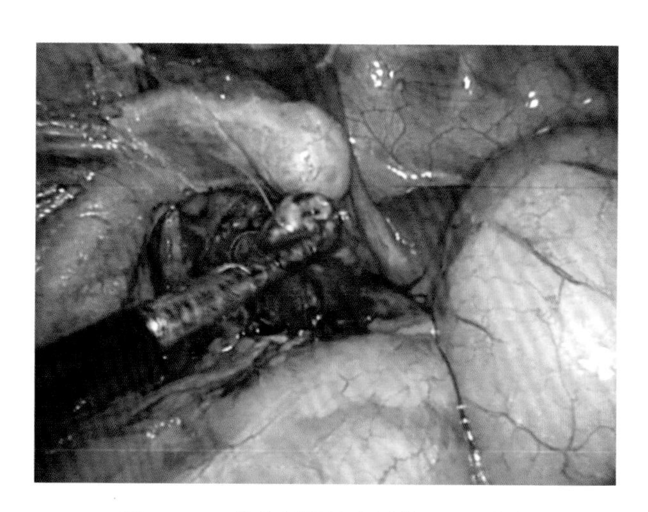

图 11-62 将输尿管从患侧的 trocar 取出

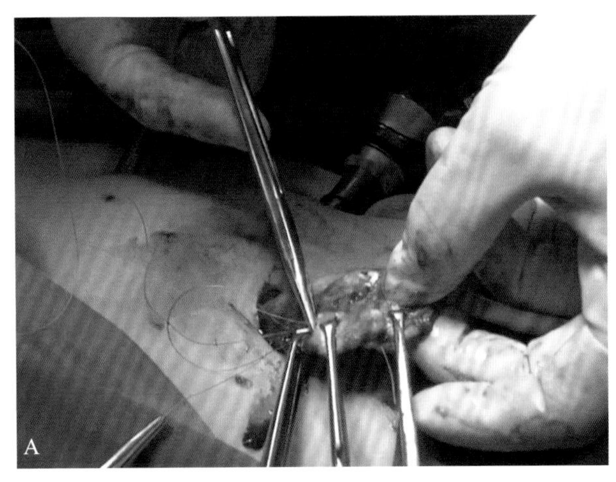

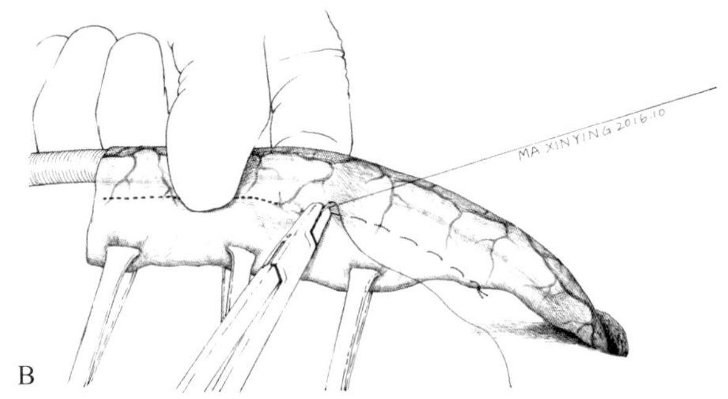

图 11-63 输尿管内支撑 F16 号导尿管，输尿管纵轴外侧 1/3 裁剪段行水平褥式缝合

A. 手术实景；B. 模式图

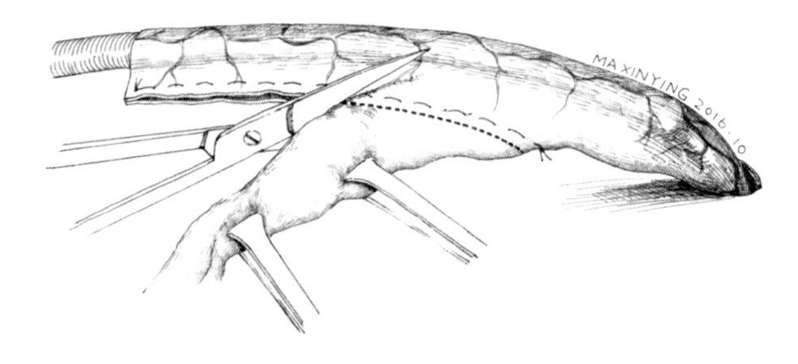

图 11-64 裁剪缝合线外的输尿管，裁剪长度 4~6 cm

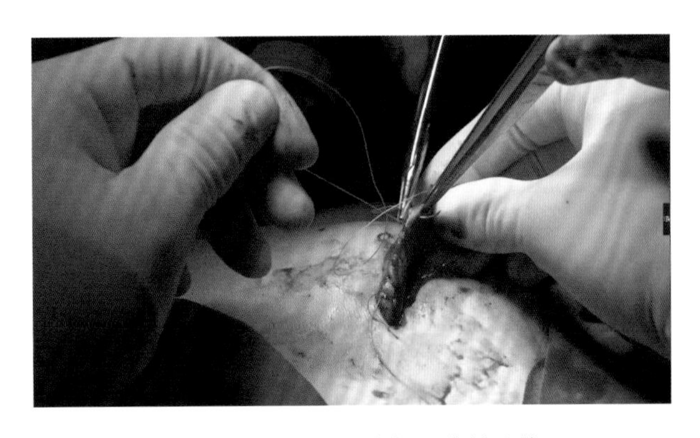

图 11-65 连续缝合加固裁剪边缘

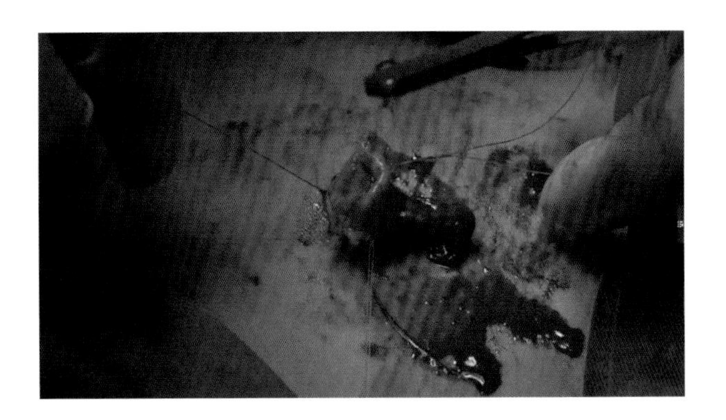

图 11-66 外翻输尿管末端制作乳头

准为：裁剪巨输尿管末端长度 4~6 cm，乳头外翻 1~1.5 cm（图 11-67）；乳头颜色红润，代表血运良好；拔除支撑的尿管后尿液可以自如的排出。达到这一标准是手术成功的关键所在。其后在体外置入 F7 D-J 管（图 11-68）并用 4-0 可吸收缝线与乳头内侧缝合固定（图 11-69），制作好的输尿管乳头放置回腹腔。

第三，腹腔镜下完成输尿管乳头膀胱再植。由巡回护士通过三腔尿管向膀胱内注入生理盐水 200~300 ml 使膀胱呈充盈状态，以便术者找到最佳吻合点。于膀胱子宫陷凹侧方阔韧带下方切开腹膜（以女性患者为例），切开阔韧带下方，与后方的输尿管末端操作平面相通（图 11-70），将输尿管从阔韧带下方的隧道穿过拉至预设吻合口处，膀胱壁切开的吻合位置为膀胱子宫陷窝稍上方，目的是使输尿管接近正常的走行，同时确保输尿管长度可完成无张力吻合，对腹腔镜下吻合术的难度也没有明显增加。切口大小和乳头大小相匹配（图 11-71）。间断缝合完成输尿管乳头与膀胱开口的吻合，要求不漏水，无张力（图 11-72，图 11-73）。用可吸收缝线连续缝合关闭切开的腹膜裂口，包括阔韧带下方的膀胱子宫陷窝侧方的腹膜、输尿管表面切开的盆腔腹膜，使创面完全置于腹膜后，避免肠管粘连（图 11-74，图 11-75）。

尿管在术后 7 天左右拔除，D-J 管一般术

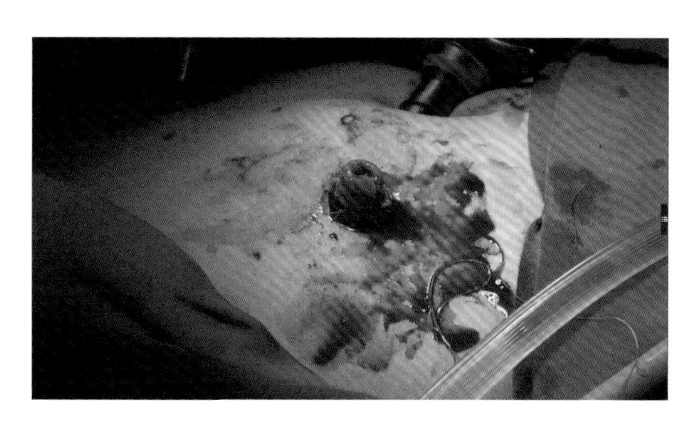

图 11-67 制作完成的输尿管乳头，乳头高度 1~1.5 cm

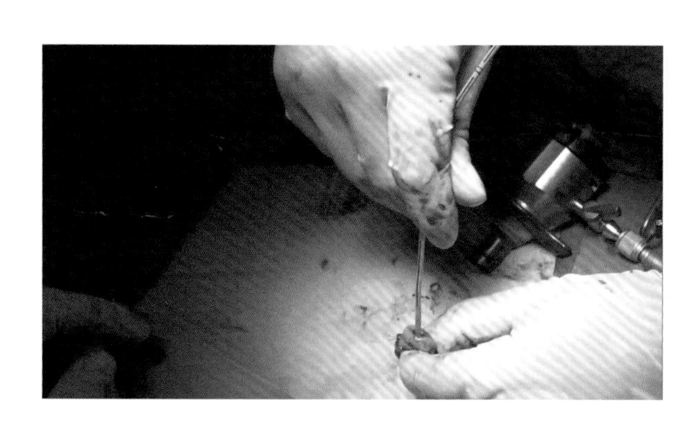

图 11-68 置入 F7 D-J 管

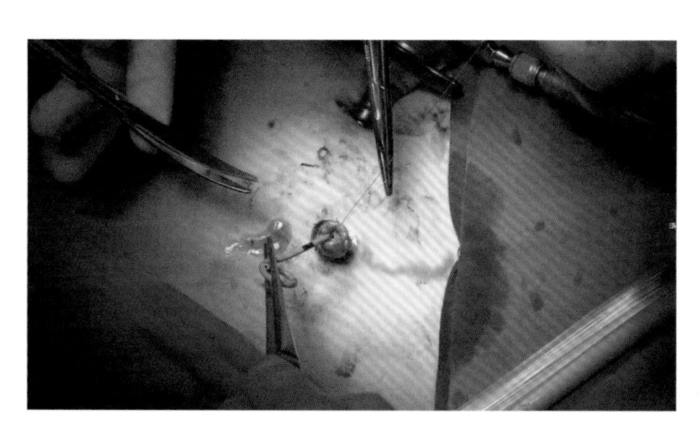

图 11-69 末端缝线固定 D-J 管

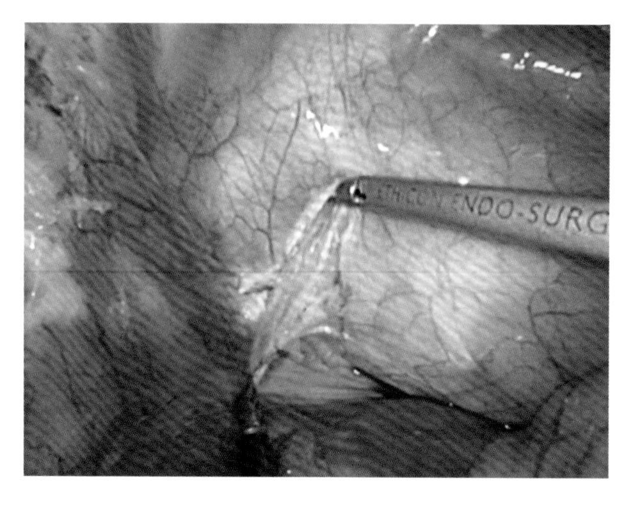

图 11-70 膀胱子宫陷窝外侧壁打开腹膜

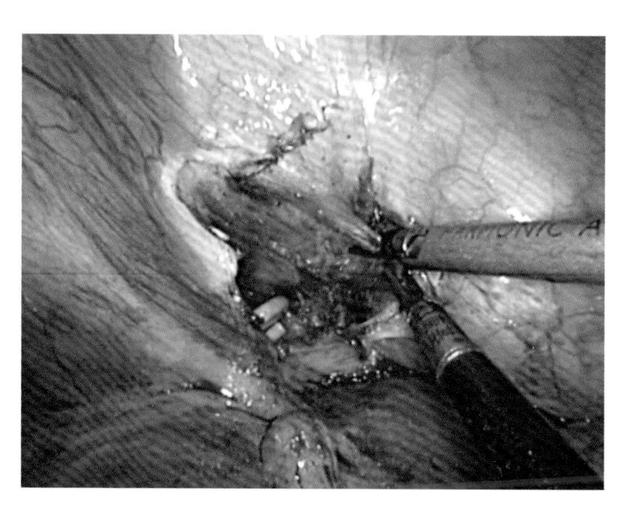

图 11-71 将输尿管乳头从阔韧带下方隧道拉至膀胱后外侧壁，切开膀胱壁，切口大小与乳头大小相匹配

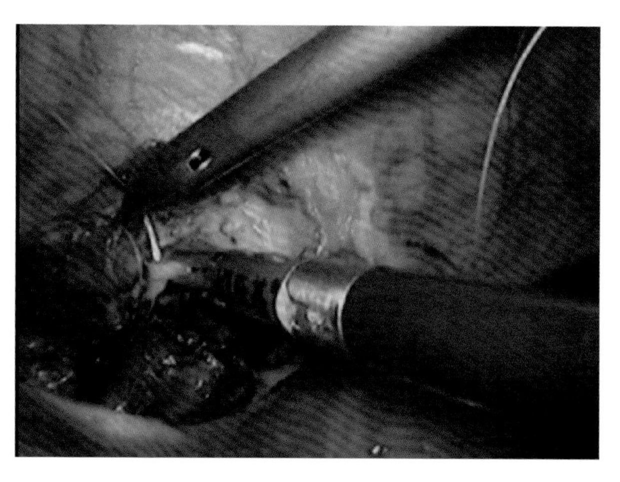

图 11-72 吻合输尿管乳头和膀胱切口

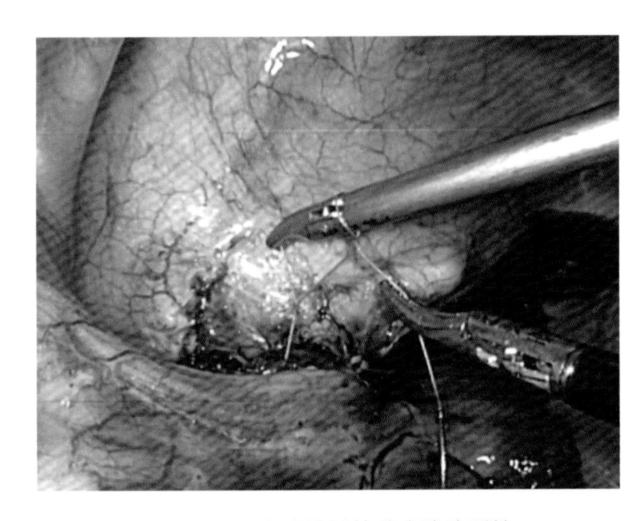

图 11-73 完成输尿管乳头膀胱再植

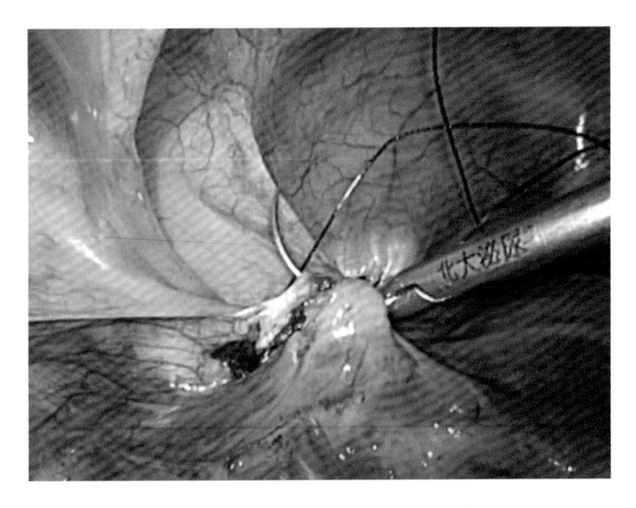

图 11-74 倒刺线关闭盆底腹膜

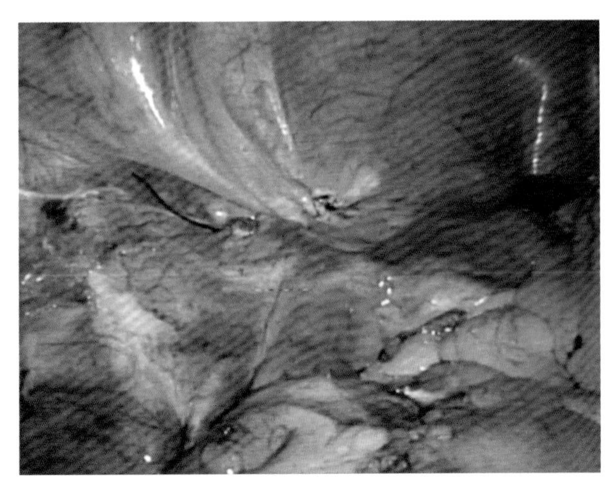

图 11-75 手术结束

后 2 个月再拔除，术后 2 个月在拔除 D-J 管时查看乳头生长情况。

三、并发症、常见问题及手术经验

（一）并发症

1. 吻合口瘘

常发生于术后早期，主要与吻合不确切有关。术中需尽量保证缝合牢靠，同时也要注意避免张力性吻合，张力过大会影响吻合口的愈合。一旦发生尿瘘，要保持留置 D-J 管的引流通畅和伤口引流管的引流通畅，同时，注意患者体温及腰腹部症状，及早发现因尿瘘引起的感染。

2. 术后逆行感染

主要因为尿液反流导致细菌逆行感染所致，常表现为术后反复发作的发热、患侧腰痛、血常规检查白细胞计数升高、尿液中大量白细胞。对于此类患者，发病时足疗程的抗生素治疗很重要，同时需嘱咐患者大量饮水，必要时行膀胱逆行造影查看反流情况。

3. 周围脏器损伤

解剖结构认识不清或腔镜操作不熟练可能损伤肾周围器官组织。

（二）常见问题

1. 输尿管一定要从输卵管及阔韧带下方走行过吗?

答：笔者认为，输尿管在阔韧带后方隧道潜行再与膀胱行乳头吻合虽然稍微增加了一点技术难度，但具有如下的优势：①输尿管接近正常走行；②成人巨输尿管年轻女性占多数，输尿管在输卵管和阔韧带后方走行，可以减少后期怀孕子宫增大引起的输尿管积水的风险。笔者所治疗的患者中已经有两例术后正常婚育生子。

2. 输尿管乳头是否要强调抗反流设计?

答：笔者认为，体外裁剪制作输尿管乳头确实具有一定抗反流作用。但巨输尿管输尿管膀胱再植术已不再一味强调抗反流，因为过度抗反流设计存在再梗阻的风险，笔者了解到有的术者，特别是小儿泌尿外科的很多学者大多不做抗反流设计，直接完成输尿管断端与膀胱的吻合就能达到很好的手术效果。

因此笔者提出了巨输尿管的裁剪及输尿管乳头技术的IUPU标准，此技术临床应用效果成功率很高。此标准具体为：裁剪时输尿管内支撑F16号以上的尿管，裁剪巨输尿管末端长度不超过4~6 cm，乳头外翻1~1.5 cm；乳头颜色红润，代表血运良好；拔除支撑的F16尿管后尿液可以自如的排出；输尿管膀胱吻合要无张力；女性患者，输尿管走行在阔韧带后方。能达到这一个IUPU标准是手术成功的关键。术后允许轻度反流，但不能梗阻。过度裁剪、输尿管血运不良和有张力的吻合则是手术失败的主要原因。

（三）手术经验

输尿管成形术是极其具有挑战和富有魅力的手术。在开展腹腔镜巨输尿管成形术之前，国际上常用的术式有开放手术的Hodgson裁剪法，裁剪后膀胱隧道再植；开放的输尿管乳头成形，膀胱再植术；完全腔镜下或者机器人辅助下的体外裁剪，膀胱隧道再植；输尿管体外裁剪，腹腔镜下隧道再植术。上述这些手术方式或者不符合微创要求，或者操作技术难度太大，限制了其临床应用。故笔者将上述方法进行了融合，又融入IUPU对乳头成形的理解，并将手术方法和步骤进行了标准化和程序化，以利于教学和总结。

在此项手术方式创新改良中有多位医生付出了他们的聪明才智，包括虞巍教授，姚林副教授，以及何睿医生。在此向他们致以诚挚的谢意。目前此项IUPU标准与技术已经在国内多家医院进行推广，临床效果良好。期待后续的多中心临床研究，希望能去除术者因素的影响，客观评价其手术效果。

（杨昆霖　杜毅聪　李学松）

第十二章

腹腔镜膀胱手术

第一节 腹腔镜根治性膀胱切除术

一、手术概述

根治性膀胱切除术（radical cystectomy）是肌层浸润性膀胱癌的重要治疗手段。对于肌层浸润性膀胱癌，以及一部分无法保留膀胱的非肌层浸润性膀胱癌，如反复复发的T1G3膀胱癌、卡介苗灌注失败的原位癌患者，以及合并肉瘤样分化等不良病理分型的患者，都建议行根治性膀胱切除术。

根治性膀胱切除术主要包含3方面的内容，即根治性膀胱全切，双侧盆腔淋巴结清扫，永久性尿流改道。

传统的开放根治性膀胱切除术创伤较大，并发症多；近年来，随着腹腔镜手术技术不断普及，在腹腔镜下完成根治性膀胱切除术已经成为很成熟的术式。相较传统开放手术，腹腔镜手术具有创伤小，出血量少等优点，而且，并未显著增加手术并发症的发生率。

男性与女性在盆腔解剖上存在较大差异，本节主要介绍男性的根治性膀胱切除术的手术技巧。

二、手术步骤

（一）体位摆放

患者平卧，采用头低脚高位。头低25°~30°，通过重力的作用，使肠管自然垂向上腹部，便于术中显露盆腔。监视器置于手术床尾。术者一般站在手术床左侧。手术床向左侧倾斜5°~10°。

（二）trocar位置

笔者一般使用4枚trocar。具体trocar的摆放位置详见图12-1，根据术者的习惯不同，也有很多国内学者采用5枚trocar完成手术。气腹的建立过程，推荐选择在脐上正中做小切口后用气腹针进行穿刺。对于有腹腔手术史的患者，要考虑可能存在腹腔脏器粘连，盲穿的话有一定的概率造成损伤，可以做小切口后逐层切开，直视下进入腹腔，确认trocar路径安全后，再建立气腹。

为了便于读者们记忆、学习这项手术技术，笔者将腹腔镜根治性膀胱切除术总结、归纳为六个关键步骤。具体的“六步法”详见表12-1。

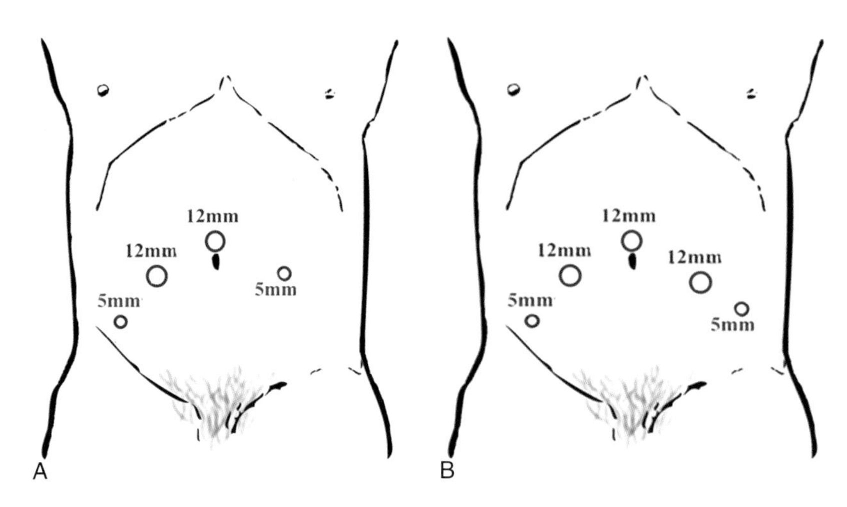

图 12-1 trocar 布局示意图

A. 腹腔镜膀胱全切 4 trocar 布局；B. 腹腔镜膀胱全切 5 trocar 布局；注：图中标注长度为 trocar 直径

表 12-1 腹腔镜根治性膀胱切除术“六步法”(男性)

	步骤	手术器械	其他器具
1	开腹膜，找层次	超声刀，分离钳	
2	输尿管，分两侧	超声刀，分离钳	Hem-o-lok
3	找精囊，分后壁	超声刀，分离钳，双极电凝	
4	断韧带	超声刀，分离钳，双极电凝	Hem-o-lok，能量器械(如 LigaSure)
5	分前壁，开盆底	超声刀，分离钳，吸引器	
6	缝静脉，断尿道	超声刀，分离钳，持针器	Hem-o-lok，0 号倒刺线或可吸收缝线

第一步：开腹膜，找层次。

在成功建立好气腹和各个操作通道之后，首先需要检查肠管是否有粘连。对于局部进展期膀胱癌，如果肿瘤已经浸透盆底腹膜，肠管可能会形成局部粘连，需要予以松解。

充分显露盆底结构，认真辨认各解剖标志。关键的解剖标志包括：脐正中韧带、脐内侧韧带、双侧髂血管、双侧输精管、右侧输尿管(图 12-2)。

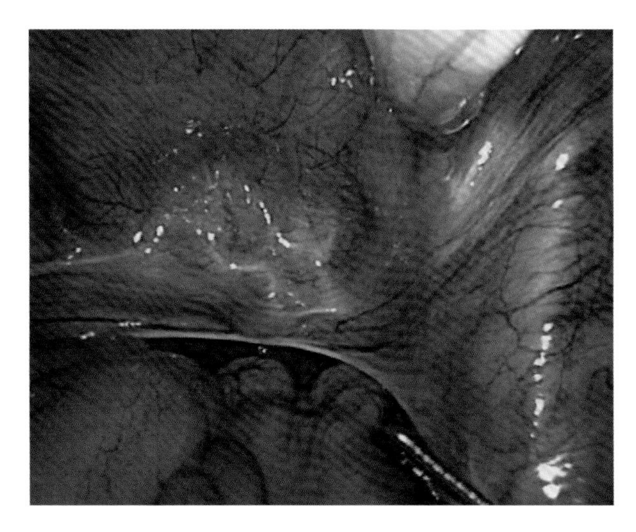

图 12-2 盆底结构

笔者的习惯是从右侧开始进行操作。首先辨认出右侧输尿管走行轨迹，在右输尿管跨越髂血管处切开后腹膜，并沿输尿管外侧向下，沿脐内侧韧带的外沿继续切开(图 12-3)。分

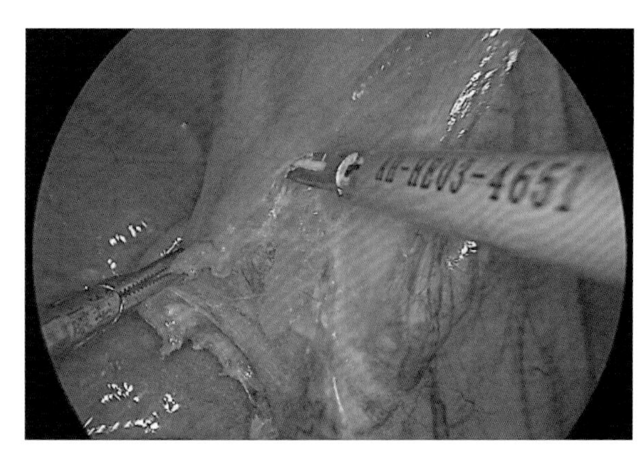
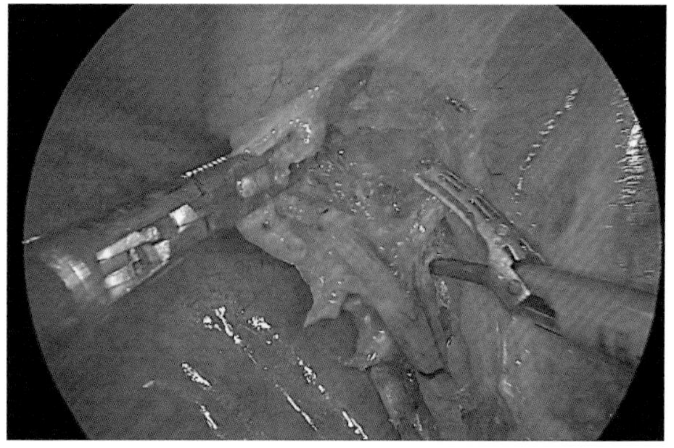

图 12-3 沿脐内侧韧带的外沿切开腹膜

开过程中切断右侧输精管。切开的范围可适当长些，为后续的操作留出充足的空间。向上方切开后腹膜达髂总动脉分叉水平，部分患者此处后腹膜已经与肠系膜相延续（回结肠系膜），可切开少许肠系膜，以便充分显露。

先找到正确的解剖平面。膀胱周围脂肪组织与髂血管周围淋巴脂肪组织之间有一个相对疏松的解剖平面；正常情况下，沿脐内侧韧带和输尿管的外沿，做钝性分离，即可自然进入该解剖平面（图 12-4）。

笔者的手术顺序，一般先进行盆腔淋巴结清扫，再进行膀胱切除；具体清扫步骤请参考本书第十四章。但也有术者习惯于首先切除膀胱，之后再进行盆腔淋巴清扫。先完成盆腔淋巴结清扫，还是先行膀胱切除，可依术者个人习惯而定。

第二步：输尿管，分两侧。

依次游离双侧的输尿管（图 12-5）。右侧的输尿管在切开腹膜后，多数可以直接见到，用超声刀分离至近膀胱处，可以直接使用 Hem-o-lok 钳夹切断。左侧输尿管位置较深，通常无法直接看到，需要首先游离乙状结肠，将乙状结肠向右侧牵开，在其后方寻找（图 12-6）。在游离过程中，切忌使用抓钳或分离钳直接提拉输尿管，因外力钳夹可能会对输尿管造成损伤，引起输尿管继发性缺血、狭窄。同时，在对输尿管进行游离时，应注意保留足够的输尿管周围组织，以免影响输尿管的血供。

输尿管游离满意之后，继续向下方沿盆壁分离膀胱两侧，该层次较为疏松，通过钝性分离，即可直接到达盆筋膜的表面。

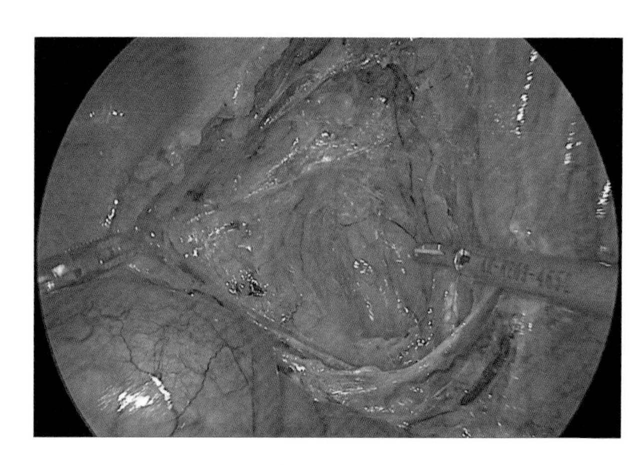

图 12-4 找到正确的解剖平面

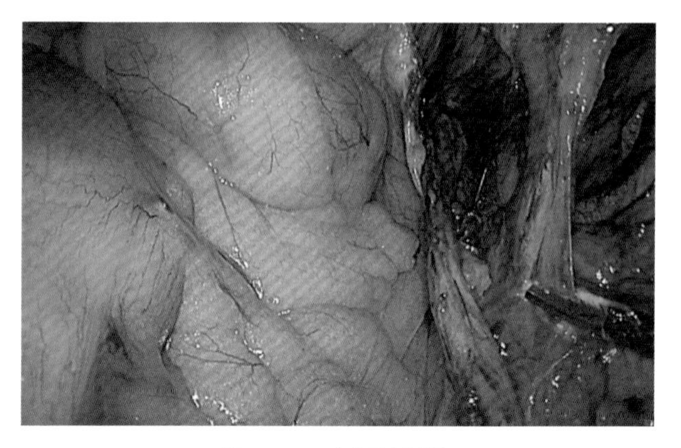

图 12-5 右侧输尿管

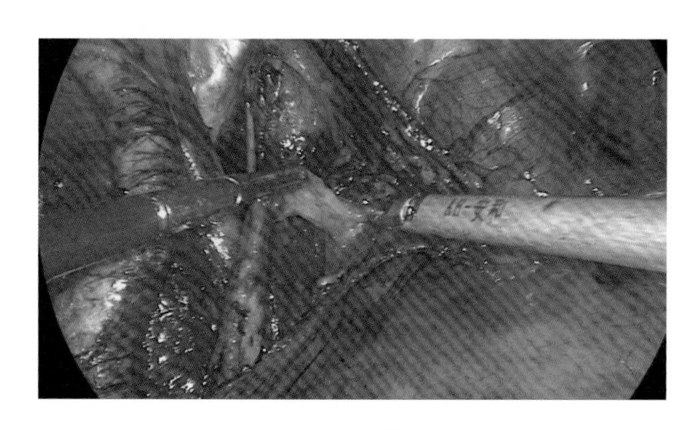

图 12-6 左侧输尿管

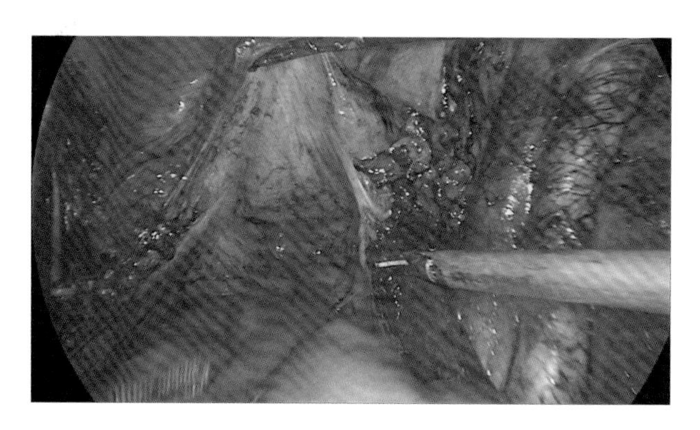

图 12-7 从左、右侧继续向下，水平切开盆底腹膜，直到在膀胱直肠反折处汇合

第三步：找精囊，分后壁。

从左、右侧分别继续向下切开盆底腹膜，直到在膀胱直肠反折处汇合。注意切开盆底腹膜的位置不要过低。在膀胱和直肠之间，有一相对疏松的解剖层次。如果分离平面正确，可于上方见到双侧精囊。进入该平面后，继续沿该层次向下，一直分到腹膜会阴筋膜反折的位置，并且向两侧充分游离，直达膀胱侧韧带内侧缘（图 12-7）。

在进行该步骤时，需要注意术者与助手的配合，可由助手持无创钳，向下方牵引直肠，维持张力，术者左手持分离钳，向上方牵引膀胱，可更易于分离出该解剖平面。

初学者有时无法顺利找到该平面。在完成本步骤分离时，精囊是最为重要的解剖标志（图 12-8）。如果见到精囊，分离平面一般是安全的。如果层次不清晰，切忌盲目操作，应当退回至解剖层次清晰之处，耐心寻找正确的解剖标志，再继续操作。层次不清如盲目操作，会伤及直肠。错误的分离平面如图 12-9。

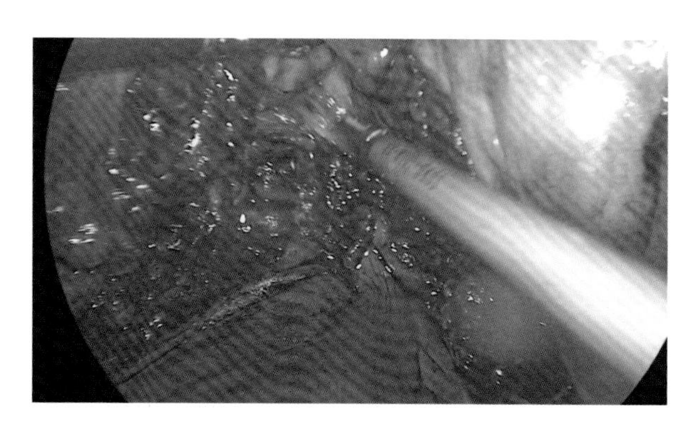

图 12-8 找到正确的解剖平面，可在前方见到精囊

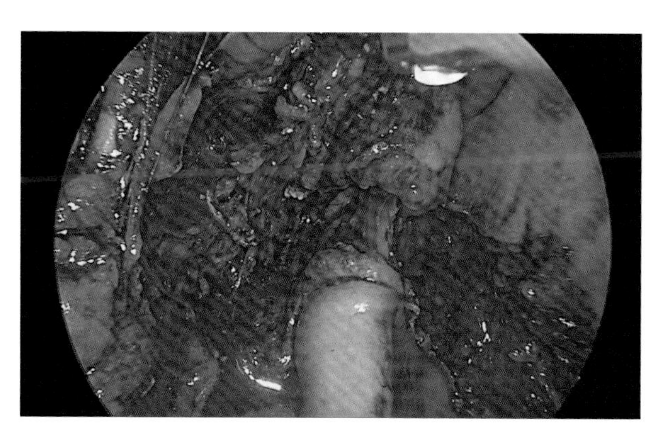

图 12-9 错误的分离平面，距离直肠过近，已经可以看到直肠表面纵行的肌纤维

第四步：断韧带。

膀胱两侧壁和后壁已充分游离之后，可开始处理双侧的膀胱侧韧带（图 12-10）。膀胱的血供主要来自双侧的髂内动脉分支，膀胱上动脉因发出位置较高，能清晰辨认，可单独予以结扎切断（通常在进行盆腔淋巴结清扫时，即将其和闭锁的脐动脉一起结扎切断）；但其他各组供血血管位于双侧的膀胱侧韧带内，若逐支分离出来单独进行结扎，则过于烦琐，严重影响手术效率。通常情况下，可借助能量器械，对双侧的膀胱侧韧带进行集束处理。以常

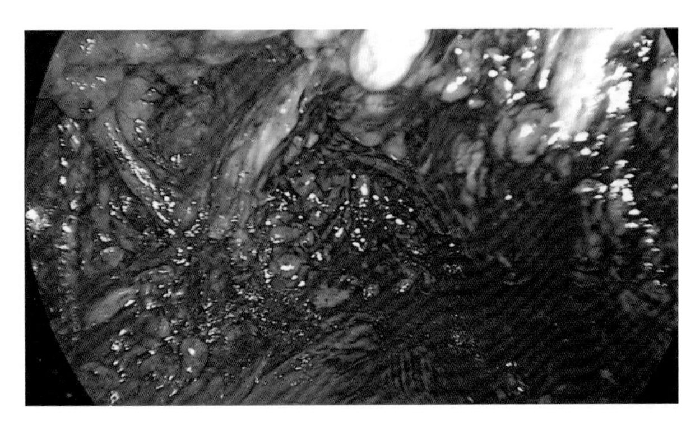

图 12-10 左侧的膀胱侧韧带，上方可见到精囊，下方可见到腹膜会阴筋膜

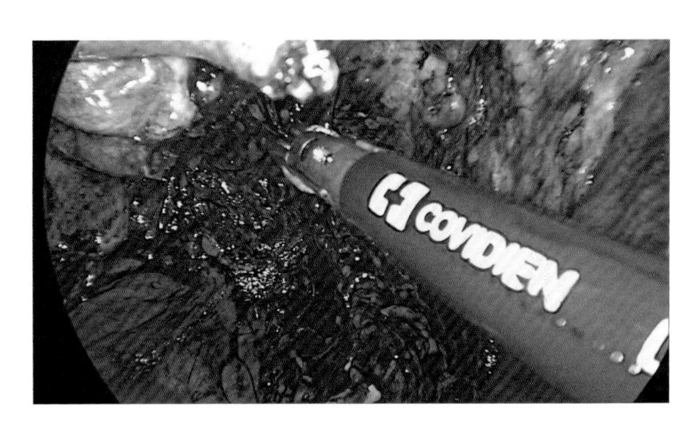

图 12-11 使用 LigaSure 凝闭、切断右侧的膀胱侧韧带

用的 LigaSure 为例，使用 10 mm LigaSure 夹闭双侧的膀胱侧韧带，凝闭 1~2 次之后再行切断，多数情况下可有效封闭膀胱的分支血供，简单、安全、有效（图 12-11，图 12-12）。但使用能量器械处理膀胱侧韧带有几个要点需要注意：①夹持位置不要过于靠后，可尽量靠近膀胱；因过于靠后的话，有可能误伤直肠；②膀胱侧韧带应尽量分薄一些再使用能量器械。如夹持组织过厚，则可能凝闭不全，导致出血；③对于有保留性神经需求者，慎用能量器械；④能量器械处理完毕之后，应仔细检查侧韧带断缘是否有出血。对于出血部位，可以使用双极电凝止血，较粗血管断端则建议使用 Hem-o-lok。

如没有能量器械，或者患者有保留性神经的需求，则可采用腹腔镜专用的切割缝合器（Endo-GIA）处理双侧膀胱侧韧带，或者使用 Hem-o-lok 逐步夹闭侧韧带之后再依次切断。

在处理完双侧膀胱侧韧带后，可在腹膜会阴筋膜反折处切开腹膜会阴筋膜，向下方继续分开前列腺和直肠之间的层次。

第五步：分前壁，开盆底。

膀胱后方完全游离之后，进行前壁的游离。在脐尿管的顶端切开腹膜，并沿两侧向下方继续切开，进入耻骨后（Retzius 间隙）间隙

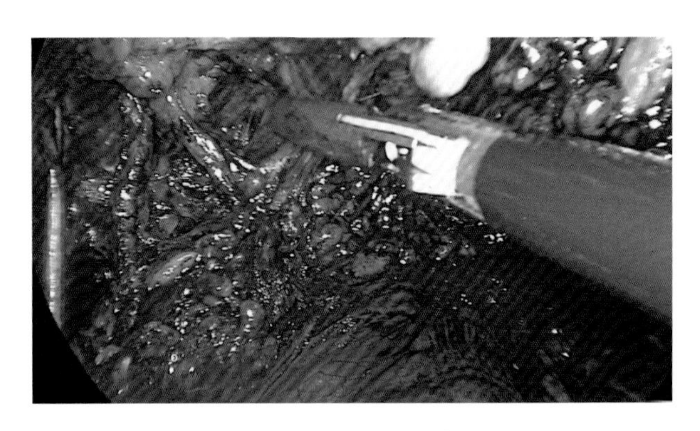

图 12-12 使用 LigaSure 凝闭、切断左侧的膀胱侧韧带

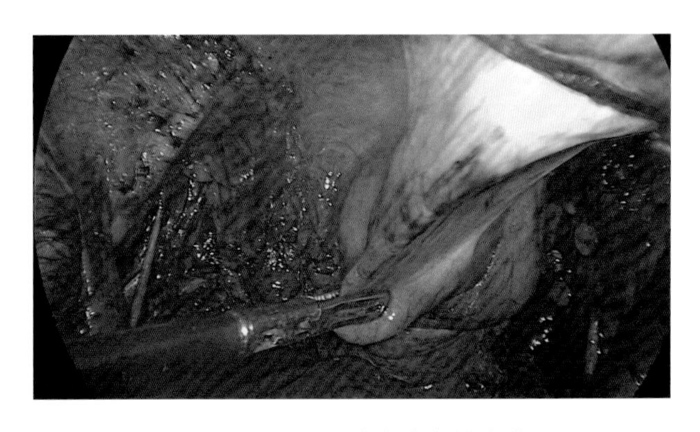

图 12-13 切开膀胱前方的腹膜

（图 12-13）。正常情况下，该层次疏松，钝性与锐性分离相结合，一直向下分离至耻骨前列腺韧带处，向两侧应分开至盆筋膜表面。

在前列腺两侧切开盆筋膜，注意切开的位置不要过于靠近前列腺。以免引起前列腺两侧的静脉丛出血（图 12-14）。对于有保留性神经需求者，也可不切开盆筋膜，直接从筋膜间或

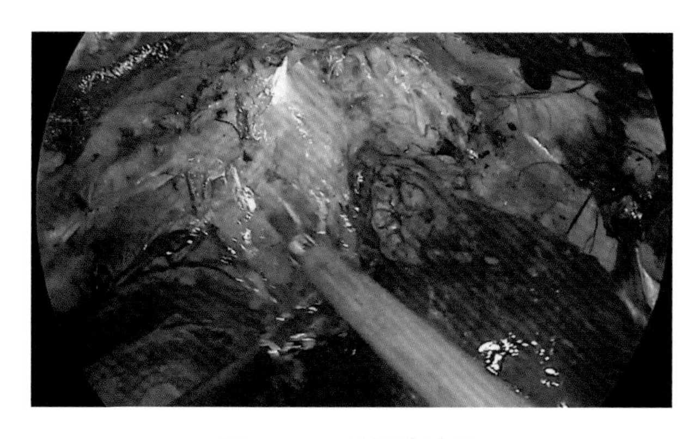

图 12-14　显露盆筋膜

筋膜内入路分离前列腺两侧（参见第十三章）。

第六步：缝静脉，断尿道。

切断耻骨前列腺韧带，充分分开阴茎背深静脉复合体（DVC）两侧，用 0 号倒刺线或可吸收缝线 8 字缝扎 DVC。之后向上方用力提拉膀胱，使前列腺两侧产生张力，继续使用超声刀离断双侧的前列腺侧韧带，并从后方沿切开的腹膜会阴筋膜向下方分离前列腺与直肠之间的平面，将前列腺从直肠表面剥离，直达前列腺尖部。在前列腺尖部解剖出尿道，注意保证尿道的完整性，此时可拔除尿管，用 Hem-o-lok 夹闭尿道后切断。将手术标本置入取物器，延长腹部正中切口取出。之后继续进行后续的尿流改道部分（图 12-15）。

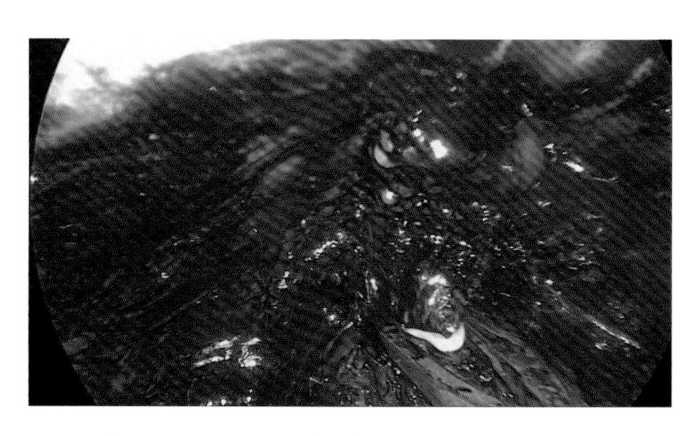

图 12-15　游离尿道，使用 Hem-o-lok 封闭

三、术后处理、并发症及常见问题

（一）术后处理

患者术后返回病房后，常规心电监护至次日晨。

观察患者引流物的颜色，以了解是否有术后出血。

如果术后无特殊情况，鼓励患者术后第一天下地活动。不需要长期进行卧床制动。对于无腹胀等症状者，可适量饮水。根据肠道恢复情况逐步恢复饮食。

如无抗凝禁忌，建议常规加用低分子肝素抗凝治疗。

引流量少于 200 ml/d，则可以予以拔除引流管。

（二）并发症

1. 术中出血

行根治性膀胱切除术，易出血的部位，一处是膀胱侧韧带，另一处是在 DVC。在处理膀胱侧韧带时，注意应将膀胱侧韧带充分分薄之后再进行处理。对于使用电凝器械封闭不确切的血管，应当及时使用 Hem-o-lok 确切夹闭止血。在处理 DVC 时出血，一部分是切开盆筋膜时过于靠近 DVC，引起出血；另一部分是缝扎 DVC 的缝线位置不理想，在切开前列腺尖部时不小心将缝扎线切断，引起血管断端出血。对于 DVC 断端出血，可以先尝试使用电凝器械凝闭止血，但再次缝扎更为确切。

2. 直肠损伤

膀胱和前列腺后方与直肠毗邻，存在一定的损伤直肠的概率。发生损伤者，多数是由于解剖平面不清晰所致。在术中需要沿正确的解剖平面进行分离，切忌在丢失层次的情况下盲目操作。如果发生直肠损伤，需请普外科台上会诊。单纯一期修补存在较高的肠瘘风险，根据肠管损伤情况，可先行保护性结肠造口＋一期直肠修补，二期再根据直肠愈合情况行结肠还纳。

（三）常见问题

1. 何时选择保留性神经的根治性膀胱切除术？其手术要点是什么？

对于年轻男性，还有性生活需求者，均可考虑行保留性神经的根治性膀胱切除术，尤其是需行原位新膀胱的患者，保留性神经对于术后的控尿功能有很大价值。但对于局部分期过晚，肿瘤已侵犯前列腺，或合并前列腺癌的患者，需要慎重选择手术适应证。

在行保留神经的手术时，需要注意的是，尽量少使用或不使用能量器械处理侧韧带，而且在进行分离侧韧带时，应紧邻膀胱进行分离；在处理前列腺侧韧带时，可按照筋膜内或筋膜间的入路进行切除。

2. 淋巴结应该先清扫还是后清扫？各有什么优缺点？

根据不同术者的习惯，可先行盆腔淋巴结清扫或最后进行。各有其优缺点。先行盆腔淋巴结清扫，可在清扫的同时，处理双侧的膀胱上组血管，为后续的膀胱切除提供更为理想的分离平面；故笔者一般都是首先进行双侧的盆腔淋巴结清扫。最后进行盆腔淋巴结清扫的优势在于，拥有更大的操作空间，手术难度有所降低。故关于盆腔淋巴结的手术顺序先后问题，可由术者根据实际情况而定。

（郝 瀚　李学松）

第二节　腹腔镜膀胱全切－回肠新膀胱术

一、手术概述

对于肌层浸润性膀胱癌和高危非肌层浸润性膀胱癌的患者，目前首选的治疗方式依然是根治性膀胱切除术。但膀胱切除之后，如何选择合适的尿流改道方式，一直是泌尿外科学研究的热点问题。目前常用的尿流改道方式包括“不可控性”尿流改道和“可控性”尿流改道。不可控性尿流改道，临床上常用的有：回肠膀胱术和输尿管皮肤造口术，这些术式手术相对简单，长、短期并发症少，临床上应用十分广泛。但这类手术，因为需要患者终身佩戴造口袋，造成患者生活不便，在一定程度上影响患者正常社交，甚至对患者的心理造成影响。

为了克服这些问题，对于一部分适合的患者，可以选择新膀胱术。该术通过截取一部分肠管，将其缝合成一个球形的储尿囊，吻合在输尿管和尿道上，用于替代原来膀胱的功能，即所谓的“原位新膀胱”。

与不可控尿流改道方式相比，新膀胱术具有一些明显的优势。首先，患者通过一段时间的锻炼，可以获得与正常人相近的排尿与控尿，在最大限度地恢复了术前的生理状态；其次，新膀胱术不需要长期佩戴造口袋，在外观上与正常人没有明显区别，既保证了体形的美观，对患者的心理影响也较小，有利于患者更好地恢复社会活动。最后，与输尿管皮肤造口等需要长期佩戴支架管的术式相比，术后对肾功能的保护更为可靠。

目前，在一些西方国家，新膀胱术是首选

的尿流改道方式。国内此术开展情况不如国外普遍。

在构建新膀胱储尿囊时，需要考虑如下几方面的问题：

（1）新膀胱的容量。

（2）新膀胱的顺应性（膀胱内压力）。

（3）与尿道吻合时的张力。

（4）与输尿管吻合时的张力。

（5）替代材料是否容易获得。

（6）是否会引起严重的营养不良、代谢异常等并发症。

（7）构建方式是否简便、易行，易于推广。

笔者在进行储尿囊的设计过程中，也是围绕以上几个关键点进行考虑。理想的新膀胱容量，一般建议以 400~500 ml 为宜，容量如果过小，则无法充分满足储尿的功能；而如果新膀胱容量过大，则有可能引起膀胱排空障碍，出现大量残余尿。

新膀胱的顺应性直接影响术后上尿路的功能。因此，要求新膀胱在储尿期需要保证持续低压，以免压力过高导致上尿路的损害。目前，新膀胱的构建需要用消化道作为替代材料，最常用的是回肠和结肠，而无论使用回肠或结肠，不可避免的一个问题就是，肠管受自主神经支配，存在自主节律收缩，这种自主节律收缩，可能会引起新膀胱内的压力变化，导致新膀胱内压力不稳定以及顺应性的降低。为了避免这个问题，常用的解决方案是肠管的充分去管化，目前国际上较为流行的储尿囊构建方式，如 Hautmann 储尿囊、Studer 储尿囊等，构建的基础就是肠管的充分去管化，以保证储尿囊的持续低压。

关于回肠和结肠究竟如何选择，目前尚没有统一定论。每种肠管各有其优、缺点。笔者推荐使用回肠来构建新膀胱储尿囊。因为相较于结肠，回肠拥有更好地延展性，而且术后发生代谢异常等并发症的比例更低。

基于以上这些设计理念，笔者的团队以 Studer 新膀胱为基础，通过简化 Studer 储尿囊的缝合方式，设计了 IUPU 回肠新膀胱术。在不影响整体效果的前提下，大大简化了手术技术，降低了手术难度，缩短了手术时间。

二、手术适应证和禁忌证

回肠新膀胱术是一项复杂的手术，对患者的身体情况和自我管理能力均有较高要求。因此，严格的患者选择对于手术的成功与否尤其重要。建议术前与患者进行充分沟通，详细告知新膀胱术能够给患者带来的获益以及相应的风险。并且需要告知患者在今后的自我管理过程中会遇到的各种困难。患者只有在充分了解新膀胱术的特点以及能够接受手术带来的各种风险的前提下，才可以进行这项手术。

并非所有膀胱癌的患者都适合做新膀胱术。我们在术前要对患者进行认真、谨慎地评估。

术前必须排除肿瘤在骨、肺和远处淋巴结的转移，以确定手术能够给患者带来长期获益。存在严重的肝、肾功能不全，小肠本身存在疾病，或小肠长度不够，或尿道括约肌功能障碍的患者，不宜行新膀胱术，建议采用其他的尿流改道方式。前列腺尿道或前尿道肿瘤是绝对的禁忌证。合并有严重尿道狭窄的患者也不宜行新膀胱术。

决定新膀胱术成功的最重要因素是患者能接受长期随访。患者身心必须健康，能够认识、理解新膀胱，以及新膀胱是如何发挥功能的。如果没有这些先决条件，只能考虑选择其他尿流改道方式。如果要获得良好的长期疗效，术后患者的管理比手术操作更重要。

在进行患者选择时，以下几点是需要考虑

的关键因素。

（1）患者的原发肿瘤情况：肿瘤局部分期较晚者不宜行新膀胱术；

（2）患者高龄不宜选择新膀胱术；

（3）患者肾功能情况：肾功能不全者不宜行新膀胱术；

（4）患者是否有良好的依从性：患者如果治疗依从性差，或者不能配合长期随访，不宜行新膀胱术。

如果患者存在下列因素，则视为新膀胱术的绝对禁忌。

（1）远端尿道肿瘤；

（2）严重的尿道狭窄；

（3）患者不具备生活自理能力；

（4）小肠长度不够，或小肠本身存在疾病；

（5）尿道括约肌功能障碍。

三、手术步骤

笔者所在单位，对于回肠储尿囊，目前仍然推荐采用体外构建的方式进行。根治性膀胱切除术可以选用开放、腹腔镜或机器人辅助的方式切除。腹腔镜手术完成膀胱切除之后，可在腹部做小切口，取出膀胱切除标本，之后将肠管从小切口引出体外，在体外完成构建，再放回腹腔之内，重新建立气腹，完成尿道与新膀胱的吻合。

IUPU 储尿囊构建“六步法”

为了便于读者们记忆、学习这项手术技术，笔者将 IUPU 储尿囊构建方法总结、归纳为六个关键步骤。具体的“六步法”详见表 12-2。

以下为具体的手术步骤。

第一步：取肠管。

距离回盲瓣约 20 cm，选取一段长约 54 cm 的回肠肠管，用于构建新膀胱储尿囊。在切取肠管时，需要注意保护此段肠管的血运。可以使用手术灯正对小肠系膜照射，在小肠系膜对侧进行观察，这样可以清晰辨认肠系膜血管的走行，避开血管走行区域切开小肠系膜。小肠系膜切开范围不宜过短，以免在后续的储尿囊构建过程和尿道吻合过程中产生张力。逆肠蠕动方向，将回肠标记为 4 段，每段的长度依次为：12 cm、12 cm、15 cm、15 cm，使用丝线在相应位置缝标记线，并注意标明肠管近端和远端，以免在后续的重建过程中产生混淆（图 12-16）。

将取好的回肠肠管置于患者足侧，在其头侧行小肠吻合。回肠吻合可以使用传统的小肠吻合法，也可以使用切割缝合器（GIA）完成小肠吻合。使用切割缝合器行肠吻合，快速、安全，并不显著增加肠道并发症的发生。

笔者多使用 80 mm 的 GIA 完成肠吻合。

表 12-2 IUPU 储尿囊构建“六步法”

	步骤	手术器械	其他器具
1	取肠管	切割缝合器 ×2（GIA 80）	3-0 可吸收缝线，带刻度的引流管或支架管
2	切肠壁	外套乳胶管的肠钳	电刀（用电凝切开肠壁，功率 70w）
3	缝尿囊	3-0 可吸收缝线	
4	输尿管	4-0 可吸收缝线	F7 单 J 管 ×2，“蘑菇头”乳胶引流管
5	关系膜	3-0 可吸收缝线	
6	吻尿道	2-0 自锁定缝线（腹腔镜）	3-0 可吸收缝线 ×8（开放），三腔尿管

使用 GIA 吻合肠管的要点在于，将待吻合的肠管对系膜缘对齐，使用 GIA 沿回肠对系膜缘完成第一次切割、钉合，之后与第一次切割线成 90°，行第二次钉合，完全封闭吻合口。对于吻合薄弱区域，可以使用 3-0 可吸收缝线间断浆肌层缝合予以加固。正对系膜缘最下方的钉合处为最薄弱的区域，建议常规进行加固（图 12-17）。

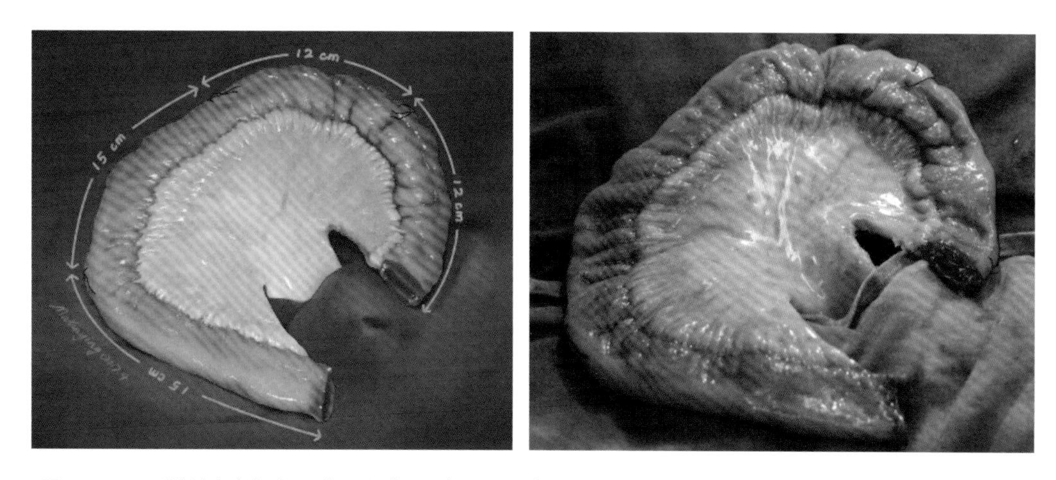

图 12-16 逆肠蠕动方向，将回肠标记为 4 段，每段的长度依次为：12 cm、12 cm、15 cm、15 cm

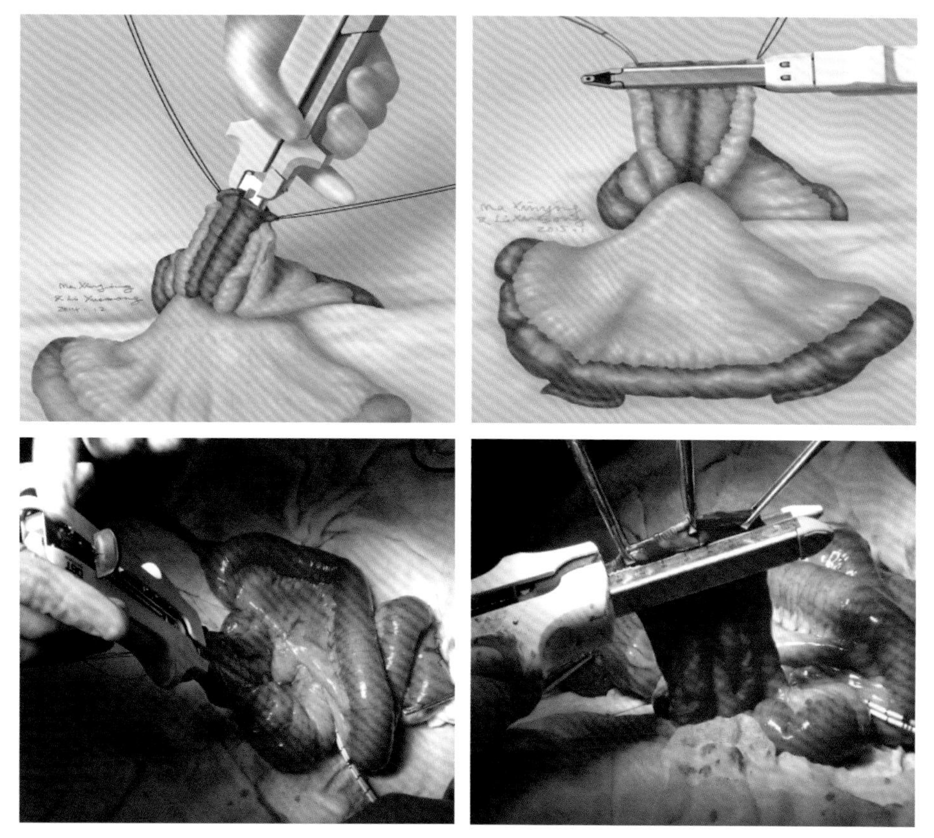

图 12-17 GIA 行肠管吻合示意图

将待吻合的肠管对系膜缘对齐，使用 GIA 沿回肠对系膜缘完成第一次切割、钉合，之后与第一次切割线成 90°，行第二次钉合，完全封闭吻合口

第二步：切肠壁。

使用10%聚维酮碘充分冲洗肠管，将肠内容物尽量洗净。使用湿纱垫或治疗巾保护肠管周围组织，减少肠内容物的污染，之后顺肠蠕动方向自然展开取好的肠段，保留最近端的15 cm肠管，作为储尿囊的输入袢；然后由远及近切开远端的39 cm肠管。在切开远端的两段12 cm肠管时，在小肠壁距离肠系膜1/3处切开，切至第三段15 cm肠管时逐步过渡至正对系膜缘的位置切开（图12-18）。

第三步：缝尿囊。

切开远端的39 cm肠管之后，再次清洁肠腔，将肠内容物尽量清理干净。之后，顺时针向上旋转最远端的12 cm肠管，与第二段12 cm肠管对齐，使用3-0可吸收缝线连续缝合相邻的小肠边缘。为保证储尿囊的密闭性，减少术后漏尿的发生，所有的缝合缘建议均使用可吸收缝线缝合两遍（图12-19）。

缝合完成后，再继续顺时针旋转肠管，与第三段15 cm肠管对齐，再次连续缝合相邻的小肠边缘，至此新膀胱的后壁已经缝合完成。缝合正确的话，新膀胱的后壁呈“螺旋”形（图12-20）。

最后，连续缝合新膀胱前壁，至最远侧留一个约一指宽的小口，用于和尿道做吻合，完成新膀胱储尿囊的构建（图12-21）。之前的所有缝合步骤，可以由术者和助手同时进行缝合，可以大大缩短手术时间，完成后的储尿囊如图12-22。

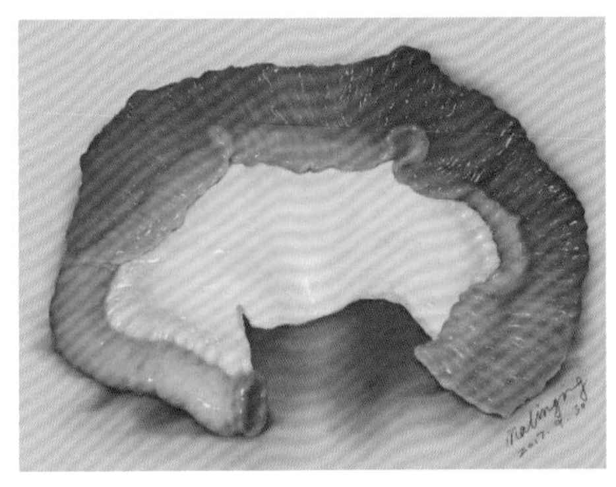
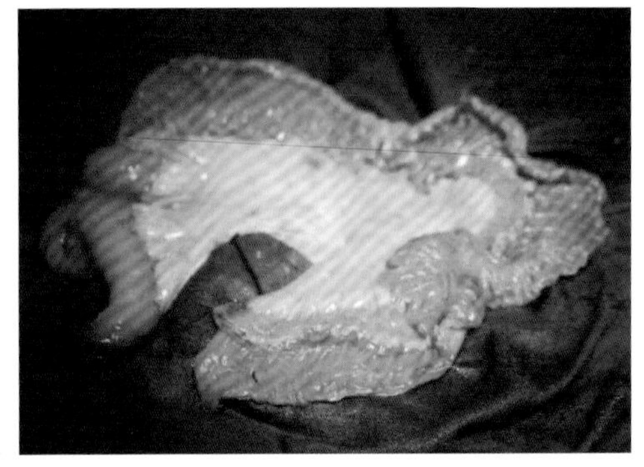

图12-18 顺肠蠕动方向自然展开取好的肠段，保留最近端的15 cm肠管，作为储尿囊的输入袢；然后由远及近切开远端的39 cm肠管

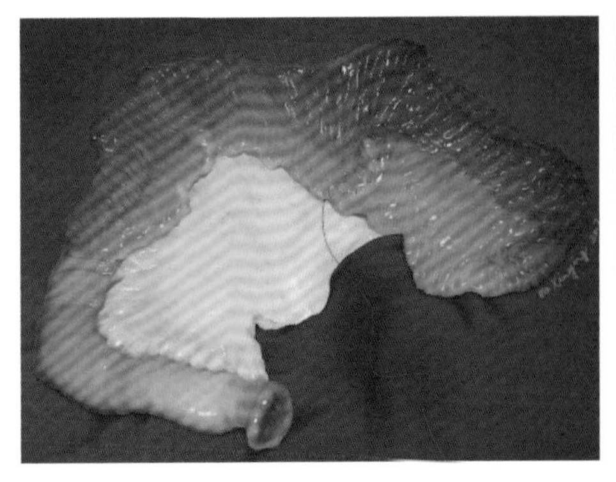
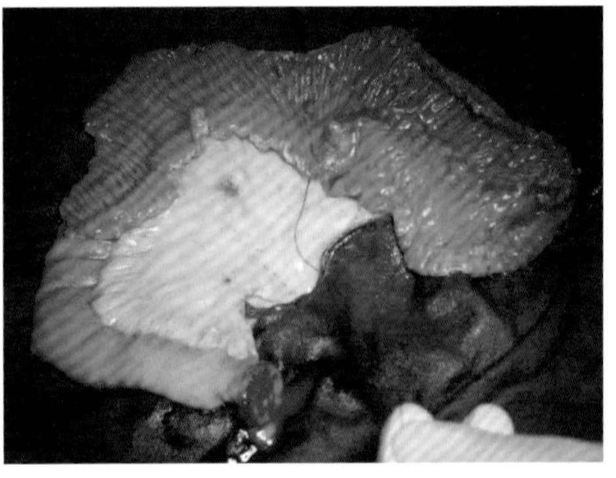

图12-19 顺时针向上旋转最远端的12 cm肠管，与第二段12 cm肠管对齐，使用3-0可吸收缝线连续缝合相邻的小肠边缘

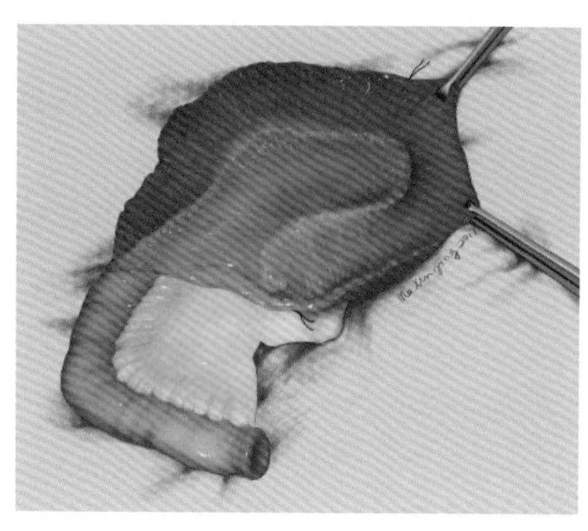
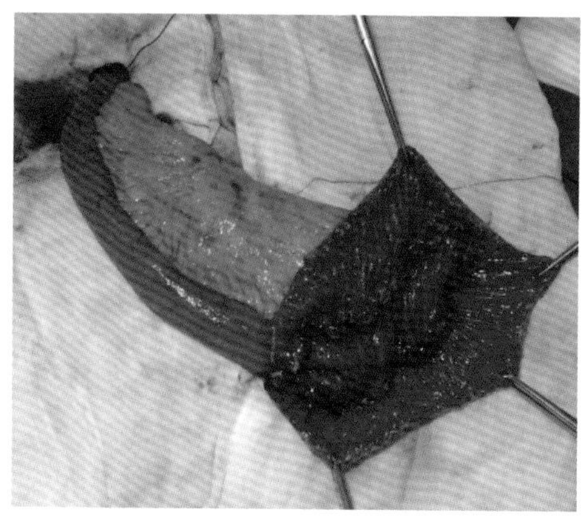

图 12-20 继续顺时针旋转肠管，与第三段 15 cm 肠管对齐，再次连续缝合相邻的小肠边缘，完成新膀胱后壁的缝合

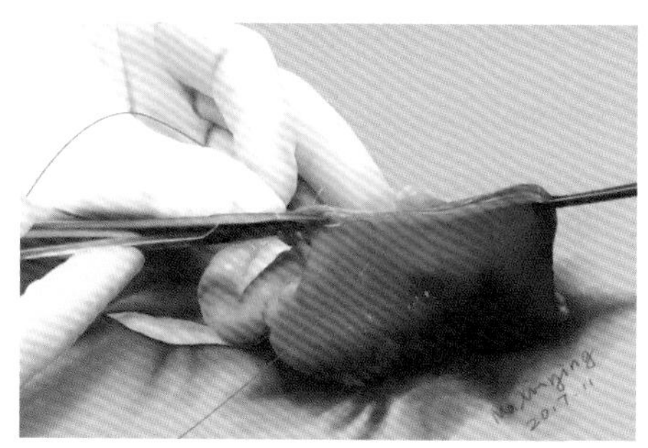
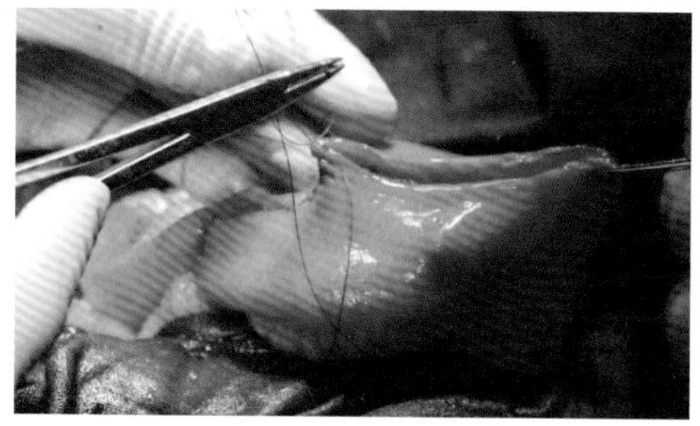

图 12-21 连续缝合新膀胱前壁，至最远侧留一个约一指宽的小口，用于和尿道做吻合，完成新膀胱储尿囊的构建

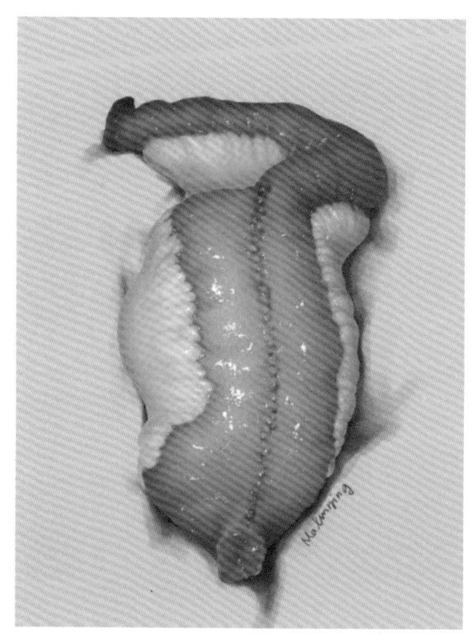
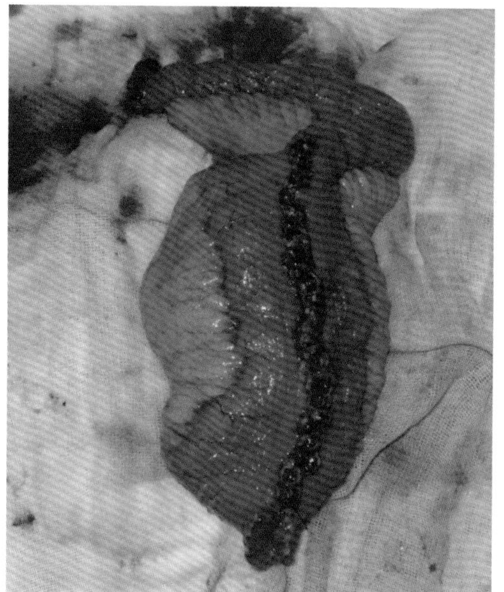

图 12-22 储尿囊完成之后的形态

第四步：输尿管。

北京大学泌尿外科研究所的输尿管回肠吻合，多采用输尿管并腔缝合技术。即将远侧的输尿管纵行切开，沿切开线用4-0可吸收缝线行两侧输尿管侧侧吻合，完成并腔；并斜行裁剪输尿管切除边缘，使之形成宽大的吻合平面。输尿管内置入F7的输尿管支架管，推荐使用单J管，将单J管用缝线妥善固定在输尿管吻合口位置。

把两根单J管从储尿囊的输入袢内引入新膀胱，3-0可吸收缝线吻合并腔后的输尿管和储尿囊输入袢。新膀胱建议常规留置膀胱造瘘管。笔者多采用“蘑菇头”引流管作为膀胱造瘘管，在新膀胱右顶壁的位置做小切口，由内向外引出膀胱造瘘管。此处，建议将两根单J管剪短之后，缝合于膀胱造瘘管之上，这样在术后拔除造瘘管时，即可同时拔除单J管。造瘘管周围用可吸收缝线荷包缝合固定（图12-23）。

完成所有的缝合工作之后，可向新膀胱内注水，检查新膀胱的初始容量，并检查是否有渗漏。如有渗漏部位，应及时补针封闭。

第五步：关系膜。

完成上述操作之后，连续缝合关闭小肠系膜裂孔，以减少术后内疝的发生。如为开放手术，可以直接将储尿囊置于盆腔，行后续的尿道吻合。如为腹腔镜或机器人辅助手术，则需要将储尿囊置于腹腔之内，关闭腹壁切口，重新建立气腹，完成后续的吻合操作。

第六步：做吻合。

新膀胱与尿道进行吻合的步骤基本上与根治性前列腺切除术+尿道吻合的步骤相同。区别在于，部分病例可能存在较大张力，吻合时需要注意用力适度，避免缝线割裂新膀胱储尿囊，造成吻合困难。张力较大时，正确的做法是由助手向下方牵引储尿囊，减少吻合张力，再由术者轻柔、缓慢地逐步收紧缝线，直至将新膀胱与尿道对合。推荐采用倒刺线进行吻合，可以减少吻合的难度。对于腹腔镜下操作极度困难者，必要时可中转开放手术。

尿道内建议留置F20三腔硅胶尿管，手术完成效果示意图如图12-24。

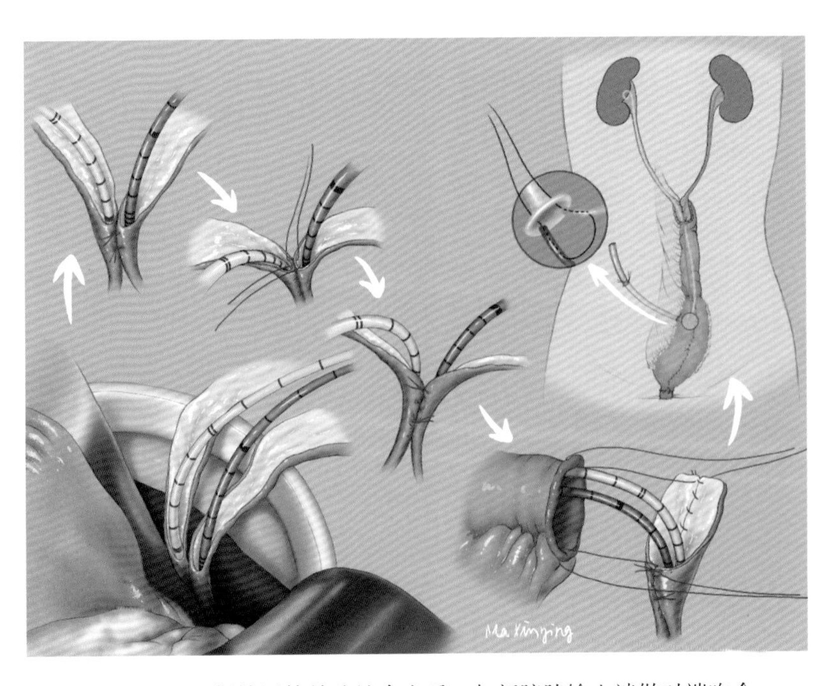

图12-23　两侧输尿管并腔缝合之后，与新膀胱输入袢做对端吻合

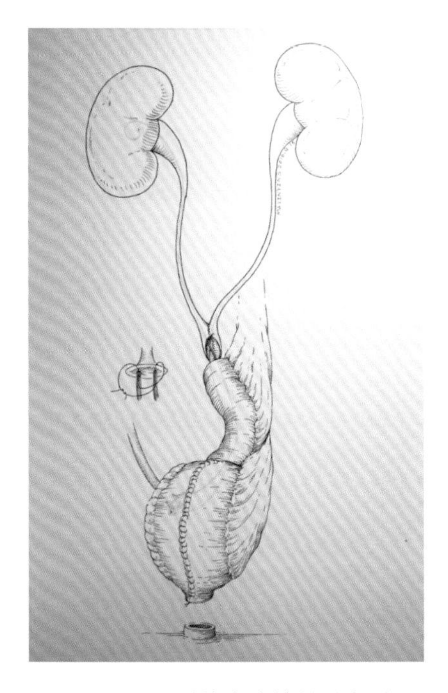

图 12-24 最终完成效果示意图

四、术后处理、并发症及常见问题

（一）术后处理

1. 术后常规心电监护；

2. 对症补液，静脉营养支持；

3. 无需常规留置胃管，待患者排气之后，可以逐步恢复正常饮食；

4. 术后腹胀严重者，可以留置胃肠减压，静脉营养支持；

5. 定时新膀胱冲洗。

（二）并发症

1. 术后新膀胱黏液填塞

在正常情况下，人体的小肠每天均会分泌大量肠黏液。如果不加处理的话，这些产生的黏液很有可能会堵塞新膀胱的各种引流管路，导致尿液无法正常排出，甚至可能造成新膀胱破裂，漏尿，影响术后顺利康复。

为了保证新膀胱和尿道内没有黏液积聚，从而避免造成尿路梗阻，笔者所在单位要求每名患者都进行术后早期膀胱冲洗。而且，要求至少有一名患者家属能够熟练掌握这一技术，以便在患者出院之后能够继续坚持进行。

冲洗时，注意不要采用低压持续冲洗法，这样无法将黏液有效冲出。正确的做法是，通过导尿管向新膀胱内快速注射生理盐水，然后用注射器抽出，有助于去除黏液栓；每天 2~4 次（每 6~12 小时进行 1 次），每次使用 60~120 ml 生理盐水。如果尿量较少或者可疑有黏液栓时，可增加冲洗频率。冲洗时，膀胱内积存的黏液可以通过另一通道自然流出；也可以用注射器从导尿管内抽出液体；注意观察排出的冲洗液，重复数次，直到排出的冲洗液中不再含有黏液。

2. 术后尿瘘

回肠新膀胱手术之后有一定的比例会发生尿瘘。尿瘘一方面可能是由于尿道和新膀胱的吻合口瘘引起。另一方面也有可能是新膀胱黏液填塞之后，导致膀胱内压升高引起的尿液外漏。还有一部分是输尿管和回肠输入袢吻合部位的尿瘘。尿瘘的首要处理原则是充分引流，保证尿路系统的压力最低。经过一段时间的保守治疗，大都可以自行缓解。对于担心瘘口没有完全愈合者，在拔尿管之前可以进行膀胱造影检查。

（三）常见问题

1. 术后什么时候拔除尿管和膀胱造瘘以及单 J 管

多数患者术后 3 周新膀胱已经完全愈合。术后 3 周时可以做膀胱造影检查，观察是否有造影剂外渗。如果膀胱造影无明显外渗，则可以拔除尿管，同时夹闭膀胱造瘘。

嘱患者在家练习每 1~2 小时排尿一次，每次排尿后，通过造瘘管观察是否有残余尿，并记录残余尿量，如果残余尿量连续小于 50 ml，1~2 周后也可拔除造瘘管和单 J 管。

在这一阶段，大多数患者都会有些尿失禁，通过盆底肌肉的康复锻炼，一般能够在数周到数月之内得到有效改观。

2. 患者如何学习排尿并获得自主排尿功能

患者往往需要花费一定的时间通过训练来获得新膀胱容量。大部分新膀胱初始容量通常为150 ml左右，此时一般建议每1~2小时排尿一次。

因为新膀胱在术后早期，容量较小，绝大部分患者都存在漏尿的情况。一般需要几个月的训练，等膀胱容量达到400~500 ml，新膀胱扩张到一定大小，才能成为一个低压的储尿囊，此时，多数患者控尿会有明显改善。新膀胱功能重建是一个耗时的系统工程，需要几周甚至几个月。

因为新膀胱缺少排尿反射和自主逼尿肌收缩，需要重新学习排尿。患者需要通过训练学习腹压排尿。排尿的时候需要放松外括约肌，同时收缩腹部肌肉加大腹压来压迫新膀胱。初始阶段练习排尿可以在坐便器上练习。

开始排尿训练后，需每日做排尿日记，用手机或计时器设置提醒，不管有没有尿意，建议每2~3小时排尿1次。待膀胱容量扩大至400 ml左右之后，可将排尿间隔增加至4小时1次，每次排尿的量需要尽可能精确地记录尿量。

3. 如何设置排尿间隔时间?

以通常开始漏尿的时间为起点，排尿后开始计时，以1~2小时为间隔，在此期间，患者需有意识的控制尿液排出，不断的训练，然后逐渐增加排尿间隔时间。不管是否有尿液流出或者感觉到腹部不适感，都有意识地去控制排尿。每达到一个时间间隔，就在此基础上增加半小时的排尿间隔，然后继续训练，直到患者可以间隔4小时排尿，排尿量达到400~500 ml。

4. 术后排尿功能障碍应如何处理?

30%~40%的女性新膀胱术后患者和10%左右的男性新膀胱术后患者有可能会存在排尿功能障碍，部分病例表现为残余尿增多，严重者可能完全无法自主排尿。一些女性患者在最开始几个月自主排尿良好，但有可能会呈进行性排尿困难，甚至发展为完全无法排尿。

如果存在术后排尿功能障碍，需要指导患者学习自家清洁导尿。

5. 每日饮水量多少为宜?

新膀胱引起的低盐综合征如果较重时会引起低血容量、脱水和体重下降。因此要确保术后每天2000~3000 ml液体入量，同时还要增加患者饮食中钠盐的摄取。建议经常监测体重。

6. 代谢并发症应如何处理?

新膀胱术后的复查可以对患者进行正确的指导，早期及时发现不良反应，是保证膀胱功能和避免严重并发症的关键。

新膀胱术后患者有出现代谢性酸中毒的风险，如果出现酸中毒时，可能表现为嗜睡、疲劳、恶心、呕吐、厌食和腹部烧灼感等症状。通过血气分析监测碱剩余可以了解酸中毒情况。有些患者需要一段时间服用碳酸氢钠治疗（2~6 g/d）进行纠正。

7. 术后应当如何随访?

术后需按期进行如下相关检查。

（1）血气分析，血常规，尿常规，生化全项;

（2）超声检查：监测残余尿量、肾形态;

（3）盆腔动态磁共振成像检查：了解新膀胱形态、容量，膀胱排空功能，盆底肌肉协调能力。判断有无尿道狭窄，有无输尿管反流;

（4）泌尿系CT增强扫描：有无肾积水;监测术后肿瘤复发情况;

（5）自由尿流率：客观评价新膀胱排尿功能的检查，简便，直观;

（6）尿流动力学检查：了解新膀胱压力、容量、顺应性;

（7）膀胱尿道镜：了解有无尿道肿瘤复发。

（郝 瀚 李学松）

第十三章

腹腔镜根治性前列腺切除术

扫码
访问本章视频

一、手术概述

前列腺癌是男性泌尿生殖系统最常见的恶性肿瘤之一，全世界范围内其发病率仅次于肺癌，位列男性恶性肿瘤的第二位。近年来，我国的前列腺癌发病率也逐渐提高。前列腺癌随年龄增长发病率逐渐升高。小于 50 岁的前列腺癌极少见，仅占前列腺癌患者的 2%。前列腺癌的中位确诊年龄为 68 岁，63% 的患者确诊时超过 65 岁。前列腺癌病因目前尚不明确，遗传和环境因素共同导致前列腺癌的发生和发展。前列腺癌发病具有家族倾向和遗传倾向，此外，前列腺癌的发病可能与种族、地区、宗教信仰等有关。

前列腺癌早期常无症状，随着肿瘤的进展，可引起的排尿困难、血尿、双下肢水肿、贫血和病理性骨折等症状。临床诊断前列腺癌主要依靠直肠指诊、血清 PSA、经直肠前列腺超声和盆腔 MRI 检查。前列腺癌需要通过前列腺穿刺活检获取病理标本确诊。

根治性前列腺切除术是局限性前列腺癌的标准治疗方案。腹腔镜手术尤其适用于这种需要在盆腔狭小空间进行的手术，但由于前列腺血供丰富、解剖关系复杂，需要进行精确的缝合重建尿道等原因，腹腔镜根治性前列腺切除术仍是泌尿科难度较高的手术。如何能够将腹腔镜根治性前列腺切除术简单化和标准化是笔者近年来力克的难关之一。经过大量手术实践，结合师长前辈们的手术经验技巧并根据自身实践的改良，笔者总结出一套相对流畅的手术流程。通过抓住手术操作关键点，将腹腔镜根治性前列腺切除术化繁为简，分解成不同的手术步骤，逐一克服手术中的难点，迅速提高对本手术的认识和操作技艺水平。

二、手术适应证和禁忌证

前列腺癌治疗方法多种多样。对于局限性前列腺癌，可选择的治疗方案包括：等待观察、主动监测、根治性手术、体外放疗和体内放疗等。患者的预期寿命和基础疾病是决定治疗方案的关键因素。患者预期寿命小于 10 年时，患者因基础疾病离世的风险要高于因前列腺癌进展的风险，肿瘤的侵袭性对患者的生存影响较小，在治疗方案的选择上应该更为谨慎。因此，在确定治疗方案之前，要对患者身体状况进行详细的评估，同时要与患者进行仔细的沟通。

腹腔镜根治性前列腺切除术的适应证首先应该是预期寿命大于 10 年的局限性前列腺癌患者。对于低、中危的前列腺癌患者，根治性前列腺切除术可能会达到肿瘤根治的效果；而对于高危和局部进展期的前列腺癌患者，根治性前列腺切除术应该作为包括放疗和内分泌治疗在内的肿瘤综合治疗的一部分。

腹腔镜根治性前列腺切除术的禁忌证包

括：预期寿命小于10年的患者；存在远处转移的患者；严重凝血功能障碍的患者；严重的心肺功能障碍的患者等。

三、手术步骤

腹腔镜根治性前列腺切除术的手术入路可以选择经腹入路和膜腹外入路。经腹入路腹腔镜根治性前列腺切除术视野开阔，空间较大，并且适合扩大淋巴结清扫范围。而腹膜外入路不需要打开腹膜，对腹腔脏器干扰小，术后恢复快，手术时间短。选取哪一种手术入路，主要取决于手术医师的习惯和患者的病情。如果患者需术中需行扩大淋巴结清扫，则经腹入路更为合适。如果患者之前曾做过腹腔手术，那么腹膜外入路可能更为合适。

患者取平卧折刀位、头低脚高位倾斜15°，双腿略分开，双膝下垫起（图13-1）。笔者习惯的“三孔法根治性前列腺切除术”，选择脐下、脐下3~4 cm两侧腹直肌外侧缘分别置入trocar。如需辅助trocar，可在右侧髂前上棘内侧置入第4个trocar。

建立腹膜外间隙：脐下1 cm作下腹部正中切口，长约3 cm，纵行切开皮肤、皮下脂肪至腹直肌前鞘。于腹白线两侧分别横行切开腹直肌前鞘，长约1 cm，不切开腹白线以免切开腹膜（图13-2）。组织钳夹两侧切开的腹直肌前鞘，示指于腹白线外侧紧贴腹直肌深方扩张，左右侧分别扩张后，将自制气囊置入腹膜外间隙，充气300~500 ml，保留数十秒钟建立腹膜外操作空间。手指指引下于直视下在两侧腹直肌外侧缘略偏下方放置第2及第3个trocar（右侧直径12 mm的trocar，左侧直径5 mm的trocar）。经脐下切口置入直径10 mm的trocar，丝线缝合前鞘切口以防止漏气，缝合腹壁切口。经此trocar置入腹腔镜，充气维持气腹压力14 mmHg，必要时在右侧髂前上棘内侧3~4 cm放置第4个trocar（直径5 mm的trocar）。

为了便于读者们记忆、学习腹腔镜根治性前列腺切除术，我们把手术总结为六个关键步骤（表13-1）。

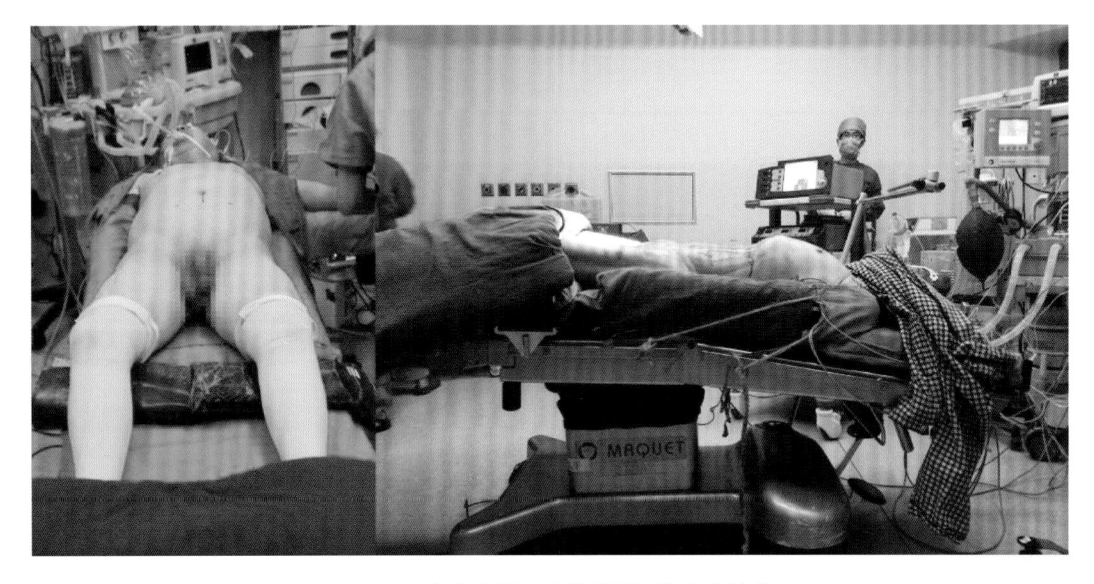

图13-1 腹腔镜根治性前列腺切除术的体位

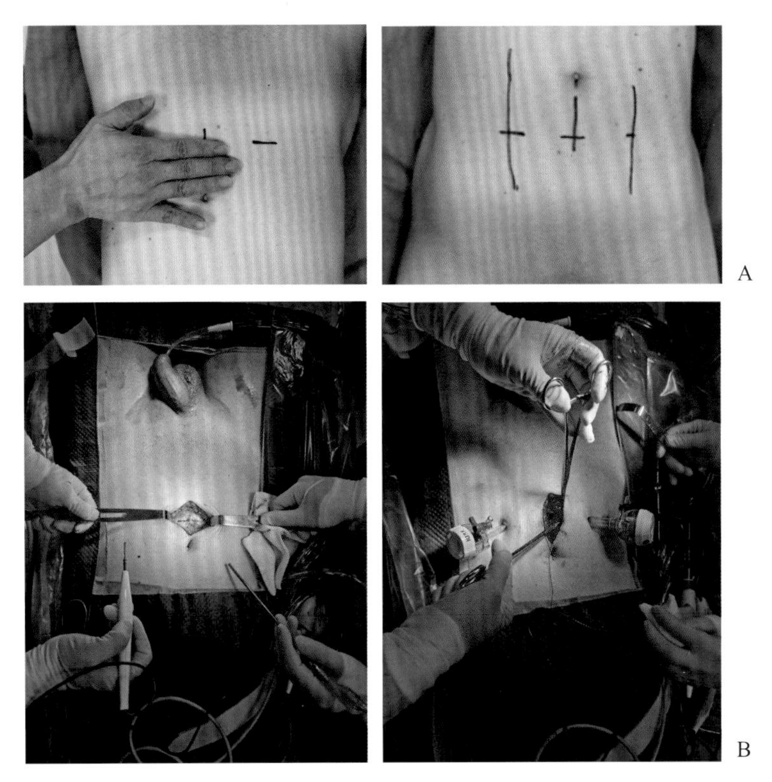

图 13-2 建立腹膜外间隙

A. 脐下正中三横指，左右手 trocar 也是腹直肌外缘脐下三横指；B. 在腹白线两侧分别横行切开腹直肌前鞘，注意不要切开腹白线，防止破腹膜，建好腹膜前腔隙后，八字缝合两侧，充分闭合，防止手术过程中阴囊气肿

表 13-1 腹腔镜根治性前列腺切除术“六步法”

	步骤	手术器械	其他器具
1	打盆底，缝静脉	无创钳、分离钳、持针器、超声刀、双极电凝	2-0/3-0 倒刺线
2	留膀胱	无创钳、吸引器、超声刀、双极电凝	
3	找精囊	无创钳、吸引器、超声刀	
4	断韧带	无创钳、吸引器	
5	留尿道	无创钳、吸引器、超声刀、双极电凝	
6	做吻合	分离钳、持针器、	3-0 倒刺线

以下为具体的手术步骤。

第一步，切开盆底筋膜，缝扎 DVC。清除前列腺前表面、膀胱颈前、盆内筋膜表面的脂肪组织。将前列腺压向右侧，使左侧盆内筋膜保持一定张力，辨认盆内筋膜，靠近骨盆侧壁切开盆筋膜。同法打开右侧盆筋膜。打开盆筋膜的过程中应远离前列腺，避免出血。同时注意勿损伤肛提肌及前列腺后外侧的神经血管束。切开盆筋膜至耻骨后方，从凹陷处缝扎 DVC。切断耻骨前列腺韧带，缝扎 DVC（图 13-3）。笔者使用 V-lok® 或 Stratafix® 倒刺缝线进行免打结的缝扎方法：选取长约 10 cm 的 0 号自固定缝线，末端提前打 3~4 个线结，缝扎 DVC 3 次后剪断。

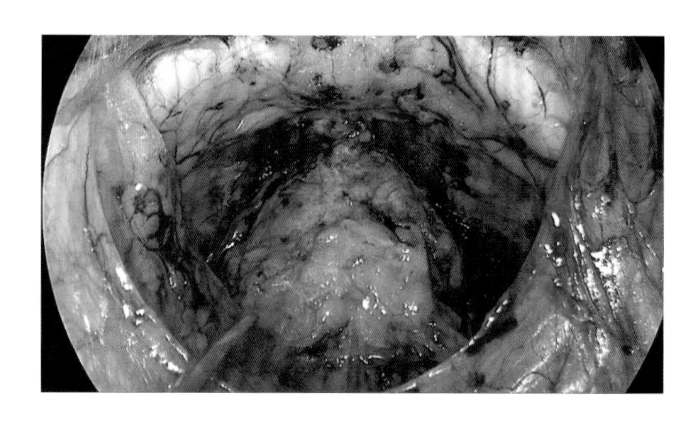

图 13-3 缝扎背深静脉复合体

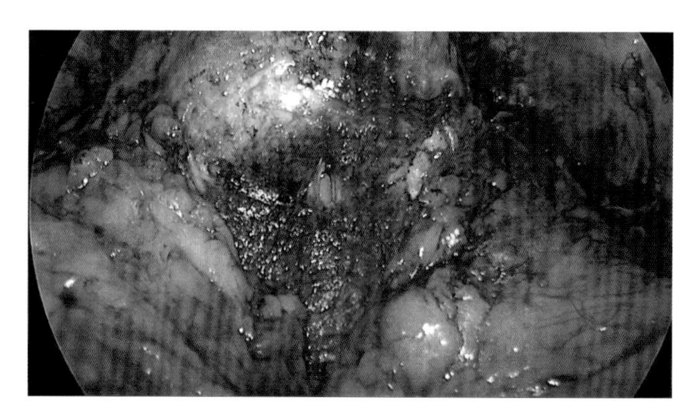

图 13-4 保留膀胱颈

第二步，保留膀胱颈。离断膀胱颈和前列腺之间的间隙，完整保留膀胱颈。膀胱颈保留的关键在于膀胱颈前列腺连接部的确定。关于连接部的判断方法：膀胱前表面脂肪终止的地方大致代表了前列腺膀胱连接部位，此外可以通过反复前后移动尿管，通过尿管水囊的位置可以大致判断膀胱前列腺连接部。抓钳触碰质感的改变也有助于辨认膀胱前列腺连接部。

在 12 点处仔细观察可看见横行的膀胱脂肪终止的间隙和纵行的前列腺两侧叶交汇成“十字”，于“十字”交叉点横行切开前列腺周围筋膜，沿前列腺与膀胱颈之间无血管平面进行锐性、钝性相结合分离，向两侧延伸。将膀胱颈两侧组织完全分离之后可观察到膀胱颈处尿道，切开尿道前壁，将尿管退出膀胱后贴紧前列腺切断膀胱颈后唇至完全离断膀胱颈处尿道。此步骤应尽量完整地保留膀胱颈，以备进行尿道吻合（图 13-4）。若前列腺突入膀胱较多，可紧贴突入膀胱颈的前列腺中叶分离膀胱颈部黏膜，避免膀胱颈开口过大。如果膀胱颈切口较大，可于 5 点、7 点分别缝合缩窄膀胱颈口，以利于之后的尿道吻合。

第三步，游离精囊。在膀胱颈后方寻找并游离精囊。从膀胱颈 5 点至 7 点间位置切开膀胱前列腺肌（musculus vesicoprostaticus，VPM）进入精囊后方的层面。沿精囊后方向两侧钝性分离，找到输精管，钳夹并提起输精管，尽量贴近远端使用超声刀离断输精管，沿输精管走行方向钝性游离出精囊（图 13-5）。游离精囊时应注意精囊外下方的精囊动脉，在精囊外下方使用超声刀或者 Hem-o-lok 钳夹并切断精囊动脉。双侧精囊均游离后，将输精管和精囊向对侧上方牵拉，即可观察到腹膜会阴筋膜。

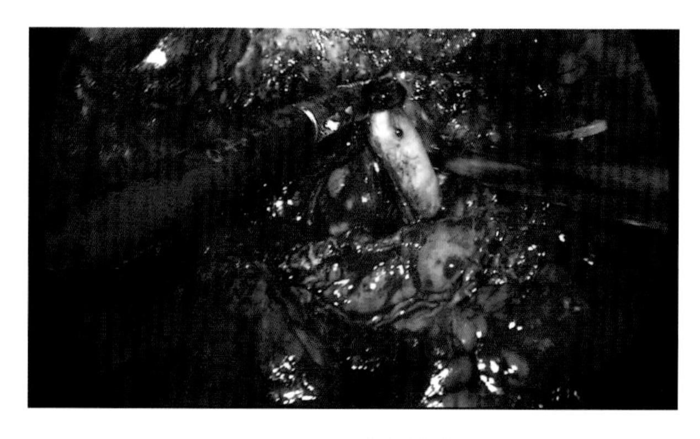

图 13-5 游离精囊

第四步，处理前列腺侧韧带。向上提起输精管，向上方牵拉精囊，显露腹膜会阴筋膜，锐性水平切开腹膜会阴筋膜后显露前列腺直肠前间隙（图 13-6），钝性向前游离至前列腺尖部。将精囊及前列腺向前方牵拉，暴露前列腺侧韧带。如不保留血管神经束，可采用 LigaSure 或 KLS 处理两侧前列腺韧带，可达到

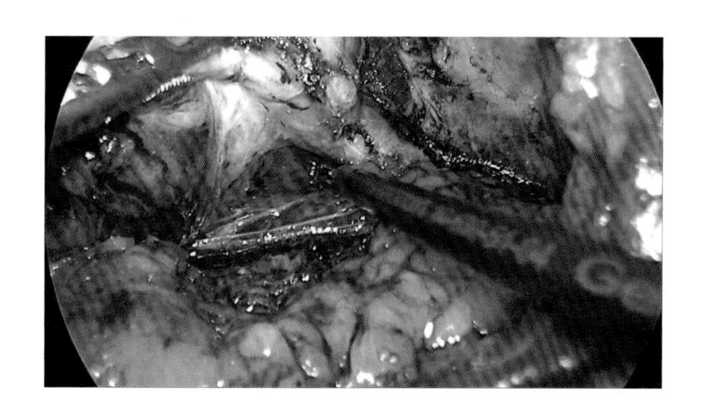

图 13-6 显露腹膜会阴筋膜

良好的止血效果。完全切断前列腺两侧韧带，直至前列腺尖部（图 13-7）。游离精囊后可在精囊外上方前列腺侧方观察到类似脂肪样结构，若保留神经血管束，则应从此处分离进入前列腺包膜，紧贴前列腺包膜从筋膜内进行游离，可使用可吸收生物夹或钛夹配合剪刀的方法，避免使用超声刀及双极电凝，减少血管神经束的电损伤和热损伤。

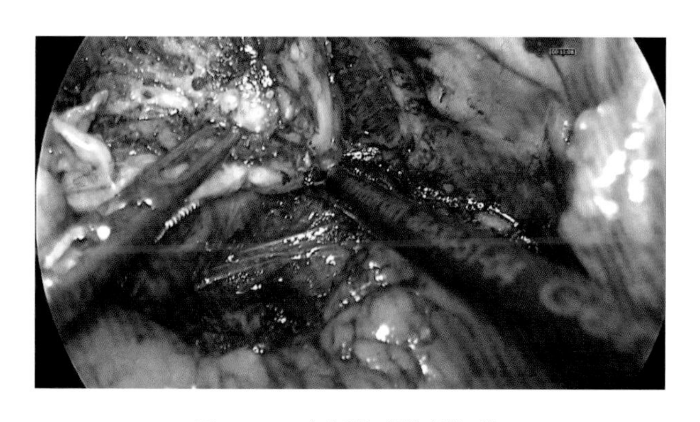

图 13-7 离断前列腺侧韧带

第五步，保留远端尿道。超声刀切断 DVC，注意不要切断之前的缝线（缝合 DVC 时尽量将缝线拉紧前尽量推向耻骨侧）。切断 DVC 后，逐步向下钝性游离，此前应将尿管置入前列腺尿道，起到支撑尿道的作用。当即将游离至尿道时，将尿管从尿道内撤出，可观察到撤出尿管后的尿道变得空虚，有助于进一步确认尿道位置。若前列腺两侧分离足够充分，仅剩尿道处相连时，可将前列腺翻转 90°~180°，以便更完整地切除前列腺尖部。贴近前列腺用剪刀锐性切开尿道前壁，显露尿道侧壁和后壁，并予以切断。将前列腺尖部钳夹后向头端和上方牵拉，显露腺体后方的尿道直肠肌，从侧面剪断，此处尿道距直肠较近，应观察清楚避免损伤后方直肠（图 13-8）。前列腺远端尿道应尽量保留，以便重建尿道和术后控尿功能的恢复。

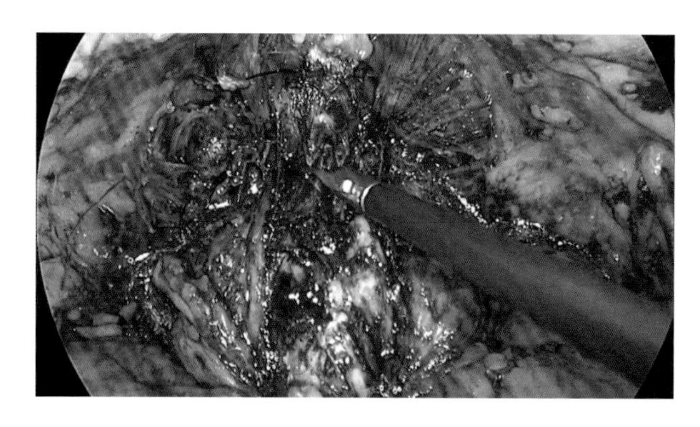

图 13-8 离断尿道

第六步，吻合膀胱颈和尿道。若膀胱颈开口较大时，则可用 3-0 倒刺线于 5 点、7 点分别缩窄重建膀胱颈后再行膀胱尿道吻合。膀胱颈保留完整时可直接与尿道进行吻合。笔者在张旭教授首创的单线连续吻合法的基础上进行改进，总结为“单线 8 针吻合法”。使用 3-0 倒刺线，长 20~25 cm，末端打 3~4 个线结。首先在膀胱颈后壁 5 点、6 点、7 点、9 点，处由外向内进行缝合，然后由内向外吻合尿道对应点位（图 13-9）。膀胱颈后壁与尿道吻合 4 针后，将后壁吻合线收紧。此时将导尿管置入膀胱，气囊暂时不注水。继续缝合膀胱颈 11 点、1 点、3 点、5 点，与尿道对应点位进行吻合，收紧缝线，尿管气囊内注水。共缝合 8 针。之后，笔者常规进行膀胱前壁悬吊，具体方法为：尿道吻合完毕后，继续使用吻合尿道的针线靠近膀胱颈方向缝合一针，然后反针缝合原 DVC 处，再次缝合膀胱颈前壁，线尾处使用生物夹固定，结束吻合（图 13-10）。这种方法恢复了前列腺切除前膀胱颈的解剖，减轻吻合口张力，减少术后吻合口漏尿的发生率；同时还免于打结，简化手术操作。

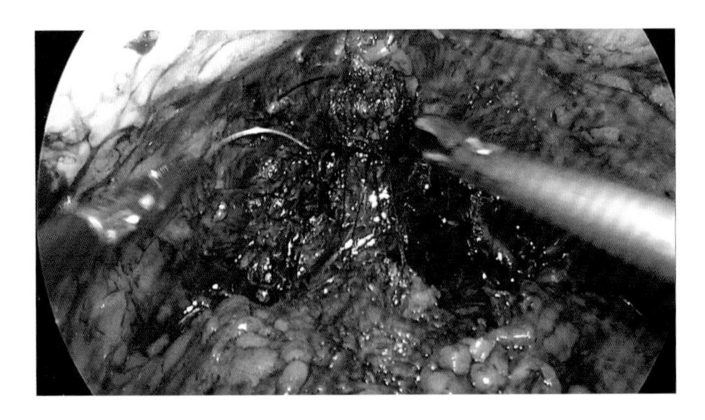

图 13-9 吻合膀胱颈和尿道后壁

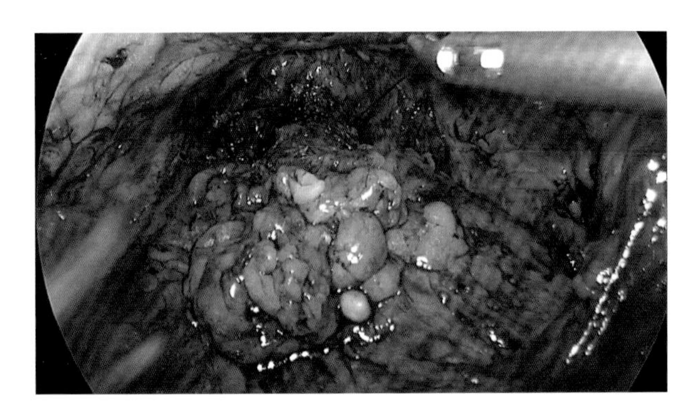

图 13-10 吻合膀胱颈和尿道前壁

四、术后处理、并发症及常见问题

（一）术后处理

1. 术后常规心电监护。
2. 对症补液，静脉营养支持。
3. 一般无需留置胃管。
4. 尿管留置 1~2 周。

（二）并发症

1. 直肠损伤：在分离前列腺后壁时，注意前列腺尖部与直肠紧贴的“危险三角”，该处为直肠损伤的好发区域——以尿道断端为顶点，距离尿道约 2 cm，三角的两侧边分别为双侧神经血管束（neurovascular bundle，NVB）——应紧贴前列腺分离以防损伤直肠。如直肠纵肌损伤或直肠黏膜有小的破口，可使用 3-0 可吸收缝线进行缝合并在术后留置肛管，吻合时注意要做到直肠创面无张力（保证创面局部血运良好，促进良好愈合，防止瘘的形成），建议创面缝合完毕后再次缝合包埋创面，并反复冲洗。若破口较大则应行乙状结肠造瘘。

2. 出血：根治性前列腺切除术的出血发生在几个步骤。缝合 DVC 时，缝针穿过 DVC 会导致一定的出血，建议寻找尿道与 DVC 的交界层面进针，可以避免出血；膀胱颈 3 点和 9 点处走行的膀胱下动脉前列腺支，可以提前用 Hem-o-lok 闭合，或者能量平台闭合并切断，可以预防出血；精囊动脉的处理也是需要用超声刀慢档止血或者 Hem-o-lok 闭合后切断；紧贴前列腺游离前列腺侧蒂，尽量保留 NVB，可以有效减少 NVB 的出血，保留性神经时若 NVB 出血，建议 3-0 倒刺线缝合止血。

（三）常见问题

1. 建立腔隙时如何避免腹膜破损？选择腹膜外入路腹腔镜根治性前列腺切除术时出现腹膜破损应如何应对？

穿刺点选择脐下三横指，可以降低损伤腹膜的概率。建立腔隙时先推开两侧，再置入气囊，因气囊往往无法推开两侧，仅能撑开下腹部前方的空间，两侧撑开的程度不够，因此需要用手推开。穿刺时一定要在手指的引导下穿刺。对于看得见的腹膜破损，建议使用 Hem-o-lok 或者钛夹进行钳夹，避免腹腔内过度进气压迫腹膜，影响手术视野。若腹膜破损不可见，则可增加辅助 trocar，使用扇形拉钩挡开腹膜，确保手术空间不被挤压。更重要的是建腔隙时应贴近腹直肌进行分离，开阔的手术空间是保证手术高效完成的基础。

2. 缝合 DVC 时如何掌握深度才能达到切开时不出血，又没有缝到尿管？

缝合 DVC 时应贴近尿道上缘缝合，避免缝合不全的 DVC 在切断时出血。但缝合过深又容易缝到尿道。在缝合打结之后应该活动一下导尿管，以免缝到尿管却没有察觉。

3. 前列腺筋膜内和筋膜间切除有什么区别？各有什么优缺点？

根治性前列腺切除术筋膜内切除和筋膜间切除的开展离不开对前列腺及其周围筋膜、神经、血管、肌肉组织的深入研究。前列腺两侧筋膜由内向外依次为前列腺被膜、前列腺筋膜和盆筋膜脏层。筋膜内切除即在前列腺被膜外侧、前列腺筋膜内切除整个前列腺；筋膜间切除即在前列腺筋膜外、盆筋膜内切除整个前列腺。筋膜内切除不需要切开盆筋膜、切断耻骨前列腺韧带和切开腹膜会阴筋膜。筋膜间切除则需要切开这些组织。筋膜内切除能够更好地保留性功能和控尿功能，但若肿瘤侵犯包膜时肿瘤控制效果较差，易导致切除边缘肿瘤组织残留；而筋膜间切除能够更好地切除肿瘤，保证切除边缘无肿瘤组织残留，但对性功能保护不如筋膜内切除。

4. 如何才能更好的保留血管神经束？

若患者年轻、肿瘤分期较早时可采用筋膜内切除，能够更好的保留神经血管束；同时，在处理前列腺后侧方时应避免使用超声刀和电钩，以减少对神经的热损伤。可配合使用 Hem-o-lok 及剪刀离断前列腺侧方血管。

5. 腹腔镜下腹膜外入路根治性前列腺切除术与经腹入路有什么优缺点？

经腹入路腹腔镜根治性前列腺切除术视野开阔，空间较大，且适合扩大淋巴结清扫；而腹膜外入路不需要打开腹腔，对腹腔脏器干扰小，术后恢复快，手术时间短。笔者所在单位研究数据表明：腹膜外入路的手术时间更短，术后患者康复更快；两者术中、术后早期并发症和切除边缘肿瘤组织残留率均不存在统计学差异。

6. 前列腺中叶较大、向膀胱内突出时如何才能更完整的保留膀胱颈？

首先应综合应用各种手段明确膀胱颈和前列腺的间隙；剪开膀胱颈前壁后应紧贴前列腺中叶的方向进行分离，尽量多保留膀胱颈后壁。若切除后膀胱颈开口较大，可使用 3-0 倒刺线进行膀胱颈缩窄，之后再与尿道断端吻合。

7. 尿道重建时，VICRYL、MONOCRYL、自固定缝线各有什么优缺点？吻合尿道最便捷的方法和程序是什么？

目前，对于吻合尿道所采用的线，VICRYL 缝线最早采用，需要线尾与膀胱缝合打结固定，在吻合过程中需要注意收线，使吻合口黏膜对合良好；MONOCRYL 缝线的针弧度较大，便于尿道内吻合操作，另外，MONOCRYL 缝线由于非常光滑，收线较 VICRYL 缝线方便；而自固定线，吻合收线后，线收紧较好，不用担心吻合口分离，而且可以不用打结固定线尾。

8. 根治性前列腺切除术中哪些步骤与术后控尿功能最相关？

根治性前列腺切除术中与控尿功能最为相关步骤的应该是前列腺尖部的处理和尿道膀胱吻合。处理前列腺尖部时应在完整切除前列腺尖部的同时尽量长地保留尿道；吻合时应确保全层缝合无渗漏，同时应将尿道和膀胱颈黏膜对合。此外，保留性神经、保护盆底肌群能提升控尿功能。术后早期长时间牵拉尿管也会影响患者术后控尿功能的恢复。

9. 如何确定不同前列腺癌患者手术中淋巴结清扫的范围？如何在标准盆腔淋巴结清扫和扩大淋巴结清扫中选择？

扩大淋巴结清扫（extended pelvic lymph node dissection，eLND）的范围包括：双侧髂内外动静脉和闭孔淋巴结，部分研究认为应该清扫至输尿管跨越髂总动脉处。中华医学会泌尿外科学分会（Chinese Urological Association，CUA）指南认为：对于低危的前列腺癌患者，不应行盆腔淋巴结清扫。对于中高危的前列腺癌患者，可选择标准乃至扩大淋巴结清扫。欧洲泌尿外科学会（European Association of Urology，EAU）指南认为：对于低危的前列腺癌患者（cT1~T2a、GS≤6 且 PSA<10 ng/ml），淋巴结转移概率小于 5%，不应行淋巴结清扫。对于中危的前列腺癌患者（cT2b~T2c、GS=7 或者 PSA 位于 10~20 ng/ml），没有淋巴结转移证据的患者可不行淋巴结清扫。对于高危的患者（cT3a、GS8~10 或 PSA>20 ng/ml），建议行扩大淋巴结清扫术。

10. 腹腔镜根治性前列腺切除术中有哪些重建技术？有什么意义？

腹腔镜根治性前列腺切除术中盆底重建技术包括：后重建技术（Rocco 缝合）、前重建技术、尿道周围悬吊（Patel 缝合）、全盆底筋膜重建技术、膀胱颈折叠技术等。

腹腔镜根治性前列腺切除术中所有重建技术都旨在恢复正常盆底解剖结构和功能关系，减少术后压力性尿失禁和缩短控尿训练恢复时间。这些重建技术对于早期恢复控尿能力有帮助，但是长时间随访发现对于长期尿控帮助并不明确。

（孟一森　张骞）

第十四章

腹腔镜淋巴结清扫术

扫码
访问本章视频

第一节　腹腔镜腹股沟淋巴结清扫术

一、手术概述

阴茎癌发生淋巴结转移一般首先转移至腹股沟淋巴结，开放淋巴结清扫术已成为治疗阴茎癌腹股沟区域淋巴结转移的金标准，其可以改善患者的预后。但是开放腹股沟淋巴结清扫术术后并发症发生率很高（20%~40%），术后易发生皮瓣坏死、淋巴漏、淋巴囊肿、延迟愈合甚至不愈合等并发症，给患者带来很大痛苦。近来，有学者报道了腹腔镜腹股沟淋巴结清扫术（video endoscopic inguinal lymphadenectomy，VEIL）。在保证手术效果的前提下，这种术式减少了术后并发症，提高了患者的生活质量。北京大学泌尿外科研究所从 2010 年起开展 VEIL，至今有接近 40 例次的手术经验。我们从中积极探索，改良手术技巧，增加了手术安全性，减少术后并发症。

对于传统开放手术来说，Daseler 等在 1948 年提出了经典的腹股沟淋巴结清扫术范围：上界是髂前上棘至腹外环处，长约 12 cm；外界为髂前上棘向下延长线，长约 20 cm；内界从耻骨结节垂直向下，长约 15 cm；下界为内外界下部的连线，长约 11 cm。这种术式切口大，手术范围广。但同时这种清扫范围创伤大，术后并发症高达 60% 以上。主要并发症包括切口感染（20%）、皮瓣坏死（60%）、血清肿（23%）、深静脉血栓、淋巴瘘和淋巴水肿等。1988 年 Catalona 提出了改良腹股沟淋巴结清扫术，清扫范围的切口边界分别缩小至 12 cm、11 cm、9 cm、8 cm（Catalona, 1988）。此外，这种术式保留了皮下组织浅层和大隐静脉，股外侧动脉和卵圆窝下淋巴结。也不行缝匠肌转移覆盖。改良腹股沟淋巴结清扫术的术后并发症大大减少。VEIL 的清扫范围可以达到改良腹股沟清扫术的范围。VEIL 推荐的清扫范围：内侧为长收肌，外侧为缝匠肌，上界为腹股沟韧带，下界为股三角尖部。

二、手术适应证和禁忌证

VEIL 的手术指征与开放手术相似，即对于具有下列情况之一者考虑进行预防性的腹股沟淋巴结清扫：①低分化（G3 级及以上）阴茎癌；② T2 期及以上；③肿瘤伴有血管及淋巴管浸润。清扫时，根据阴茎淋巴交叉引流的特点，需行双侧清扫。但是对于淋巴结多发肿大，肿大淋巴结体积较大或者接受过放疗的患者，VEIL 可能存在清扫范围相对不足，技术操作难度大，术后复发率增加的风险，此时适宜选择开放手术。腹股沟淋巴结清扫术的手术禁忌证与其他手术类似，包括不能耐受麻醉的内科并发症、凝血功能障碍、全身性或手术区域感染等。

三、手术步骤

1. 体位

目前，结合北京大学第一医院的经验，VEIL的体位如下：患者平卧，下肢分开。如果是普通手术床，建议将双下肢摆轻度蛙腿（图14-1）；推荐用泌尿外科专用手术床（图14-2），更利于术者和助手操作，还可同时进行双侧腹股沟淋巴结清扫手术。用记号笔将两侧股三角边界标记，此倒三角的上界是腹股沟韧带，内界为长收肌，外界为缝匠肌，长收肌与缝匠肌相交处为股三角的尖部。股三角的体表标记不仅有助于trocar的放置，也有助于术中手术平面的判断。

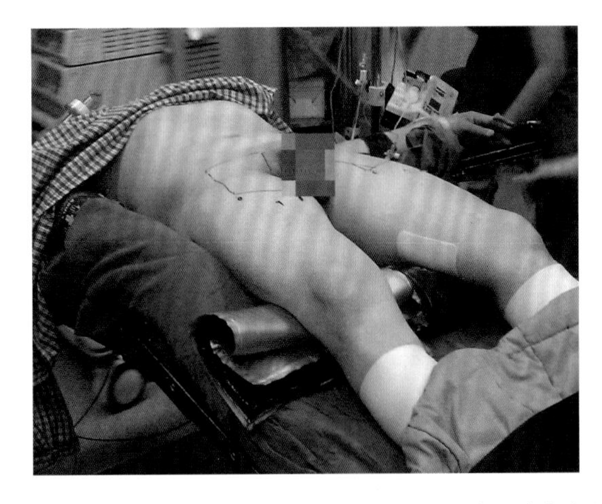

图14-1 患者体位及术前标记手术范围（普通手术床）

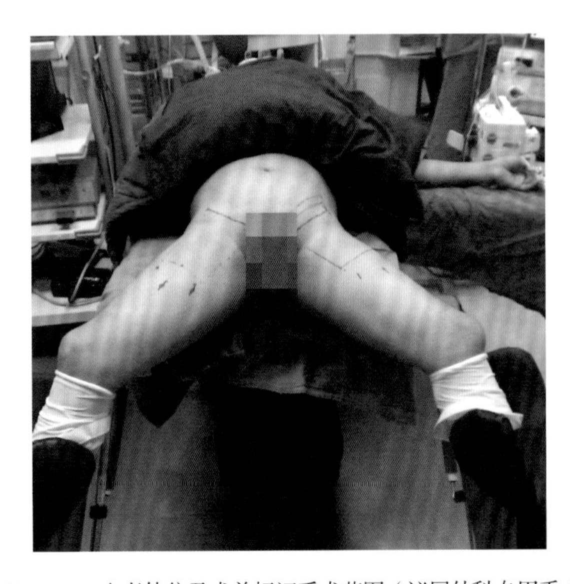

图14-2 患者体位及术前标记手术范围（泌尿外科专用手术床）

术者可站于或者坐于手术肢体的左侧，如果应用泌尿外科专用手术床术者可以位于患者两腿之间，助手位于术者对侧。腹腔镜显示器置于患者肩部两侧。若为单侧操作，患者患侧下肢内收呈蛙状。

2. trocar位置

下面以左侧手术为例介绍手术步骤：在股三角下3~5 cm处作第一个小切口，切开皮肤、Camper筋膜，其下面是白色半透明的Scarpa筋膜。在Scarpa筋膜下方，紧邻Scarpa筋膜用手指或卵圆钳作钝性分离，向两侧分离距离最好达5 cm以上，置入扩张球囊（同建立腹膜后腔自制球囊）建立操作平面（图14-3）。

置入直径10 mm的trocar，注气压力至10~12 mmHg，置入30°腹腔镜。在腹腔镜监视下于距离第1个trocar内侧约6 cm，股三角外科标志线远端约3 cm处切开皮肤，穿刺引入直径5 mm的trocar。同样距离，在外侧标志线远端3 cm处作切口置入直径10 mm的trocar

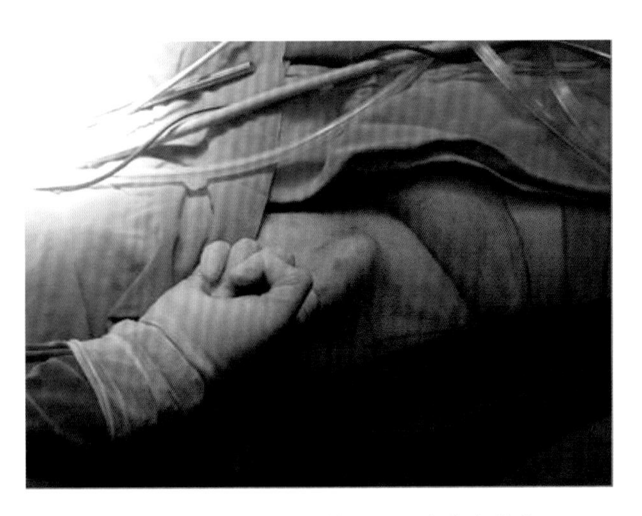

图14-3 手指沿Scarpa筋膜层下方分离扩张

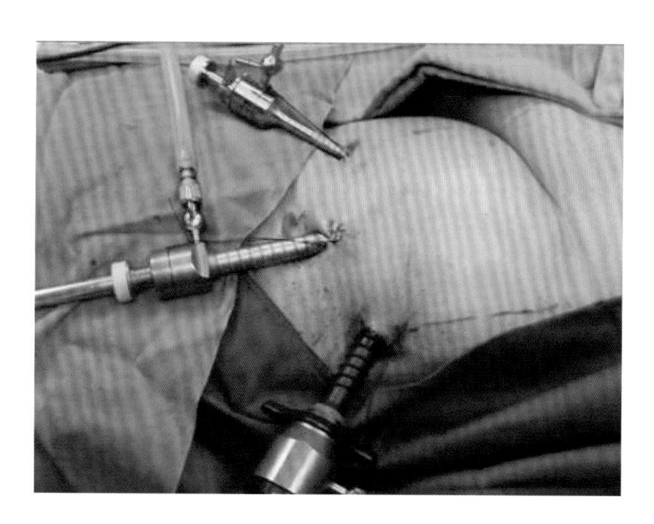

图 14-4 trocar 位置

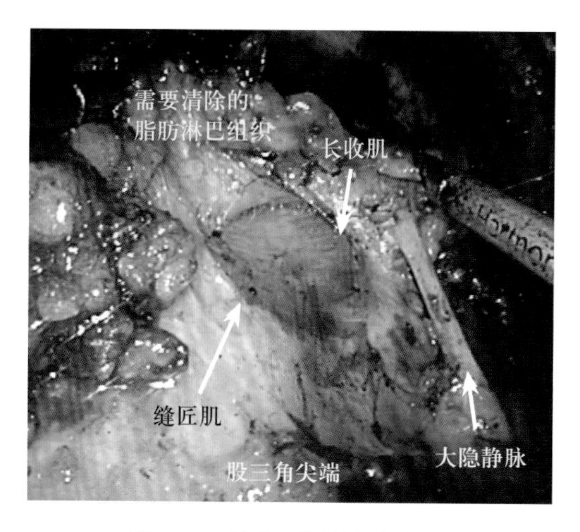

图 14-5 清扫下界的解剖标志

（图 14-4）。

3. 手术操作

为了便于读者记忆、学习，笔者将腔镜腹股沟淋巴结清扫术总结归纳为以下“六步法”：

（1）分皮瓣；（2）定边界；（3）清淋巴；（4）分血管；（5）缝减张；（6）放引流。

第一步：分皮瓣。

分离皮瓣，寻找正确的操作平面是 VEIL 成功的关键步骤，需要小心完成，尽量在所需清除的淋巴脂肪组织上方层面进行手术操作。引入超声刀及分离钳，从股三角尖部开始，在 Scarpa 筋膜下方操作，清扫 Scarpa 筋膜深方至肌筋膜表面的淋巴脂肪组织。

第二步：定边界。

股三角尖部及大隐静脉可以作为清扫下界的腹腔镜下解剖标志。这时可以清晰地看到外侧的缝匠肌和内侧长收肌的肌肉轮廓，交汇成股三角的尖部，应避免游离过深，尽量保持阔筋膜和肌肉筋膜的完整（图 14-5）。清扫上界的解剖标志为腹股沟韧带，镜下可以容易辨认。分离范围应达到至腹股沟韧带上方 3 cm（图 14-6）。术中可以通过按压皮肤来协助进行定位，体内定位和体外定位结合进一步确定手术范围。

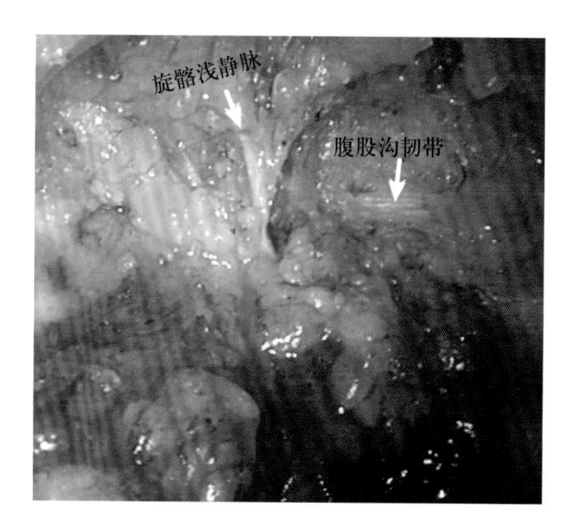

图 14-6 清扫上界的解剖标志

第三步：清淋巴。

手术需整块清扫移除腹股沟区的淋巴结。我们探索的临床经验证实，确定清除范围后，“从下向上”“从四周向中央”游离的方式可以明显提高手术效率。游离过程中用 Hem-o-lok 钳夹后切断大隐静脉各个属支。Hem-o-lok 夹闭后离断小血管及淋巴管以避免严重淋巴瘘。建议用小号 Hem-o-lok 以减轻皮下术后异物结节。

第四步：分血管。

游离到卵圆窝附近时，通过动脉搏动可以初步判断股动脉位置。用超声刀打开股动静脉鞘，清扫卵圆窝内的淋巴及脂肪组织。注意股动脉前内侧的阴部外动脉分支，必须分离出并用小号 Hem-o-lok 夹闭（图 14-7）。清扫股动脉时还需注意其外侧深方的股深动脉。要充分游离大隐静脉根部，于大隐静脉汇入股静脉处用大号 Hem-o-lok 钳夹后切断大隐静脉（图 14-8）。整块清除腹股沟浅组和深组淋巴结及脂肪组织。清扫完毕后应可以清晰地看到相应的结构标志（图 14-9，图 14-10）。

第五步：缝减张。

为了减小清扫后皮瓣张力，保证皮瓣血供，减少术后皮瓣相关并发症，推荐进行改良的减张缝合（图 14-11）。皮肤外部用纱布块或纽扣垫加压后收紧减张缝线并打结固定（图 14-12）。

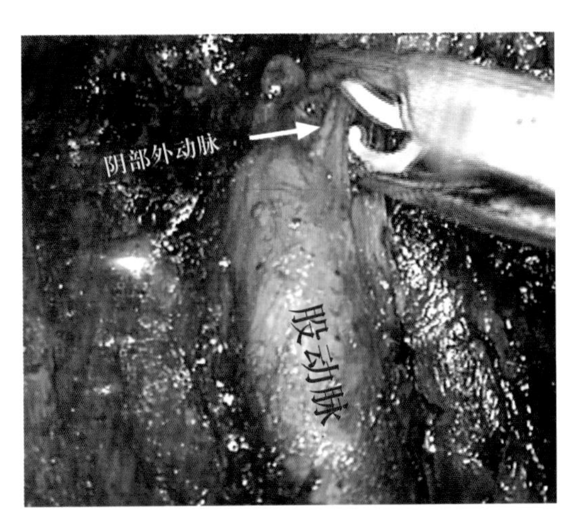

图 14-7　清扫股动脉

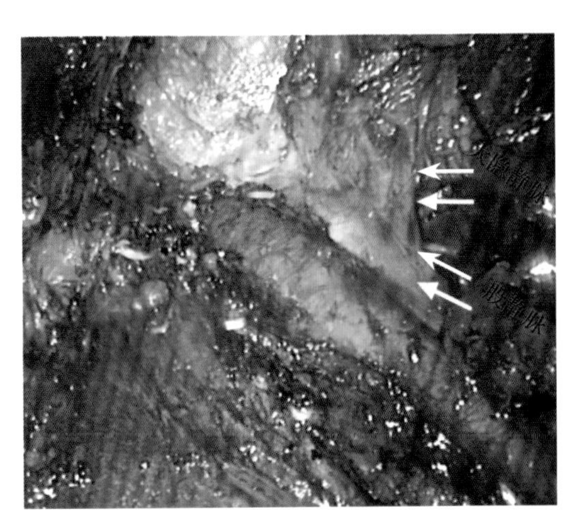

图 14-8　游离股静脉及大隐静脉

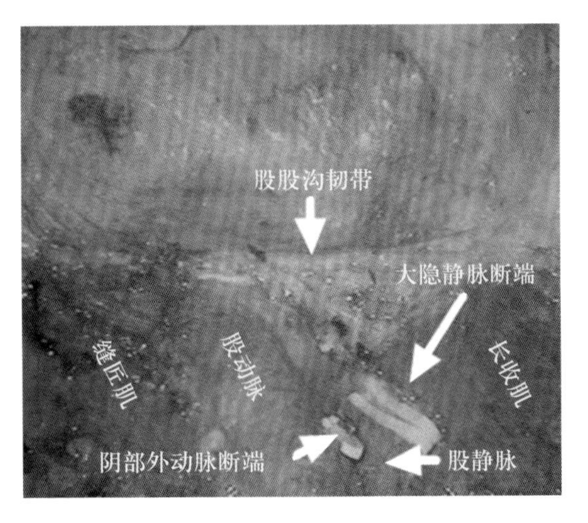

图 14-9　清除淋巴结后头侧手术野

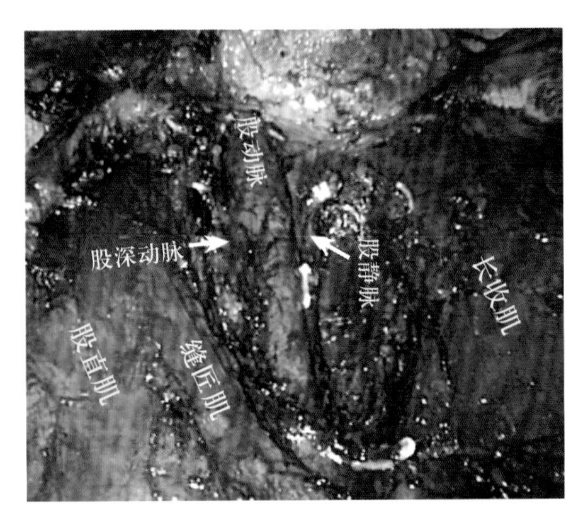

图 14-10　清除淋巴结后尾侧手术野

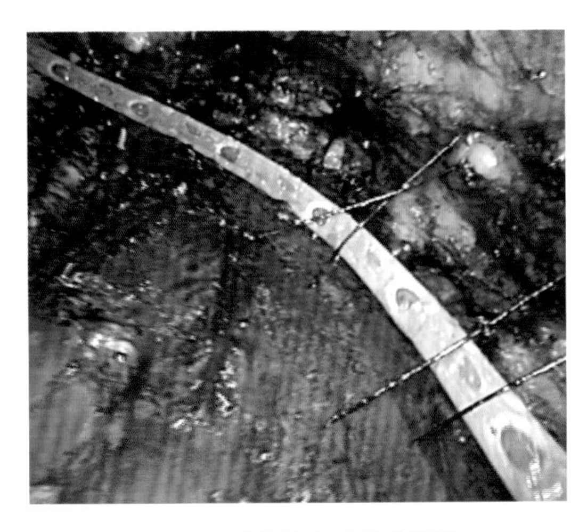

图 14-11　减张缝合及引流管置入

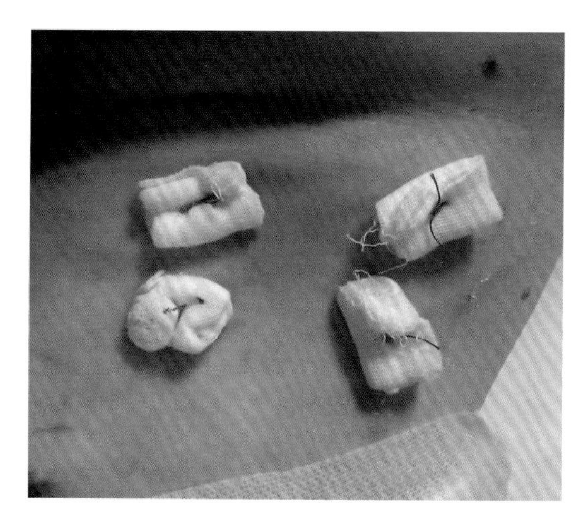

图 14-12 减张缝线外观

第六步：放引流。

术后伤口并发症除了与皮瓣张力、血供有关外，局部引流不畅也是重要原因之一。为确保术后充分引流，推荐留置内外侧各 1 根多孔引流管接负压吸引。根据清除的淋巴及脂肪组织体积扩大切口至相应大小后完整取出。

四、术中经验

操作平面的建立：建立操作平面时，应在 Scarpa 筋膜表面进行分离扩张，把脂肪全部分离下来，而不是悬于操作视野的上方，这样既保证了操作视野及空间，降低了手术难度，有利于手术的顺利进行，也保证了皮瓣血供，减少术后发生皮肤坏死的可能。于浩等的研究指出，如果分离皮瓣不恰当，这种方法可能会由于阔筋膜的覆盖无法辨认股三角的肌性标志；一旦盲目分离可能导致静脉损伤术野不清，进而增加手术难度，延长手术时间，增加术中并发症的发病率（于浩等，2012）。

气腹压力的控制：建立操作空间、置入穿刺 trocar 时注气压力可以提高至 15 mmHg，随后将注气压力调至 10 mmHg，以减少皮下气肿发生的可能。因为 VEIL 的手术时间较传统开放手术的时间长，所以持续的高 CO_2 压力容易导致患者术中发生高碳酸血症。Delman 等的研究中有 3 例患者出现了术中高碳酸血症，所以在建立操作空间后，尽快进入低气压状态有利于减少这种情况的发生（Delman et al，2011）。

清扫范围：清扫 Scarpa 筋膜深方至筋膜表面的淋巴结及脂肪组织，上界至腹股沟韧带上方 3 cm，外侧至阔筋膜，内侧至长收肌，下方至股三角顶端，保证淋巴结清扫彻底。

术后创面处理：清扫结束后为减少发生皮瓣坏死，可以采用减张缝合。术后每侧均应放置两根引流管，局部加压包扎，接负压充分引流。

五、术后处理、并发症及常见问题

（一）术后处理

1. 术后常规心电监护及护理；
2. 对症补液，预防性抗生素治疗；
3. 术后早期下肢适当制动，必要时可予以抗凝治疗；
4. 定期伤口换药，观察皮瓣颜色及伤口愈合情况；
5. 逐根拔除引流管。

（二）并发症

文献报道 VEIL 术后并发症的发生率是 12%~35%，多数是轻微的并发症，只有 Delman 等报道了 1 例糖尿病患者术后出现皮肤坏死的情况（Delman et al.，2011）。各种并发症中，淋巴囊肿的发病率最高，达到 12%~30%，其次是与皮肤有关的并发症如蜂窝织炎、皮肤淤血等。8% 的病例发生了轻度皮肤感染。血清肿和下肢水肿是最少见的并发症，发生率只有 2.2%~10%。至今没有关于切口裂开不愈合、淋巴瘘或下肢深静脉栓塞等严重并发症的报道。因此与开放的清扫术相比，VEIL 术后并发症明显下降，展现出 VEIL 明显的优势。

（三）常见问题

1. 操作平面的建立

在操作平面建立不满意时，我们建议直接在大腿内侧肌群表面建立腹腔镜操作平面，首先通过股动脉的搏动寻找血管作为解剖标志，沿股静脉寻找大隐静脉汇入股静脉处，将腹腔镜倒转分离控制大隐静脉及其分支后，清扫皮下至肌纤维层面之间股三角范围内所有的脂肪组织及淋巴结。这样将操作平面建立在肌层与深筋膜之间，显露肌纤维容易找到股三角内外边界的肌肉标志进而明确清扫范围，通过股动脉搏动首先寻找股血管鞘为寻找大隐静脉提供了明确的解剖标志，降低了手术难度，减少了手术时间。

2. 清扫范围

术前用记号笔在皮肤表面划出手术范围，术中可以通过手指对表面的皮肤界限进行间断按压以协助定位，保证清扫范围。若术中行腹股沟淋巴结快速病理检查，如发现两个以上淋巴结阳性，则建议同期行盆腔淋巴结清扫。对于需同时行腹股沟及盆腔淋巴结清扫的病例，有研究显示采用经下腹部入路的腹腔镜操作可取得相同的手术效果。

3. 清扫结束后，采用腹腔镜下减张缝合

为减少 VEIL 术后皮瓣坏死、淋巴瘘等并发症，北京大学泌尿外科研究所创新性地将开放手术的技术复制到腹腔镜手术中。在淋巴结清扫结束后在腹腔镜监视下经体表将皮肤和肌筋膜进行间断减张缝 4~6 针。在放置引流管和取出标本后将缝线衬垫纱布打结。临床实践证实这样可以有效固定皮瓣，减少皮瓣漂浮，减少淋巴瘘等并发症。

4. 术后引流管的规格

每侧给予放置引流管两根以保证术后引流。北京大学泌尿外科研究所开展 VEIL 初期曾习惯放置 F10 的多孔引流管，术后患者出现引流管堵塞、引流不畅现象，因此，建议放置 F16 以上的引流管。术后 1 周内嘱患者尽量减少下床活动，腹股沟给予弹力绷带加压。术后引流管接负压吸引，既可以保证引流，同时也可以减少皮瓣漂浮发生；但要给予低分子肝素预防下肢静脉血栓发生。

5. 术后淋巴瘘的处理

术后患者发生淋巴瘘，如引流时间较长未见好转，可通过引流管注入泛影葡胺，通过无菌性炎症使淋巴管闭合达到治愈目的。北京大学泌尿外科研究所曾有 2 例术后持续淋巴瘘患者，给予引流管泛影葡胺注入后，第 3 天即可拔除引流管出院。

（唐 琦　范 宇　李学松）

第二节　腹腔镜盆腔淋巴结清扫术

一、手术概述

盆腔淋巴结清扫（pelvic lymph node dissection，LND）在泌尿外科手术中占有很重要的地位。大多泌尿外科及男性生殖系肿瘤的手术，均涉及盆腔淋巴结清扫；如膀胱癌、前列腺癌，以及部分阴茎癌的病例。随着近年来微创技术的不断发展，腹腔镜盆腔淋巴结清扫术已经成为一项比较成熟的手术技术。本节就腹腔镜盆腔淋巴结清扫术的技术要点进行简要介绍。

盆腔淋巴结清扫的质量好坏，直接影响到患者的预后。盆腔淋巴结清扫分为标准盆腔淋巴结清扫、扩大淋巴结清扫（extended pelvic lymph node dissection）和超级扩大淋巴结清扫（super extended pelvic lymph node dissection）。标准盆腔淋巴结清扫的范围一般是指：双侧的髂外淋巴结、髂内淋巴结、闭孔淋巴结。扩大清扫一般在此基础之上，同时切除双侧的髂总淋巴结以及骶前淋巴结；超级扩大清扫，即继续沿腹主动脉分叉向上，一直清扫到肠系膜下动脉水平，同时包括部分下腔静脉前方淋巴结；扩大清扫和超级扩大清扫的意义目前仍存在争议，一部分回顾性研究认为，扩大淋巴结清扫有助于改善膀胱癌的预后；但一项前瞻性多中心随机对照研究，并未证实扩大清扫能带来生存优势。因此，本节仅介绍标准的盆腔淋巴结清扫。

此处还需强调一点，比起淋巴结清扫的范围，淋巴结清扫的质量更为重要。因此，希望初学本手术的医师，不建议一上来就盲目追求清扫的范围；建议循序渐进，先努力把标准的淋巴结清扫做好，而且刚开始宜选择N0期的患者，将各组清扫区域实现完全的血管骨骼化，尽量做到没有手术并发症。待技术熟练掌握之后，对于有扩大清扫需求的患者，再逐步开展腹腔镜下扩大淋巴结清扫。对于N1~N2期的患者，手术难度显著增加，尤其是淋巴结已经融合固定的患者，很容易发生手术并发症。建议积累一定的手术经验之后再进行尝试。

二、手术入路选择

腹腔镜盆腔淋巴结清扫术目前有经腹入路和腹膜外入路。

总体来讲，经腹入路具有操作空间大，解剖标志清晰等优点。相较腹膜外入路，经腹入路清扫范围更大，淋巴结清扫更为彻底。由于术中有助手协助，降低了手术操作的难度。因此，除非情况特殊，对于需行盆腔淋巴结清扫的病例，常规推荐经腹入路。

腹膜外入路，优势在于能够有效缩短手术时间，而且对于腹腔脏器干扰较小；但其劣势同样明显，由于受腹膜干扰，清扫空间狭小，很难完全清扫到髂总血管分叉水平。目前仅在一部分腹膜外入路根治性前列腺切除术的病例中会选择该入路进行淋巴结清扫。对于需行标准盆腔淋巴结清扫的患者，除非是极其有经验的术者，否则不建议腹膜外入路。

因此，本节只介绍经腹入路。

三、手术步骤

（一）体位摆放

患者平卧，采用头低脚高位。头低25°~30°，通过重力的作用，使肠管自然垂向上腹部，便于术中显露盆腔。监视器置于手术床尾。术者一般站在手术床左侧。手术床向左侧倾斜5°~10°。

（二）trocar布局

笔者一般使用4枚trocar（四套管法）。具体trocar的摆放位置详见图14-13，根据术者的习惯不同，也有很多国内学者采用5枚trocar完成手术（五套管法）。气腹的建立过程，推荐选择在脐上正中做小切口后用气腹针进行穿刺。对于有腹腔手术史的患者，可能存在腹腔脏器粘连，盲穿的话有一定的概率造成损伤，可以做小切口后逐层切开，直视下进入腹腔，确认trocar路径安全后，再建立气腹。

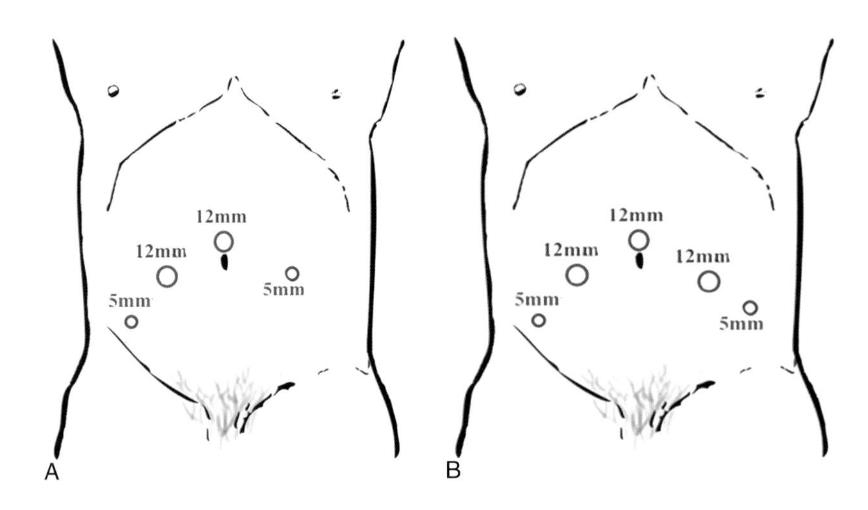

图 14-13 trocar 布局

A. 盆腔淋巴结清扫 4 trocar 布局；B. 盆腔淋巴结清扫 5 trocar 布局；注：图中所标注长度为 trocar 孔径

为了便于读者们记忆、学习这项手术技术，笔者将腹腔镜盆腔淋巴结清扫术总结、归纳为六个关键步骤。具体的“六步法”详见表 14-1。

第一步：开腹膜，找层次。

在成功建立好气腹和各个操作通道之后，首先需要检查是否有肠管留在盆腔之内（图 14-14）。肠管如果留在盆腔，会严重影响术中操作，而且会增加术中肠管损伤的风险，需要在手术开始时即予以检查。如体位摆放到位，将小肠向上腹部稍加牵引，肠管即可自然垂向上腹部。对于部分体形较为肥胖的患者，可能显露起来会比较困难，可以让助手用肠钳辅助，将肠管向远离术野的方向牵引。充分显露盆底结构，认真辨认各解剖标志。几个关键的解剖标志包括：脐正中韧带、脐内侧韧带、双侧髂血管、双侧输精管、右侧输尿管。

笔者的习惯是从右侧开始进行操作。先辨认出右侧输尿管走行轨迹，在右输尿管跨越髂血管处切开后腹膜，并沿输尿管外侧向下方，沿脐内侧韧带的外沿继续切开。分开过程中切断右侧输精管。切开的范围可适当长些，为后续的操作提供充足的空间。向上方切开后腹膜达髂总动脉分叉水平，部分患者此处后腹膜已经与肠系膜相延续（回结肠系膜），可切开少许肠系膜，以便充分显露（图 14-15）。

此时不急于立刻开始进行淋巴结清扫，建议首先找到正确的解剖平面（图 14-16）。初学本手术的医生，经常会找不到理想的分离平

表 14-1 腹腔镜盆腔淋巴结清扫术“六步法”

	步骤	手术器械	其他器具
1	开腹膜，找层次	超声刀、分离钳	
2	输尿管	超声刀、分离钳、血管阻断带	Hem-o-lok
3	右髂外	超声刀、分离钳、双极电凝	Hem-o-lok、钛夹、自制“标本袋”
4	右髂内，右闭孔	超声刀、分离钳、双极电凝	Hem-o-lok、钛夹、自制“标本袋”
5	左髂外	超声刀、分离钳、双极电凝	Hem-o-lok、钛夹、自制“标本袋”
6	左髂内，左闭孔	超声刀、分离钳、双极电凝	Hem-o-lok、钛夹、自制“标本袋”

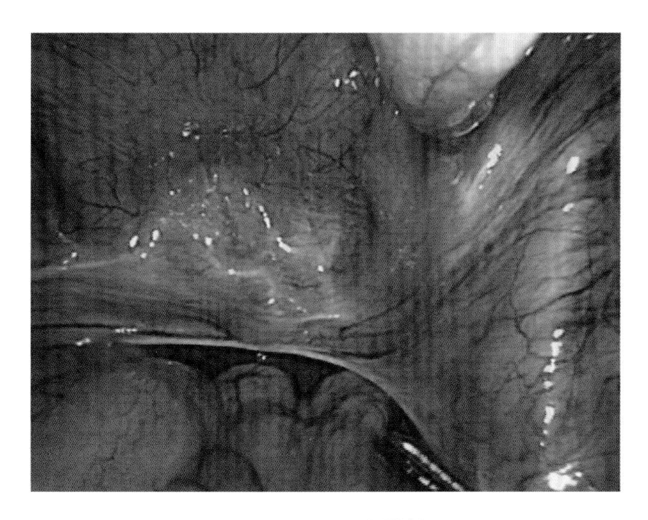

图 14-14 盆底结构

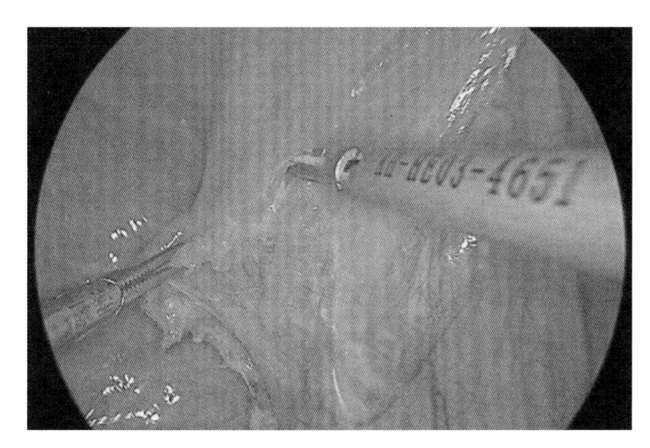

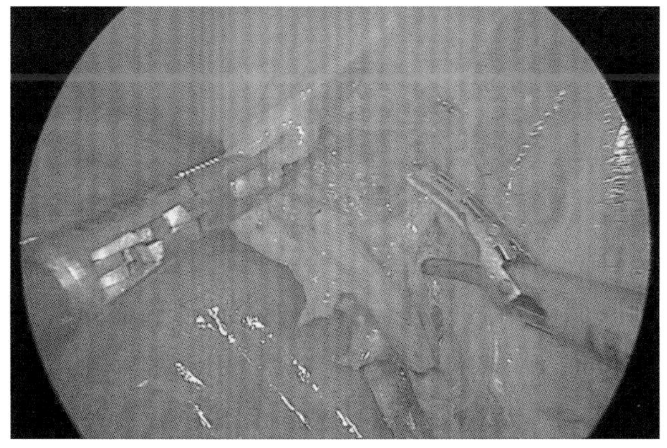

图 14-15 沿脐内侧韧带的外沿切开腹膜

面。实际上，膀胱周围脂肪组织与髂血管周围淋巴及脂肪组织之间，有一个相对疏松的解剖平面；该解剖平面的内侧属膀胱周围淋巴及脂肪组织，该解剖平面外侧才为髂血管周围组织，需要分别予以切除。正常情况下，沿脐内

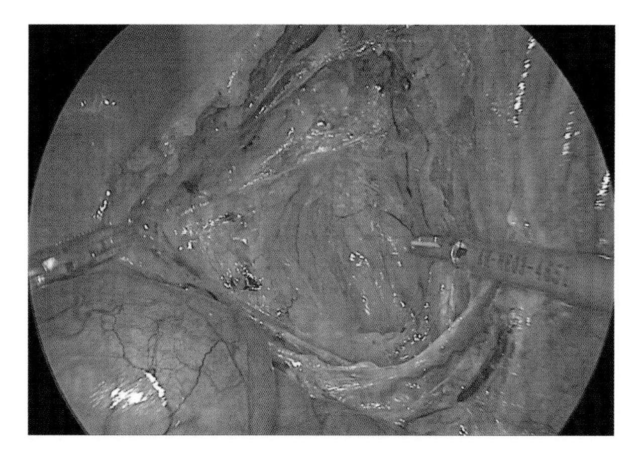

图 14-16 找到正确的解剖平面

侧韧带和输尿管的外沿，做钝性分离，即可自然进入该解剖平面。在该平面的外侧，可见到髂外动脉、髂外静脉，如平面分离比较理想，部分患者可以直接见到闭孔神经。如果有必要，可以一直钝性分开该平面直达盆筋膜表面。

第二步：输尿管。

在开始淋巴结清扫之前，应首先清晰辨认输尿管，并予以妥善保护。对于初学者，输尿管可能辨认不清，引起误伤。建议将输尿管充分游离，套血管阻断带，由助手进行牵引，以便术中显露（图 14-17）。切忌使用抓钳或分离钳直接提拉输尿管，因外力钳夹可能会对输尿管造成损伤，引起输尿管继发性缺血、狭窄。

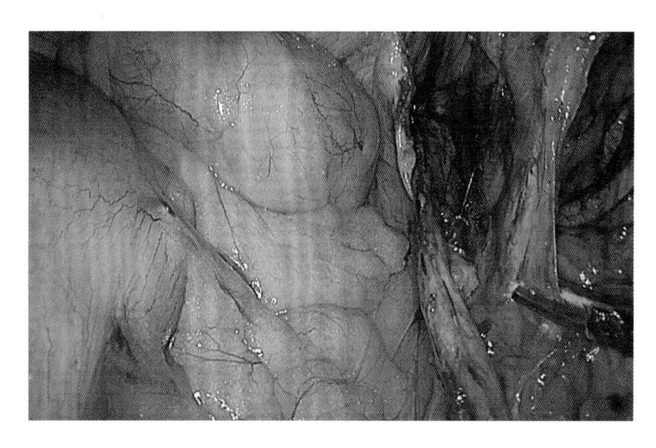

图 14-17 右侧输尿管

第三步：右髂外。

首先从右侧髂外淋巴结开始进行清扫，需要切除髂外动脉前方、外侧以及髂外动静脉之间的所有淋巴组织。使用超声刀，沿右侧髂外动脉表面切开血管鞘，近侧切开至髂总动脉分叉水平，向远侧切开至旋髂静脉，紧贴动脉表面，沿该层次进行分离；在末端处注意使用Hem-o-lok或钛夹夹闭之后再予以切断；这样可显著减少术后淋巴瘘发生。笔者通常的做法是由远及近进行清扫，左手使用分离钳提起淋巴组织并向内侧牵引，保持一定的张力，右手使用超声刀，锐性和钝性分离相结合，逐步离断淋巴组织（图 14-18）。在外侧沿腰大肌表面分离出平面，在该平面可见到生殖股神经，注意尽量不要损伤。沿该平面继续向深方游离，将髂外动静脉外侧的淋巴结及脂肪组织予以一并切除。需要注意，髂外静脉外侧是出血的高危区域，尤其需要小心谨慎。如果发生小的出血，可以尝试使用双极电凝止血，但对于较大的出血，一般需要使用血管夹夹闭止血，或使用血管缝线缝合止血。在髂外血管外侧的平面分离至髂外静脉深方时，可见到闭孔神经，需要注意不要误伤（图 14-19，图 14-20）。

对于切除的淋巴组织，建议随时取出，以免在辨别病理标本时造成混淆；可以使用无菌手套的大拇指连同大鱼际部分一并剪下，当作一个简易的自制“取物袋”，将清扫的标本置于其中取出，这样可以避免标本在取出过程中破碎（图 14-21）。对于淋巴结明显肿大者，可能无法从 trocar 孔道内取出，可以装入标本袋之后，用钛夹将标本袋封闭，暂时置于腹腔，

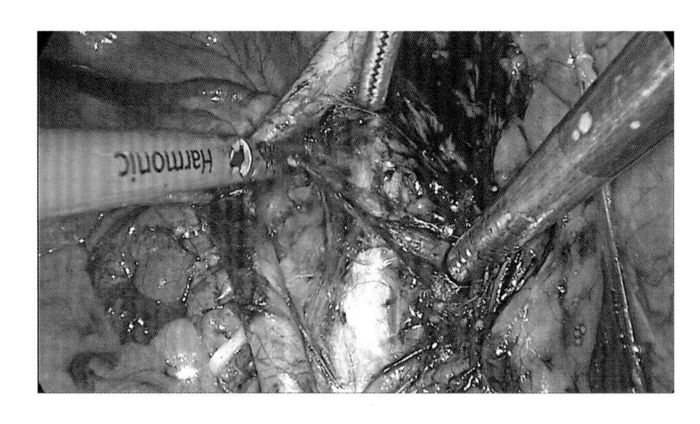

图 14-19　切除右髂外动、静脉之间的淋巴组织

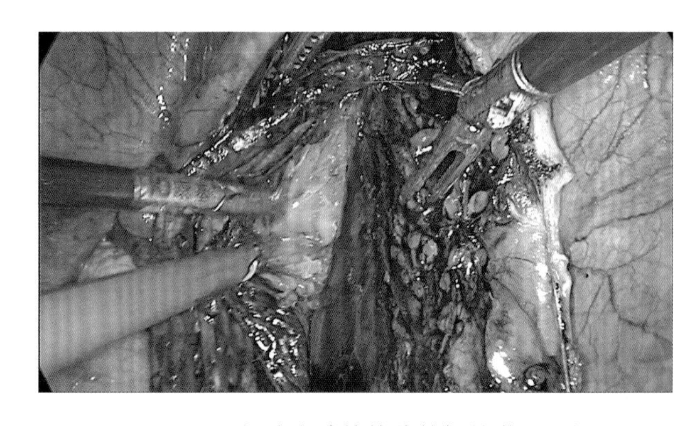

图 14-20　切除右髂外静脉外侧的淋巴组织

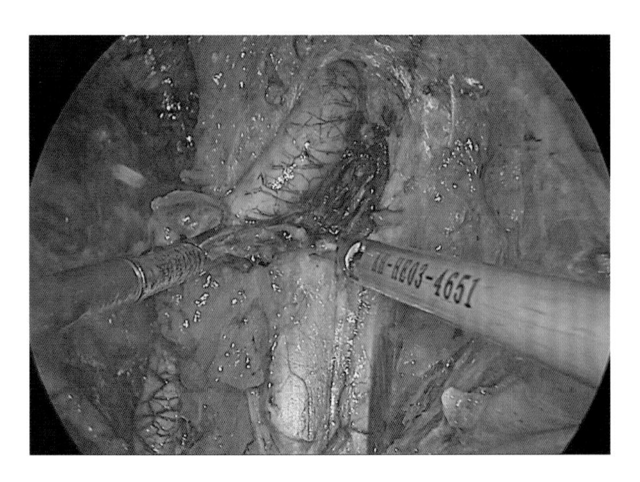

图 14-18　逆向切除右髂外动脉前方的淋巴组织

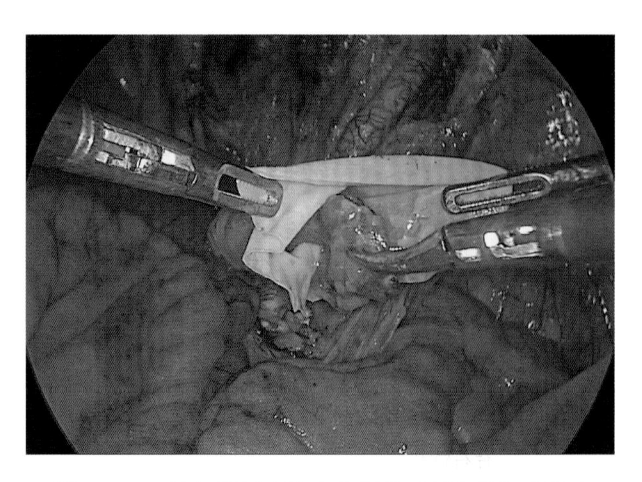

图 14-21　清扫的标本装入自制的“标本袋”内取出

待全部手术完成之后再一并延长切口取出。

第四步：右髂内，右闭孔。

髂外淋巴结清扫完成之后，开始着手进行髂内淋巴结和闭孔淋巴结的清扫。此两组淋巴结通常合并为一组，可以一并进行切除。

首先需分离髂外静脉，紧邻髂外静脉表面的层次进行分离，向下方一直分离至骨盆壁，术者左手使用分离钳向内侧牵引淋巴组织，维持一定的张力，助手可使用吸引器或分离钳向外侧推开髂外动静脉，沿静脉壁内侧继续向深方游离淋巴及脂肪组织，此处注意钝性分离与锐性分离相结合。正常情况下，向深方的闭孔窝进行钝性分离时，可见到闭孔神经，注意不要损伤（图 14-22）。多数病例在游离过程中即可逐步显露出神经主干，注意分离过程中要仔细，不要盲目粗暴操作，避免造成神经的损伤。损伤神经的病例，往往是由于操作不够精细，超声刀咬合切割范围过大，或发生局部出血，盲目钳夹止血所致。闭孔神经周围常伴行闭孔动静脉，在钝分离时注意不要过于粗暴，否则可能导致闭孔血管出血。如有出血，使用双极电凝多数可以完成止血。出血严重者使用 Hem-o-lok 夹闭。

上述平面分离满意后，寻找髂内动脉起始部，沿髂内动脉表面的层次向下进行游离（图 14-23）。此处需注意，髂外静脉在髂外动脉和髂内动脉交叉处走行，故该区域也为损伤髂外静脉的危险区域。在游离髂内动脉过程中，遇到的第一支向前的分支，是已经闭锁的脐动脉。多数情况下，膀胱上动脉（女性可能为子宫动脉）与脐动脉共干，也有一些情况下膀胱上动脉会单独从髂内血管表面分出。如果是施行根治性膀胱切除术的病例，可以直接在这一步骤将膀胱上动脉结扎、切断（图 14-24）。

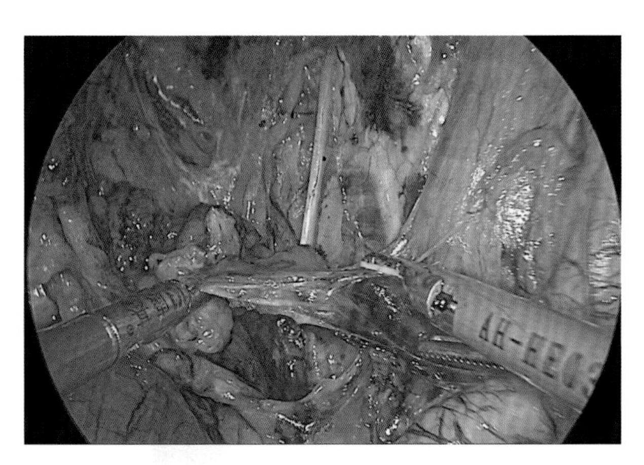

图 14-22 沿右髂外静脉内侧进行分离，后方可见到闭孔神经

有几处淋巴及脂肪组织经常会被初学者遗漏。其中一处是髂外动静脉之间的淋巴结，另外一处是髂外静脉外侧的淋巴组织，在清扫过程中应注意，需要将上述区域的淋巴组织一并完整切除。

第五步：左髂外。

完成右侧淋巴结清扫之后，完善止血，之

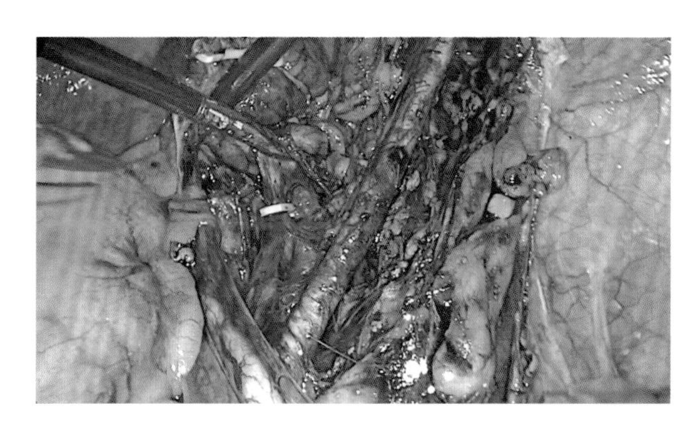

图 14-23 分离右侧髂内动脉主干

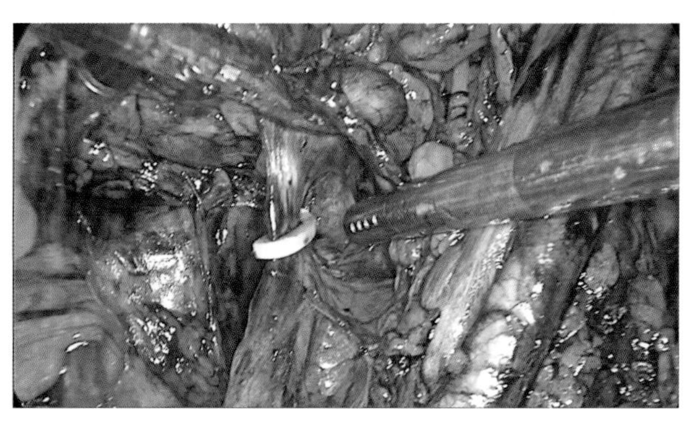

图 14-24 结扎右侧脐动脉

后可以开始进行左侧的淋巴结清扫。左侧淋巴结清扫与右侧有些许差异，在进行手术过程中应当予以注意。由于受乙状结肠遮挡，左侧的输尿管位置较右侧深，通常无法直接看到，需要将乙状结肠游离之后才能显露。首先在乙状结肠外侧切开后腹膜，之后，由助手向对侧牵引乙状结肠，沿结肠后方的层次逐步游离腹膜后间隙，如感觉操作空间不充分，可向上方继续切开降结肠外侧的腹膜，充分游离结肠，这样可以提供更大的操作空间。

对于初学者而言，有时经常会找不到左侧输尿管。找不到左侧输尿管通常是因为乙状结肠游离不够，或解剖平面不清晰所致。此时，可以让助手用肠钳向右侧牵引乙状结肠，术者沿髂血管向内侧找寻，多可在输尿管跨越髂血管处找到。

在进行髂外血管外侧淋巴结清扫时，操作手法与右侧存在差异。此处建议由助手向右侧牵开髂外动静脉，术者左手使用抓钳或分离钳向左侧牵拉淋巴组织，维持张力，以保证切割效率。

第六步：左髂内，左闭孔。

在清扫左侧髂内、闭孔淋巴结的过程中，清扫的范围和顺序与右侧基本相同，但难度明显较右侧清扫大。原因在于大多数的术者均为右利手，如果仍用左手牵引淋巴组织，右手操作超声刀的话，会与左手器械交叉，对操作过程产生很大影响。可以对操作手法进行调整，由助手持抓钳，负责向右侧牵引淋巴组织，产生张力；术者左手向外牵引髂外血管，这样手术效率更高，显露也会更为理想。

大多数情况下，术者站在患者左侧，在进行左侧清扫时，术者躯干部扭动较大，可能会给术者带来不适，需要术者逐步适应。有些术者为了尽量减少这种影响，在进行左侧盆腔淋巴结清扫时，会更换到患者右侧进行操作。再者，由于乙状结肠经常会对手术操作造成干扰，需要助手持续向右侧牵引乙状结肠，以至于在进行淋巴结清扫时，无法由助手牵拉淋巴组织产生张力，对切除效率影响较大。如由于上述原因影响手术操作，可在左下腹加一个辅助 trocar，采用“五套管法”完成手术。

四、术后处理、并发症及常见问题

（一）术后处理

患者术后返回病房后，常规心电监护至次日晨。

观察患者引流物的颜色，以了解是否有术后出血。

如果术后无特殊情况，鼓励患者术后第一天下地活动，根据所行手术决定能否恢复饮食。不需要长期进行卧床制动。

如无抗凝禁忌，接受盆腔淋巴结清扫的患者建议常规加用低分子肝素抗凝治疗。

引流量少于 200 ml/d，则可以予以拔除。

（二）并发症

1. 术中大血管损伤出血

在淋巴结清扫过程中，有一定概率会损伤髂血管，尤其是淋巴结分期较晚的患者。避免出血的方法，是辨认清晰血管的解剖平面，并紧贴血管表面的层次进行分离。

动脉出血相对少见，更多见静脉出血。因静脉壁相对薄弱，损伤概率更高。如果发生静脉出血，基本上可以使用 4-0 Porlene 缝线在腹腔镜下完成缝合止血。动脉出血往往更为迅猛，出血量较大，经常在几秒钟之内即造成术野完全显示不清。对于富有经验的术者，可以使用吸引器快速吸除术野内的积血，用最快的速度定位出血部位。如果出血尚可控，可以用腹腔镜器械暂时压住出血部位，再加 1~2 个辅助 trocar，完成腹腔镜下缝合止血；如果动脉缺损较大，腹腔镜下处理过于勉强，或已经完全丢失解剖层次，建议快速中转开放手术止血。

2. 闭孔神经损伤

闭孔神经损伤也是较常见的并发症。发生原因一是因为淋巴结分期过晚，已经侵犯闭孔神经，术中发现淋巴结完全包绕神经主干，无法分开。这种情况可能需要同时行受侵犯的闭孔神经切除。一般来讲，一侧的闭孔神经损伤，多数不会影响患者术后行走。但如双侧闭孔神经损伤，则因患者大腿内收肌群无法正常工作，可能会对患者术后行走功能产生影响。另外一种情况，是由于术者经验不足，或术中粗暴操作，导致不慎损伤闭孔神经，如果在术中发现的话，可以尝试一期吻合。使用 5-0 Porlene 缝线，间断吻合离断的双侧闭孔神经断端，但是否能够完全恢复神经功能目前尚不完全确定。

3. 术后淋巴瘘、淋巴囊肿形成

术后淋巴瘘是常见的手术并发症，具体表现为术后盆腔引流量巨大，甚至可在 1000 ml/d 以上；如果术后发现引流量较大，建议首先完善引流液肌酐检查，排除尿瘘。如确是淋巴瘘，通常在通畅引流一段时间之后，可自行逐步好转。对于部分患者，淋巴液无法通畅引出，在盆腔积聚，逐渐形成包裹性积液，即盆腔淋巴囊肿形成。患者多无症状，常在术后常规影像学复查时发现。如果患者没有症状，一般不需特殊处理，待其自然缓慢吸收即可；对于压迫症状较重的患者，可在 B 超引导下留置引流管，缓解局部症状。

（三）常见问题

1. 对于淋巴结明显肿大，侵犯血管或闭孔神经者，如何处理？

原则上，对于术前影像学已有明显肿大淋巴结的患者，笔者通常不建议首选腹腔镜盆腔淋巴结清扫术，尤其是对于手术经验尚不丰富的术者。因为，转移的淋巴结经常质地糟脆（如阴茎癌的盆腔淋巴结转移），在手术过程中，稍有不慎，就有可能造成淋巴结的破碎，在气腹影响下，有很高的概率会导致腹腔内的肿瘤播散种植。因此，对于局部淋巴结分期较晚，如转移灶体积巨大，或怀疑淋巴转移灶已经侵犯血管、神经的患者，一般建议首选开放手术。如需要进行腹腔镜下清扫，建议操作时应尽量缓慢、轻柔，确保无瘤原则，而且仅建议有经验的术者进行。

2. 对于体形肥胖者，如何处理？

对体形肥胖的患者，行盆腔淋巴结清扫可能会极有挑战。一方面，肥胖患者无法耐受极度的头低脚高体位，会对其呼吸和循环产生较大影响，不利于术中麻醉稳定；另一方面，肥胖患者腹腔内空间相对狭小，会严重影响手术操作。遇到这种情况，通常首先需要与麻醉医师沟通，在麻醉师允许的极限范围内，保持头低脚高位。同时，多做 1~2 个辅助 trocar，由助手负责牵引留在下腹部的肠管，保证手术的顺利进行。对于采用了以上措施仍然无法顺利进行操作的患者，建议中转开放手术。

（郝 瀚　李学松）

参考文献

于浩，黄健，林天歆，2012. 改良内镜下腹股淋巴结清扫术：附6例报告. 中华腔镜泌尿外科杂志（电子版）(6)：29-32.

Armatys SA, Mellon MJ, Beck SD, et al., 2009. Use of ileum as ureteral replacement in urological reconstruction. J Urol, 181(1): 177-181.

Catalona WJ, 1988. Modified inguinal lymphadenectomy for carcinoma of the penis with preservation of saphenous veins: technique and preliminary results. J Urol, 140(2): 306-310.

Clayman RV, Kavoussi LR, Figenshau RS, et al., 1991a. Laparoscopic nephroureterectomy: initial clinical case report. J Laparoendosc Surg, 1(6): 343-349.

Clayman RV, Kavoussi LR, Soper NJ, et al., 1991b. Laparoscopic nephrectomy: initial case report. J Urol, 146(2): 278-282.

Decaestecker K, Van Parys B, Van Besien J, et al., 2018. Robot-assisted Kidney Autotransplantation: A Minimally Invasive Way to Salvage Kidneys. Eur Urol Focus, 4(2): 198-205.

Delman KA, Kooby DA, Rizzo M, et al., 2011. Initial experience with videoscopic inguinal lymphadenectomy. Ann Surg Oncol, 18(4): 977-982.

Fergany A, Gill IS, Abdel-Samee A, et al., 2001. Laparoscopic bladder flap ureteral reimplantation: survival porcine study. J Urol, 166(5): 1920-1923.

Franasiak J, Ko EM, Kidd J, et al., 2012. Physical strain and urgent need for ergonomic training among gynecologic oncologists who perform minimally invasive surgery. Gynecol Oncol, 126(3): 437-442.

Frede T, Stock C, Renner C, et al., 1999. Geometry of laparoscopic suturing and knotting techniques. J Endourol, 13(3): 191-198.

Gill IS, Savage SJ, Senagore AJ, et al., 2000. Laparoscopic ileal ureter. J Urol, 163(4): 1199-1202.

He R, Yu W, Li X, et al., 2013. Laparoscopic ureteral reimplantation with extracorporeal tailoring and direct nipple ureteroneocystostomy for adult obstructed megaureter: a novel technique. Urology, 82(5): 1171-1174.

Li Y, Li C, Yang S, et al., 2014. Reconstructing full-length ureteral defects using a spiral bladder muscle flap with vascular pedicles. Urology, 83(5): 1199-1204.

Liang B, Qi L, Yang J, et al., 2013. Ergonomic status of laparoscopic urologic surgery: survey results from 241 urologic surgeons in China. PLoS One, 8(7): e70423.

Matlaga BR, Shah OD, Hart LJ, et al., 2003. Ileal ureter substitution: a contemporary series. Urology, 62(6): 998-1001.

Rosenblatt PL, McKinney J, Adams SR, 2013. Ergonomics in the operating room: protecting the surgeon. J Minim Invasive Gynecol, 20(6):744.

Stein RJ, Turna B, Patel NS, et al., 2009. Laparoscopic assisted ileal ureter: technique, outcomes and comparison to the open procedure. J Urol, 182(3): 1032-1039.

Verduyckt FJ, Heesakkers JP, Debruyne FM, 2002. Long-term results of ileum interposition for ureteral obstruction. Eur Urol, 42(2): 181-187.

Xu YM, Xu QK, Fu Q, et al., 2011. Oral complications after lingual mucosal graft harvesting for urethroplasty in 110 cases. BJU Int, 108(1): 140-145.

Yoshino Y, Ono Y, Hattori R, et al., 2003. Retroperitoneoscopic nephroureterectomy for transitional cell carcinoma of the renal pelvis and ureter: Nagoya experience. Urology, 61(3): 533-538.

Zhang L, Fang D, Li X, et al., 2016. Transperitoneal Subcostal Access for Urologic Laparoscopy: Experience of a Large Chinese Center. Biomed Res Int, 2016: 4062390.

Zhong W, Hong P, Ding G, et al., 2019. Technical considerations and outcomes for ileal ureter replacement: a retrospective study in China. BMC Surg, 19(1): 9.

后 记

距离我上一本泌尿外科腹腔镜操作技巧的书出版已经时隔 4 年余，腹腔镜技术在这 4 年时间里更大范围地普及。一般来说，一项技术从引入到大范围推广往往需要 10 年左右的时间，腹腔镜从 2010 年到现在，经历了 10 多年的发展，已经到了百花争艳的时节。

也许有些医生会问，将来都是达·芬奇手术机器人时代了，腹腔镜技术会不会过时。我个人的观点是，腹腔镜技术是基础，更是基本功，熟悉腹腔镜的基本操作才能精湛掌握达·芬奇机械臂辅助腹腔镜手术。“医之为艺诚难矣”“医学是个不确定的科学，和可能性的艺术”，大家不妨从机器人手术的热潮中多做冷思考，不能为了追赶时髦而做，更不能为了做而做，而应该像创作一件艺术品，从中体会智慧、美学与经验的结合，从中提升医术水平和医德境界。当前，根据我国国情，对大多数常规泌尿外科手术而言，无论是从经济角度考虑，还是从手术时间角度考虑，腹腔镜手术还是首选。所以，我们一定要基于患者需要来选择合适的手术方式，努力实现患者利益的最大化。相信在将来的很长一段时间内，腹腔镜手术仍然会是泌尿外科的主流手术方式。国家卫生管理部门正致力于解决区域医疗水平发展不平衡问题，为了实现“常见病不出县”，非常有必要在地市级医院做好腹腔镜技术的推广。

本书的亮点是汇集了李学松教授经腹入路手术的精粹，配以精美的插图和对手术细节的精要阐述。我本人也对腹膜外入路的心得体会做了相应的更新，尤其是总论中关于初学者上手术台之前需要做的准备工作，包括如何训练基本功，如何培养微观体感等论述，是我十余年来腹腔镜学习积累下来的经验和体会，希望能对医生同仁有帮助。

这本书最后能付梓，我和学松教授要感谢太多人。首先感谢老师郭应禄院士的鼓励，郭老一直希望我们年轻大夫要志存高远、放眼全国、走向国际，他的关心和鞭策不断激励我们前行；感谢北京大学泌尿外科研究所名誉所长金杰教授，他告诫我们要脚踏实地，认真对待每一台手术，警钟长鸣、保证安全；感谢北京大学泌尿外科研究所周利群所长、何志嵩主任、张凯教授、吴士良教授、肖云祥教授、席志军教授，李昕教授等同事，为我和学松教授在腹腔镜手术成长中提供了很好的学习平台和大量建设性意见和建议。感谢北京大学医学出版社总编辑白玲和责任编辑张其鹏对此书付出。感谢李莉女士、李成富工程师等对本书的出版和视频剪辑的辛劳付出。感谢本书的各位编者，是大家的精诚合作才使得本书最终与读者见面，功劳属于大家。我和学松教授会一如既往地努力工作，精益求精、追求卓越，力争为泌尿外科腹腔镜技术普及尽我们的绵薄之力。

張騫

2020 年 12 月　北京